四君中医丛书

伤寒六病讲稿

（第三册）

林盛进 编著

全国百佳图书出版单位
中国中医药出版社
·北 京·

图书在版编目（CIP）数据

伤寒六病讲稿．第三册 / 林盛进编著．—北京：
中国中医药出版社，2022.7
（四君中医丛书）
ISBN 978-7-5132-7585-9

Ⅰ．①伤…　Ⅱ．①林…　Ⅲ．①《伤寒论》—研究
②《金匮要略方论》—研究　Ⅳ．① R222

中国版本图书馆 CIP 数据核字（2022）第 070976 号

中国中医药出版社出版
北京经济技术开发区科创十三街 31 号院二区 8 号楼
邮政编码　100176
传真　010-64405721
三河市同力彩印有限公司印刷
各地新华书店经销

开本 710×1000　1/16　印张 16.5　字数 255 千字
2022 年 7 月第 1 版　2022 年 7 月第 1 次印刷
书号　ISBN 978 – 7 – 5132 – 7585 – 9

定价　68.00 元
网址　www.cptcm.com

服务热线　010-64405510
购书热线　010-89535836
维权打假　010-64405753

微信服务号　zgzyycbs
微商城网址　https://kdt.im/LIdUGr
官方微博　http://e.weibo.com/cptcm
天猫旗舰店网址　https://zgzyycbs.tmall.com

如有印装质量问题请与本社出版部联系（010-64405510）

《四君中医丛书》编委会

从书前言

习近平主席在2019年对中医药工作作出重要指示指出：要遵循中医药发展规律，传承精华，守正创新。

临床一线中医的经验传承，正是中医独特发展规律的重要一项，并日渐成为中医界共识。四君中医秉承“传中医薪火，济天下苍生”的宗旨，致力于挖掘推荐基层中医的临床实战经验。2010年，我们与中国中医药出版社联合推出《民间中医拾珍》丛书，推介了郭永来、林盛进、汪庆安三位中医师的临床经验。此后又与多家出版社合作，陆续出版了多部民间中医个人经验集。一批民间中医的名字，因这些书籍的出版而被广大中医同道熟知。他们的经验也得以被广泛传播，为更多喜爱中医的人提供了很实用的读本。

从第一本《杏林集叶》出版至今，已过十几年，颇有沧海桑田之感。但我们的初心不变，依旧希望在中医继承发展上贡献出自己的一份力量。在中国中医药出版社的大力支持下，我们再度推出“四君中医丛书”系列。

本系列丛书，沿袭以前的宗旨。以基层中医人为主体，通过个人专著形式，展现他们的临床经验，学习感悟，并以此为契机，聚集更多学验俱丰的中医同仁来展示各自临证心得，丰富中医经验的传承。

可以预见，通过这种形式，让诸多优秀的个人著作得以传播，必然会促进基层中医以及爱好者间的交流，不断提升普通民众对中医的认知。经验的交流与传承，也必将会逐步实现造福苍生的目的。

孙洪彪写于柳城

2022 年 7 月

孙　序

伤寒学术，历久弥新。《伤寒杂病论》（包括现在通行本《伤寒论》《金匮要略》）被尊为中医经典，张仲景被称作医中亚圣，究其根本就是，虽经千百年的发展，经过历代医家实践验证，伤寒学术是可以非常有效地指导临床实践的。实效，是一个医学体系存在的最基础的条件，也是其生命力之所在，更是学用经方成为当今主流的原因。然于传承，尚有诸多不如意处，有待完善。尤其是如何让初学者，乃至普通人都能正确理解、继承前人思想，更是重中之重。现今的诸多标新立异之说，实多妄言。可以这样说，没有真正的继承，就无所谓真正的创新。

林盛进先生精研此道日久，颇有心得，2010 年首部大作《经方直解》出版，得到同道的广泛认可，其后又有再版。羽翼医林，可谓功莫大焉。然而先生并不止步于此。近期《伤寒六病讲稿》又已成书，除补充了前书的很多内容外，更有近年心得加入，尤其难能可贵的是，在用现代医学定论来解说古人观点上，做了很多有益的尝试。这种融合，可以让在现代思维模式下成长起来的人，更准确、更清晰地去理解古人的思维方式和语句含义。比如关于“营、卫”的理解。“营”就是血，“卫”就是津液，所谓“荣行脉中”就是指血行于血管之中，“卫行脉外”就是水液运行于血管壁的结缔组织（三焦水道）之中。血与津也因其同处而得以互相渗透、交换。这种解说，非常符合古人本意，《研经言》中说：故荣行脉中，附丽于血；卫行脉外，附丽于津。唯血随荣气而行，故荣气伤则血瘀；津随卫气而行，故卫气衰则津停。治血以运化荣气为主，治津以温通卫气为主。知乎此，而荣血卫气之说可以息矣。显而易见，先生在不失去古人本意的情况下，把现代医学的观点（血循环、体液循环）逐步融合到传统体系中来，可以让传统中医走出故步自封的境地，开拓出新的发展之路。

当然，《伤寒六病讲稿》的重点是在研读《伤寒论》上进行了一些突破。在研究《伤寒论》的历代医家中，有很多人认为，经典文章，每字每句都不能妄动，甚至严格到条文顺序、经方具体用量的考证上，都遵循与原文的一致性。就连王叔和的编撰，也被喻嘉言说成是：碎剪美锦，缀以败絮，盲瞽后世，无繇复睹黼黻之华。诚然，这种著述方法，可以避免由于各自理解不同而误导后学，并最大限度地保存原著原貌。但也会因此，让后学者囿于成见，而不能灵活应用到临床实践中去。先生经多年研读，以六十二讲的形式，用现代人的视角，明确定义了一些基本概念，并从整体上对《伤寒论》六经病证特点、方药相关条文进行梳理归类，且详加解说。虽不敢说此书可以尽善，但足以作为学习《伤寒论》的辅助，于伤寒学术体系，可谓锦上添花之作。

有幸能提前拜读先生大作，欣喜之余，赘言于此，以为序。愿此书问世，更加促进伤寒学发展，造福苍生。

四君中医创建人孙洪彪书于柳城

2022年4月

自 序

医术是什么？医术是用来治病的，就是利用药物等把病人变成正常人的方法。这里面，病人是对象，正常人是目标，药物等是工具，医术是方法。所以，要想治好病，就要了解人的生理、病理和药物等，并且要有正解的方法和理论。

可是，在古代，对于先贤们来说，人体就是一个黑箱子，人体内部是看不见、摸不着的。所以，先贤们就只能通过病人平时正常的表现、生病后的症状和服药后的改变，来推测人体内部服药后出现的生理、病理转变。同时，为了解释病人吃药后病情好转的理由，并且找到治病的规律，古代先贤们运用了各种方法，包括发挥想象、取类比象、归纳总结等，建立了各种中医模型，也因此形成了各个中医流派。这里面，最典型的就是五行理论模型、六经辨证模型、营卫气血辨证模型、三焦辨证模型等，而这些中医模型，在古代，在人体属于黑箱子的情况下，发挥了巨大的作用，为我国人民的身体健康做出了巨大的贡献，也因此存在了几千年。

可是，就算在古代，在人体是个黑箱子的情况下，历代医家们也迫切地想把人体变成白箱子，如在中医传说里面，扁鹊服用药物后，能清晰地看到人体的内部器官等；同时，先贤们也做着各种努力，想把人体变成一个白箱子，如《黄帝内经》《难经》《医林改错》《血证论》等书中关于人体的研究内容，因为只有这样，医学才能进步，才能更好地为人民群众服务。

到了近现代，因为人体解剖学、影像学技术的快速发展，人体已从黑箱子变成了灰箱子，甚至是白箱子，医生清晰地看到人体内部的各个器官已不再是神话，而是轻轻松松的事情，就是说，现代的每个医生，在人体解剖学、影像学技术的帮助下，每个人都是扁鹊了，人体内部的情况，对于我们现代中医来说，也已经从盲人摸象的状态，变成清清楚楚了。

既然对于中医来说，人体已经变成了灰箱子，甚至是白箱子了，那我们是不是也要跟着时代的进步与时俱进呢？我们以前把人体当成黑箱子而建立起来的各种中医模型，是不是也要跟着时代的进步与时俱进呢？我们还有没有必要抱残守缺、继续用黑箱子理论建立起来的模型，还是像西医一样，通过不断地进行药物、药理实验来找到特效药呢？

对于这个问题，现在有这样一些人，他们对中医的要求是要回到古代黑箱子理论那里去，并且继续用古代的那套方法来学习中医。他们不晓得，社会是在进步的，这种故步自封的思想会影响到中医的发展，他们对于中医的理解和要求，还远远不如古代先贤对中医的要求。

在古代，当人体是黑箱的时候，古代先贤尚且迫切地要求中医与时俱进，努力把中医打造成白箱子理论。现在，人体已经是白箱子了，这些人反而要求要用黑箱理论的那套东西，就像一个人，明明眼睛看得见，却要把眼睛闭上，然后利用盲棍来走路，这不是很好笑吗？

所以，中医是一定要与时俱进的，但是，与时俱进是不是就不要继承了呢？先贤们积累了几千年的经验是不是就不要了呢？

不是的。我们中医既要继承，又要与时俱进，近现代的中医大师们，特别是祝味菊先生、章次公先生、姜佐景先生、张锡纯先生等，他们这一代的医学大家，在西医的冲击下，在当权者不支持的情况下，提出了改革中医，认为中医要发展，就要与时俱进，要“发皇古义，融会新知”。这里面，“发皇古义”就是继承，“融会新知”就是与时俱进。

而当时中医事业，在这些前辈们的努力下，也焕发出了新的生机，建立了一个新的中医流派，就是中西汇通学派。这个学派利用新的科学知识，包括人体解剖学、影像学、药理学研究等知识来解释中医理论以及中药的药理和运用，取得了巨大的成功，它并不是现在所谓的中西医结合，而是中医的与时俱进，是中医的正确发展方向。

可惜的是，随着战争的爆发、人才的凋零，中医的发展，又回到了原来一盘散沙的情况，回到了民国初期那种备受攻击的状态。

各路的“中医黑”，各种有着背后利益支持的人，针对中医原来根据黑箱理论建立起来模型的不足，不停地进行各种各样的攻击。

另有一些别有用心的人，则是利用原来中医理论的玄乎性和不易被广大人民群众掌握的缺点，对中医进行神化，同时，建立各种似是而非的理论，还美其名曰是创新，并且利用中医几千年来建立起来的名声，大肆进行诈骗，牟取个人利益，这种行为，既动摇了群众对中医的信任，也给了各路“中医黑”的口实。

那么，作为现代的中医人，我们该怎么办呢？

我个人认为，我们要与时俱进，就要把民国那些名医们“发皇古义，融会新知”的路子走下去，主要做好以下三方面的工作。

一、要做好继承的工作

要努力学习古代及近现代先贤们的经验，特别是《伤寒杂病论》中总结出来的六病辨证规律和运用，这套理论是中医理论最好的总结，历数千年而不衰；同时，要对先贤们的经验进行学习、归纳、总结和整理，要取其精华，去其糟粕，要像鲁迅先生说的那样：不要把孩子和洗澡水一起泼掉。

二、要做好融会新知的工作

要努力学习现代的生理学、病理学、解剖学、药理学等，与时俱进，要把人体当成一个白箱来看待，运用现代生理、病理、药理知识，对中医理论和中药运用进行合理地解释和运用。

三、要做好中医的教育、宣传和普及工作

要全面地总结先贤的经验，并结合现代的医学知识，对中医知识进行全新的讲解，要统一中医的理论，要把中医知识变得通俗易懂，能让广大人民群

众接受而理解，从而使群众少一些上当受骗，也使中医多得到一份支持。

理想是丰满的，现实是骨感的，中医要与时俱进，要改革，要发展，要走“发皇古义，融会新知”的路子，它触动的将是很多人的利益，所以，这条路注定是难走的。

屈原说：“路漫漫其修远兮，吾将上下而求索。”路虽然不好走，但还是要走的。

林盛进

2022 年 3 月

前　言

前辈医家们讲解《伤寒论》和《金匮要略》，一般都是对书中的条文逐条进行分析讲解，而这样的讲解方法，总让人有“只见树木不见森林”的感觉。本人通过多年的研读，把书中的条文全部拆开重新组合，组建成一个新的整体，同时，为了增强对方证的理解，在每个方证后面附录了一些前辈医家的精彩医案，写成《经方直解》一书。不过，这本书在2010年由中国中医药出版社出版之后，身边不少朋友都表示看不太懂，仔细思考之后，个人认为书中内容太多，如果没有提纲挈要，确实难以理解和接受，因此我把整体书的结构和一些重要的知识点写成一篇文章，就是《经方直解导读》，并把它放在书的前面，同时，对第一版的内容进行了一些完善和补充，这就是第二版的《经方直解》。可是，当以旁观者的身份再阅读后，依然觉得难以理解，为了使本书能通俗易懂，让初学者尽快入门，就有了现在这本《伤寒六病讲稿》。

《经方直解》是属于注解类的，注解的书跟讲解的不同，它要求要言简意赅，要切中要害，要尽可能面面俱到，所以相对来说，内容较多而且容易出现一些要点没能讲透的情况；而《伤寒六病讲稿》是属于讲解类的，讲解的是相对侧重点，它能从各个侧面把一个重要的知识点讲清、讲透。

当今社会，有两个很不好的极端现象，一个就是把中医简单化，另一个就是把中医神化，而这两个极端化的结果就是出现了很多打着中医旗号的骗子。我希望能够通过自己的努力，让中医爱好者掌握一些基本的中医知识，就算所掌握的知识不能为自己、家人、朋友甚至更多的人服务，至少也不会被那些打着中医旗号的骗子误导。

最后，用我最喜欢的一首诗，陆游的《冬夜读书示子聿》，与大家共勉。

冬夜读书示子聿

古人学问无遗力，少壮工夫老始成。

纸上得来终觉浅，绝知此事要躬行。

林盛进

2022年5月

目 录

第四十八讲　少阴病的病理、症状与类型

一、少阴病的病理与症状

少阴病的病理是人体心脏功能不振从而导致全身功能低微。

前面讲过，人体功能低微称为少阴、太阴病，其中，偏于心脏功能不振，导致血液运行不畅出现的全身功能低微称为少阴病，如果是因为胃肠功能血液运行不畅引起的功能低微称为太阴病。就是说，少阴病是偏于全身的虚寒病，而太阴病则是偏于局部也就是偏于胃肠的虚寒病。

因此，少阴病是指人体心脏功能低下而表现出来的四肢逆冷、恶寒蜷卧等病症，太阴病则是指胃肠虚寒而表现出来的一系列食入不化、肠寒泄泻等病症。就是说，少阴病的病理是人体心脏功能低下，而症状是四肢逆冷、恶寒蜷卧等。

【条文】

1. 少阴之为病，脉微细，但欲寐也。

2. 少阴病，欲吐不吐，心烦，但欲寐，五六日，自利而渴者，属少阴也，虚故引水自救，若小便色白者，少阴病形悉具，小便白者以下焦虚有寒，不能制水，故令色白也。

【解读】

第1条第一句说：“少阴之为病。”

这是提纲性的表述，提纲性的表述说的是这一类病的共同特点。就是说，

少阴病的共同特点是“脉微细，但欲寐”。

前面讲过，少阴病的体气是人体心脏功能低下，心脏出现功能性不足，就会导致病人全身供血不足，从而导致整体功能低下，即功能低微。而这种功能性的不足，就是全身的“虚寒证”。

这里面，心脏功能低微，搏动无力会导致“脉微细”的症状，不仅如此，如果病人出现虚性兴奋的话，还可能出现脉数而细微无力的情形。

心脏功能低微，就会出现全身供血不足的情况，特别是会导致大脑供血不足，大脑供血不足则导致大脑供氧不足，进而出现“但欲寐”的症状。这一点和麻黄汤证的“嗜睡”病理一样。

第2条提到了病人的症状是“自利而渴”和“小便色白”。

少阴病属于全身性的虚寒病，它是由于心脏功能低下引起的。

这里面，主要有下面7种虚寒。

1. 心脏虚寒

心脏虚寒，搏动无力，除了上面所讲的“脉微细”“但欲寐”之外，还会出现四肢厥冷的症状。

这是因为人体的四肢是血运末端，血运不足，血液就无法到达四肢起到温煦的作用，所以病人就会出现四肢逆冷的症状；严重的还会出现爪甲皆青，也就是临床上所说的“真心痛”症状。

2. 肾脏虚寒

肾脏虚寒会导致精寒水冷，小便频数而色白。

心脏供血不足，会导致肾脏供血不足，从而导致肾的功能低下，病人出现小便频数而色白，所以，条文说：“以下焦虚有寒，不能制水，故令色白也。”

前面讲过，人体全身每个部位都需要血液的营养和津液的濡养。如果人体某个部位的血液或是津液的供应不足，那个地方就会出问题，人体就会生病，治疗方法就是使那个地方的血液和津液的运行及供应恢复正常，如果能恢复正常，当然病也就好了。这就是“营”和“卫”的问题，也就是血运与水运的问题。血运的问题主要取决于心脏，而水运的问题则取决于肾脏，我们常说的“肾中元气”指的也是人体的功能，就是说，人体的功能表现形式就是“血运”和“水运”，血运、水运正常，那么，人体的功能就正常。

“血运”是心脏的功能表现，属于手少阴经；而“水运”则是肾的功能表现，属于足少阴经。这两者，一上一下，一血一水。人体功能低微，抵抗不足，如果偏于血运的，就称为心阳虚，如果偏于水运的，就称为肾阳虚。

前面讲过，血不利则为水，水不利则为血，这两者都属于功能性不足的少阴病，所用的药也大体相近。活血的药一般都利水，利水的药一般都活血，活血的药会导致经过肾的血液增多，从而出现利水效果，这也是前贤在讲少阴病时，常常以“肾阳”来讲解的原因。

3. 胃肠虚寒

胃肠虚寒会导致病人食入不化、泄利下泻，就是第2条所说的“自利”。

因为病人胃肠虚寒不足，体内有通过热水来补充热量的需求，所以条文说“虚故引水自救”。

这一点和“恶寒而蜷卧”的病理是一样的，“蜷卧”的目的是减少热量的散失，尽可能保存体内热量。

4. 肺脏虚寒

肺脏虚寒也会导致血瘀不行、水运不畅，从而使肾功能失控，出现小便不利或小便反数的症状。这一点和麻黄汤证的病理一样。

5. 三焦虚寒

心脏供血不足，全身功能不振，血不利则为水，因此，少阴病会出现三焦虚寒，从而导致水运不畅，出现种种痰湿的症状。这些在少阳篇已经讲过了。

6. 脾脏虚寒

心脏供血不足，就会使全身血管得不到足够的营养，从而导致血管功能低下。血管功能低下，就会因为不能统血而出现衄血、便血，临床把这些症状称为“脾不统血”。另外，“脾主肌肉”，供血不足也会导致肌肉得不到血与津液的濡养而出现消瘦、体温不高的症状。

7. 全身严重虚寒

病人全身严重虚寒，就会导致神经得不到血与津液的濡养，从而出现烦躁、全身痹痛的症状，严重的还会出现脑神经失去控制的症状。

其中，司温中枢失去控制，可能出现寒热往来、大汗淋漓的症状；呼吸中枢失去控制，可能出现喘促、气弱不足息的症状；循环中枢失去控制，会出现怔忡、心脏早搏、心脏纤颤、心跳骤停的症状；肌肉神经失去控制，会出现角弓反张、全身痹痛、目睛上窜、手脚颤抖，其剧者则会出现如撮空理线、循衣摸床、独语如见鬼状等症状。

二、少阴病的由来

《伤寒质难》说："少阴伤寒抵抗不足，其故有二。素秉虚弱，一也；伤于药物，二也。人体素质之弱，或因先天不足，或因后天失调，或困于痼疾，或伤于新病，元气既怯，使人抵抗不足。久服寒凉、滥与攻下、发汗太多、生冷无节，元气既伤，亦能使人抵抗不足。"又说："少阴伤寒，其因药误而致抵抗不足者，久服寒凉、滥用攻下、发汗太多、生冷无节之咎也。"

这两段话的意思是，少阴病属于全身性的虚寒病，是病人的体气，而造成病人全身功能低微、对疾病抵抗不足的原因，不外以下两种。

（一）素秉虚弱

素秉虚弱是指或因先天不足，或因后天失调，或困于痼疾，或伤于新病，导致病人元气虚怯，出现全身功能低下的少阴病体质。

【条文】

1. 中寒，其人下利，以里虚也，欲嚏不能，此人肚中寒。

2. 下利腹胀满，身体疼痛者，先温其里，乃攻其表，温里宜四逆汤，攻表宜桂枝汤。

3. 自利不渴者，属太阴，以其脏有寒故也，当温之，宜服四逆辈。

【解读】

这3条条文提到病人的体气是"中寒"。

这种体气所导致的病就是少阴病与太阴病。上面讲了，少阴病和太阴病都是身体功能不足的虚寒病，只是一个偏于全身，一个偏于局部而已。

（二）伤于药物

伤于药物，指的是药误，这里包括久服寒凉、生冷不节、误汗、误下等。

久服寒凉、生冷不节、发汗太多、滥与攻下等服用不恰当的药物、食物或错误的治疗方法，都会使病人元气大伤，从而出现少阴病的体质。

【条文】

1. 病人脉阴阳俱紧，反汗出者，亡阳也，此属少阴，法当咽痛，而复吐利。

2. 下之后，复发汗，昼日烦躁不得眠，夜而安静，不呕，不渴，无表证，脉沉微，身无大热者，干姜附子汤主之。

3. 伤寒，医下之，续得下利，清谷不止，身疼痛者，急当救里，后身疼痛，清便自调者，急当救表，救里宜四逆汤，救表宜桂枝汤。

【解读】

这里面，第1条说的是因为误汗亡阳而引发的少阴病，第2、第3条说的是因为苦寒误下而引发的少阴病。

三、少阴病的治法

少阴病指的是病人的体气，而体气与证候不一定是一致的，所以，少阴病的治法自然是根据病人的体气和证候对证下药。因为少阴病是虚寒不足，所以，它的治法就是以温补为主。

【条文】

1. 少阴病，下利，脉微涩，呕而汗出，必数更衣，反少者，当温其上，灸之。

2. 少阴病，恶寒而蜷，时自烦，欲去衣被者，可治。

3. 少阴病，下利，若利自止，恶寒而蜷卧，手足温者，可治。

4. 下之后，复发汗，昼日烦躁不得眠，夜而安静，不呕，不渴，无表证，脉沉微，身无大热者，干姜附子汤主之。

5. 伤寒，医下之，续得下利，清谷不止，身疼痛者，急当救里，后身疼痛，清便自调者，急当救表，救里宜四逆汤，救表宜桂枝汤。

【解读】

《伤寒质难》说：“少阴伤寒，咎在不足，处治之法，始终宜温。阴质不足，佐以滋养；缓不济急，辅以注射；不足在表，温以卫之；不足在里，温以壮之；不足在心，温以运之；不足在脾，温而和之；下虚而上盛，温以潜之；少气而有障，温以行之。形不足者，温之以气；精不足者，温之以味。温药含有强壮之意，非温不足以振衰惫，非温不足以彰气化。《经》云：‘劳者温之，怯者温之。’温之为用大矣。”

这段话点明了少阴病的治疗宗旨就是以温治寒，这是由少阴病的本质所决定的，然后，在这个基础上，根据病人的证候，随症加减，随证选方。

以温治寒，就是常说的补阳，这是少阴病的体气所决定的，并不是每个人都可以补。要想补阳，首先要确定病人的体气是少阴病或是太阴病，不是谁都可以补，谁都可以用桂枝、附子。

《伤寒质难》说：“一切内服之药，欲其作用于全体者，必先经胃肠之吸收而后能入血运、水运以达全身，所以用药之时，必先考虑胃肠之能力，所谓‘量腹节哺啜，慎食之道，循胃而下药，慎补之道’也。伤寒病入少阴者，其胃肠因血运不畅而显虚寒之象，故其人消化功能无不呆滞，若非虚寒甚且胃力甚至强者，滋补之药因其能增加胃肠之负担、耗费胃力甚大，故不宜用之，用之反可致胃肠功能即胃力更困也，不唯不能补阴，反令病更进也。又人体之脏器（即生活组织），不外形与气，即物质与能力而已，即所谓阴阳之道也，当人功能旺盛时，其物质消耗亦多，所谓阳旺阴耗也，物质不足之人，功能每易虚性兴奋，所谓阴虚阳亢也，故治病之时，当详察人之体气，气不足且形不足者，温养与滋补并重，气不足而形有余者，但当温壮其功能即可，甚者兼用热药以鼓舞之，气有余而形有余者，即为壮实之人也。气有余而形不足者，则当滋养其形以补其阳用也。少阴伤寒之人，其体力薄弱，抵抗不足，即为气不足者，故治法当始终用温，形不足者，可佐以滋养，缓不济急者，可辅以注射。又有形之精血难以骤然产生，无形之阳气（即脏器之功能）必须随时回护，血谓血脱益气，气足则血自生也，故形不足者，温之以气。当无形之气不足时，即以温养为补，反之，抑无形之气以清；有形之质不足时，即以滋养为补，即补有形之质以滋，反之，削有形之质以泻。故若其不足在表，宜温以卫之，如桂附、麻附之用，不足在心，温以通之，如四逆之用，不足在脾，温以和之，如四逆加芍药之用。下虚而上盛，温以潜之，如四逆加磁石之用，少气而有障，温以行之，如桂枝加大黄之用。概而言之，形不足者，温之以气，精不足者，温之以味，非温不足以振其衰惫，非温不足以彰其气化，所谓劳者温之，怯者温之也。”

又说：“人之心脏，总揽全体之血液，周流往复，循环无端。一方面输送营养成分于各组织，内而脏腑，外而肌腠，莫不由之灌溉；一方面转送代谢产物于各排泄器，以使排泄，如肺之呼碳、肾之醇溺、皮肤之发汗，皆来之血液。若血不上大脑则神明不彰，循环止则呼吸自绝，功能不能离血自用，人体不能离血自存，人受风寒所激之后，肌表血运不畅，正气欲趋势向表。因此心脏不得不奋其勇，努力促血液循环加速，鼓舞汗腺作汗，一方面排泄代谢产物及蕴郁毒素，一方面减少高热，保持抗体之产生。故病入少阴之后，强心重于增液。若过早用育阴之剂欲增其液，则不单胃脾难于消化，更增加心之负担，坐令阳气日困，心用日衰也，且阴生于阳，气能化为津，命门、心火足则阴液自能挹注也，故强心重于增液也。”

《伤寒质难》的这两段话，在当时是针对时弊的，放在现代同样具有指导意义。现在不少医生特别喜欢开补品、开价格高的药物，或者动不动就输液，这不得不说是一种悲哀。

祝味菊先生所说的“强心重于增液”“有形之精血难以骤然产生，无形之阳气（即脏器之功能）必须随时回护”指的是救阳重于滋阴，也就是“先救阳后滋阴”原则。

临床所见，阳虚不足的人胃肠功能都不好，属于少阴病、太阴病体质，这类人如果胃肠功能没有调理好，过早地用滋补的药品，反而会加重病情，这就是“循胃而下药，慎补之道”。

四、少阴病的辨别

对于少阴病的辨别，根据上面讲的病理和症状，一般来说，并不是很难。

但是，有两种比较难辨认的情况：第一是“真寒假热”，它和少阴病的四肢厥逆症状相反；第二是脉象数大弦硬，它和少阴病的脉象沉微相反。

1.“真寒假热”和“真热假寒”

【条文】

病人身大热，反欲得近衣者，热在皮肤，寒在骨髓也；身大寒，反不欲近衣者，寒在皮肤，热在骨髓也。

【解读】

条文所说的“热在皮肤，寒在骨髓”就是“真寒假热”，也就是少阴病；而“寒在皮肤，热在骨髓”就是“真热假寒”，也就是阳明病。

对于少阴病来说，一般情况下，因为手足离心最远，所以易出现四肢厥冷，也就是“四逆”。

但是，也有一种称为“阴盛阳浮”的，这种情况就是“真寒假热”。人体的血液盈于此则亏于彼，如果病人阴寒内盛，那么血液就会被迫停于肌表，病人就可能出现长期高热、脉数面赤等假热现象。

不过，除了这些假热现象之外，病人还有喜热饮、口干舌润、汗冷如膏、目闭身凉等阴寒里盛或亡阳虚脱的真寒现象。因为，病人的病理属于阴寒里盛，所以，就会出现“病人身大热，反欲得近衣”的反常现象。

对于阳明病来说，阳明内盛，一般情况下会出现身热汗出、手足心热。

但是也有一种称为“阳盛格阴”的，也就是“热厥”。这种就是“真热假寒”。如果病人阳热内炽，人体的血液集中于功能亢进的器官之中，就会出现手足血少甚至体表逆冷的假寒现象。

不过，除了这些假寒现象之外，病人还有喜冷饮、脉洪口干、便下秽浊、口气臭等阳明内热，甚至牙关紧闭、汗多不黏、亡阴虚脱的真热症状。

2. 脉象数大弦硬

少阴病的脉象一般是沉微细，由心脏搏动无力所引起。

但实际上，病人体内阴寒过盛，也有可能出现脉象数大弦硬的情况。

【条文】

1. 其脉数而紧乃弦，状如弓弦，按之不移。

2. 脉数弦者，当下其寒；脉紧大而迟者，必心下坚；脉大而紧者，阳中有阴，可下之。

3. 腹痛，脉弦而紧，弦则卫气不行，即恶寒，紧则不欲食，邪正相搏，即为寒疝。寒疝绕脐痛，若发，则自汗出，手足厥冷，其脉沉弦者，大乌头煎主之。

【解读】

这3条明确地说，阴寒内盛，病人也可能出现脉象数大弦急的情况。

关于这一点，恽铁樵先生在《临证笔记》中用了两个案例来讲解。

第一个案例是治王依仁伤寒案。病人发热有汗不解，气急脉带硬。恽铁樵先生用附子补火，用当归、白芍、甘草护阴，并解释说："此病所以用附，其标准在脉硬而汗。凡有汗者，脉当缓，纵不缓，亦不硬，硬却是阴证。"

第二个案例是治金姓妇热病案。恽铁樵先生在案中说："少阴证脉数，数而硬，硬而忤指者，比比皆是，予以大剂附子，其脉即和，所谓脉阳和之气，即指此也。"

五、少阴病的注意事项

少阴病的病理是阳虚里寒，全身功能低微，所以，其治法以温补为主，严禁虚其所虚。就是说，对于少阴病来说，发汗亡阳和苦寒攻下的治法是不能用的，如果误用，就会引发一系列的逆证。

【条文】

1. 少阴病，脉细沉数，病为在里，不可发汗。

2. 少阴病，脉微，不可发汗，亡阳故也。

3. 阳已虚，尺脉弱涩者，复不可下之。

4. 少阴病，咳而下利谵语者，被火气劫故也，小便必难，以强责少阴汗也。

5. 少阴病，但厥无汗，而强发之，必动其血，未知从何道出，或从口鼻，或从目出，是名下厥上竭，为难治。

6. 下利清谷，不可攻表，汗出，必胀满。

7. 下利清谷者，必郁冒，汗出而解，病人必微厥，所以然者，其面戴阳，下虚故也。

【解读】

这7条都明确指出，少阴病是禁止攻表发汗和苦寒攻下的。

如果医者不知这个道理，强发其汗，就有可能出现种种变证、坏病，如小便难、口鼻眼甚或身体他处出血；如果苦寒攻下，也有可能出现腹部因寒而胀满、四肢厥冷等各种变证、坏病。

六、少阴病的预后

少阴病是全身性的虚寒病，是身体功能低微的病，其预后相对较差。

【条文】

1. 少阴病，恶寒身蜷而利，手足逆冷者，不治。

2. 少阴病，吐利躁烦，四逆者死。

3. 少阴病，四逆恶寒而身蜷，脉不至，不烦而躁者，死。

4. 少阴病，脉微细沉，但欲卧，汗出不烦，自欲吐，至五六日，自利，复烦躁，不得卧寐者，死。

5. 少阴病，下利止而头眩，时时自冒者，死。

6. 少阴病，六七日，息高者，死。

7. 寸口脉微而数，微则无气，无气则荣虚，荣虚则血不足，血不足则胸中冷。

8. 夫六腑气绝于外者，手足寒，上气，脚缩，五脏气绝于内者，利不禁，下甚者，手足不仁。

9. 下利脉沉弦者，下重也，脉大者，为未止，脉微弱数者，为欲自止，虽发热不死。

10. 下利手足厥冷，无脉者，灸之不温，若脉不还，反微喘者，死。

11. 下利后脉绝，手足厥冷，晬时脉还，手足温者，生，脉不还者，死。

12. 少阴病，吐利，手足不逆冷，反发热者，不死，脉不至者，灸少阴七壮。

13. 少阴负趺阳者，为顺也。

14. 下利有微热而渴，脉弱者，今自愈。

15. 下利脉数，有微热，汗出，今自愈，设复脉紧，为未解。

16. 下利脉数而渴者，今自愈，设不差，必清脓血，以有热故也。下利，寸脉反浮数，尺中自涩者，必清脓血。

17. 下利脉反弦，发热身自汗者，自愈。

18. 少阴中风，脉阳微阴浮者，为欲愈。

19. 少阴病，脉紧，至七八日，自下利，脉暴微，手足反温，脉紧反去者，为欲解也，虽烦下利，必自愈。

20. 少阴病欲解时，从子至寅上。

【解读】

这里面，前 11 条讲的是少阴病转为厥阴病的情况，这是最危险的情况，所以，条文称为“不治”和“死”。

后面 9 条讲的则是少阴病转为太阳病或是阳明病的情况，这是较好的情况，所以，条文称为“自愈”和“欲愈”。

在这里要强调的是，条文说“不治”或是“死”，这种说法只是强调病情的危险性而已，在现代的医疗条件下，很多病还是可以治愈的。

七、少阴病的类型

关于少阴病，前面也讲了不少，临床所见更多的是合病，纯粹的少阴病是比较少的，主要分为以下 6 大类：

1. 桂枝汤变证之表阳虚类，包括桂枝加附子汤证、乌头桂枝汤证、桂枝新加汤证、桂枝去芍药汤证、桂枝去芍药加附子汤证、桂枝甘草汤证、芍药甘草汤证、芍药甘草附子汤证、黄芪桂枝五物汤证、头风摩散证等。

2. 桂枝汤变证之里阳虚类，包括当归四逆汤证、当归四逆加吴茱萸生姜汤证、温经汤证、白术散证、赤丸证、当归生姜羊肉汤证、芎归胶艾汤证、当归芍药散证、当归散证等。

3. 麻黄汤变证之阳虚类，包括甘草麻黄汤证、麻黄附子甘草汤证、麻黄附子细辛汤证、白通汤证等。

4. 阳虚及里寒类，包括大乌头煎证、甘草干姜汤证、干姜附子汤证、四逆汤证、茯苓四逆汤证、通脉四逆汤证、通脉四逆加猪胆汁汤证等。

5. 里寒衄血及阳虚衄血类，包括柏叶汤证、黄土汤证等。

6. 阴阳两虚类，包括酸枣仁汤证、炙甘草汤证、防已地黄汤证、八味肾气丸证、栝楼瞿麦丸证等。

第四十九讲　桂枝汤变证之表阳虚

本讲是桂枝汤证的变证之一，也就是桂枝汤证出现表阳虚的类型。

一、表阳虚的病理、症状与治法

（一）表阳虚的病理与症状

表阳虚的病理就是阳虚不固、汗出淋漓。

【条文】

其脉浮，而汗出如流珠者，卫气衰也。

【解读】

条文说“卫气衰”的表现就是“脉浮”和“汗出如流珠”。

所谓“卫气衰”，就是指人体肌表功能低微，不能正常维持人体体温，这是少阴病的一种表现；而“汗出如流珠”就是指汗多亡阳。“卫气衰”是因为阳虚不固，所以才会出现汗出淋漓的症状；就是说，汗出淋漓是典型的表阳虚的症状。

前面讲过，功能是建立在物质的基础上的，“汗多亡阳”就是因为大量出汗带走了身体里面太多的热量，从而导致人体出现畏寒怕冷、四肢逆冷等阳虚症状。出汗就是“亡阴”，也就是说，“汗多亡阳”是“亡阴”导致了“亡阳”。

（二）表阳虚的治法

表阳虚，也就是亡阳，它的治法自然是温阳固表。温阳固表的药物中，最重要的就是附子。

附子能回阳救逆，能散寒止痛，能治汗多亡阳。它能增强心脏的功能，使血运趋表达表，自然四肢能温，所以说附子能回阳救逆；肢体得温，自然寒去痛止，所以说附子能散寒止痛；附子能使血运达表，温暖肌肤，使皮肤毛窍恢复正常，因此能固表止汗，汗止则热量的大量流失也随之停止，体温因此而回暖，所以说附子能治汗多亡阳。其他如治肢冷脉微、心阳不足、胸痹心痛、虚寒吐泻、脘腹冷痛、肾阳虚衰、阳痿宫冷、阴寒水肿、阳虚外感、寒湿痹痛等都是同样的道理，如竹叶汤证、竹皮大丸证用附子也是这个原理。

二、桂枝加附子汤证

（一）桂枝加附子汤证的病理与症状

桂枝加附子汤证的病理是内则胃肠虚寒，外则表虚不固，它是桂枝汤证的进一步发展。

【条文】

太阳病，发汗，遂漏不止，其人恶风，小便难，四肢微急，难以屈伸者，桂枝加附子汤主之。

【解读】

条文明确地说，本病的由来是“太阳病，发汗，遂漏不止”。就是说，这是太阳病误汗出现的一种情况。

太阳病发汗，原则上是没错的，但要分清情况。如果病人是桂枝汤证，就要用桂枝汤；如果误用麻黄汤发汗，病人就有可能出现转入阳明病的情况，也有可能出现汗多亡阳，转入少阴病的情况，本条所讲的就是这种情况。

临床所见，像这种里寒表虚，也不一定全是误汗而来的，条文中其实也只是举例而已。

近代名医陈伯涛先生说：桂枝加附子汤，为素秉不足，表阳偏虚之正治方法，亦有体秉素强，感冒后汗不如法，以致虚其表阳，营卫失和，肌腠空虚，驯至自汗多，恶风寒者。或肌肤凉润，触之身无热象，但体温仍持续在38.0℃左右，服发汗药虽得汗，而表热不为汗衰，表邪不在汗解，此桂枝加附子汤之变证。经验所及，凡有表证，不得不用表药，但一味过表出汗，体气暗伤，表证终不得解，唯桂枝加附子汤法，一面调和营卫，发正汗以祛邪汗，一面温壮在表元阳，兼顾体气之虚，治病求本，正胜邪自可却，汗出表解，而发热、恶风寒、自汗出、遂漏不止等症状，一并消失矣。

对于条文中“**小便难**”“**四肢微急，难以屈伸**”和“**恶风**”这三个症状，也很好理解，病人汗出过多，导致体内津液缺失。津液一少，“**小便难**”，也就是小便不利的症状就会出现；同时，津液一少，不能濡养经筋，“**四肢微急，难以屈伸**”的症状也就出现了。汗多亡阳，肌表体温降低、血运不畅，那么就会出现“**恶风**”的症状。

（二）桂枝加附子汤的药理与运用

桂枝加附子汤的组成：

桂枝 15 克，芍药 15 克，生姜 15 克，大枣 4 枚，炙甘草 15 克，炮附子 5 克。

桂枝加附子汤就是桂枝汤加附子而成的。

桂枝加附子汤是用桂枝汤温胃肠、行血运，加附子以强心促血运，使血运归表，毛孔得闭，汗液得止，同时，胃肠功能正常，能正常吸收津液，津液得补，表虚得固，自然诸症皆愈。

桂枝加附子汤这种方法，其实就是《伤寒质难》所说“不足在表，温以卫之”的治疗方法，也是前贤所说的“阳密则漏汗自止”“阳回则小便自利、四肢自柔”。

（三）医案点评

案一：《经方临证指南》

崔某，女，51 岁。患自汗证 10 多年，屡经中西医治疗而不愈。病人每日自汗不止，浸湿内衣，每日换衣 3 ～ 4 次，一年四季皆如此。上半身汗出多于下半身，左半身汗出甚于右半身，稍有劳作更甚，伴恶风、肢体屈伸不利。其人体态肥胖，但终日感觉体疲乏力，舌质淡嫩，苔白而脉缓。辨为阳虚漏汗证，用桂枝加附子汤。服前 3 剂时有奇特的反应，每次服药后 1 小时左右，自觉全身皮里内外有一种如冰雪融化般的感觉。3 剂药后，汗出情况大为好转。又加大附子剂量，再进 3 剂。服第 4 剂药后，周身皮肤之内出现针刺般疼痛感，2 小时后，痛感消失，顿觉舒适无比。6 剂药尽，10 年自汗自止。用桂枝汤加黄芪、白术各 10 克善后而痊愈。

[**点评**] 本案中，病人漏汗、恶风、肢体屈伸不利、舌质淡嫩、苔白而脉缓，这些都是典型的桂枝加附子汤证。前面也讲过用桂枝汤治多年自汗的案例，大家对比一下就会发现，桂枝加附子汤证就是桂枝汤证的进一步发展。

案二:《经方临证指南》

王某，男，25 岁。病人身材高大，体魄雄伟。夏季某日与妻子同房后，因觉燥热而置两腿于窗户之上，迎风取爽。几天后，左腿疼痛，左小腿拘挛而屈伸不利，针药屡治不效。脉弦迟，舌苔水滑。桂枝 18 克，附子 12 克，白芍 9 克，生姜 9 克，炙甘草 6 克，大枣 7 枚，木瓜 9 克，独活 6 克。服药 2 剂后，痛止腿伸而愈。

[**点评**] 前面讲过，精液是人体津液的一部分，本案中，房事之后，不知慎护，这一点和汗出当风的道理一样。因为津亏受寒导致的小腿屈伸不利，这就是桂枝汤证的进一步发展。就是说，病人的阳虚津亏更加严重，所以就用了桂枝加附子汤，而病人服用后，痛止腿伸，就是“阳回则小便自利、四肢自柔”。

案三:《古方新用》

褚某，男，20 岁，通谓县人，工人，1957 年 4 月 18 日初诊。病人右小腿腓肠肌部位发生疮疡，经久不愈，不能收口，已有月余，溃疡周围青紫，无红肿，脉沉微。方用桂枝加附子汤：桂枝 9 克，白芍 9 克，甘草 6 克，生姜 9 克，大枣 4 枚，附子 3 克。水煎分两次服，3 剂。二诊：病人服上药后，溃疡由青紫转红，继用上方，再用 3 剂。三诊：服用上药后，溃疡开始缩小，疮面有肉芽新生。继用上方，服至 10 剂，疮面愈合，病告痊愈。体会：小腿腓肠肌部位，属太阳经脉循行部位。溃疡久不收口、色青紫，为阴证。取桂枝以治太阳经脉之病变，加附片以温阳，共奏调和营卫、温通阳气之功，则病由阴转阳，得阳则生，故病自愈。

[**点评**] 前面也讲过用桂枝汤治疮疡的案例，大家回头看一下，就能加深

桂枝加附子汤证是桂枝汤证进一步发展的认识。

三、乌头桂枝汤证

（一）乌头桂枝汤证的病理与症状

乌头桂枝汤证的病理是内则胃肠虚寒，外则阳虚表郁，它是桂枝加附子汤证的进一步发展。

【条文】

1. 寒疝腹中痛，逆冷，手足不仁，若身疼痛，灸刺诸药不能治，乌头桂枝汤主之。

2. 寒疝腹中绞痛，贼风入攻五脏，拘急，不得转侧，发作有时，使人阴缩，手足厥逆，乌头桂枝汤主之。

【解读】

1. 里证

条文中，乌头桂枝汤证的里寒更为严重，表现为“寒疝腹中痛，逆冷，手足不仁”“寒疝腹中绞痛”“使人阴缩，手足厥逆”。

这里“寒疝”中的“疝”指的就是腹痛，《说文》说：“疝，腹痛也。”“寒疝”的意思就是寒气攻冲引起的发作性腹痛，就是条文中的“腹中绞痛”。

《诸病源候论》说：“疝者，痛也，此由阴气积于内，寒气结搏不散，脏腑虚弱，风冷邪气相击，则腹痛里急，故云寒疝腹痛也。”

当归生姜羊肉汤也是治“寒疝”的，该方证与本证的症状一样，都是腹中绞痛，不过，一个是阳虚不足，一个是血虚不足。

“使人阴缩”则是因为寒主收引，里寒严重导致腹部脐下连接阴器的大筋出现了抽筋的现象，古人把这称为“肝脉入脏络阴器，寒主收引，致宗筋挛急”。

《腹证奇览》说：脐下大筋如张弓弦，其筋痛引睾丸或股际，或引上腹，腹痛如绞，或绕脐成块者，是寒疝也，且兼气血不和，乃乌头桂枝汤证也。按此方，乃乌头煎与桂枝汤合方也，所以须合方者，以有身疼肌表之证，为气血不和故也。论曰：身疼痛者，即当救表。是也。

2. 表证

条文中，本病的表证也更加严重，是“身疼痛”和“拘急，不得转侧”。不仅如此，阳虚表郁还可能表现为冷汗淋漓。

理解了这两点，乌头桂枝汤证的病理和症状就基本掌握了。

魏龙骧先生说：“《金匮要略》治寒疝方有三则，即大乌头煎宜于寒气内结，阳气不得之腹痛肢冷；乌头桂枝汤宜于表里皆寒者；当归生姜羊肉汤宜于血虚寒疝，又治妇人血虚动于中，以养血补虚。经云：精不足者补之以味，后世每多以血肉有情之品，故此方用途甚广，非只疝也。”

魏龙骧先生的这段总结，把这三个方子的病理要点都讲清楚了。

（二）乌头桂枝汤的药理与运用

乌头桂枝汤的组成：

桂枝 15 克，芍药 15 克，生姜 15 克，大枣 4 枚，炙甘草 10 克，乌头 15 克。

方后注：先以蜜 400 毫升煎乌头减半，另煎桂枝汤合之。其知者，如醉状，得吐者，为中病。

乌头桂枝汤，就是桂枝加附子汤中的附子换成乌头。

前面讲过，乌头散寒止痛之功较附子为强，所以，寒极重者或者用附子其效不显时，就可改用乌头。

因为乌头有大毒，使用时要与蜜同煎，并且久煎，所以，条文说先以蜜 400 毫升煎乌头减半。这一点非常重要，在《伤寒论》和《金匮要略》中，凡是用到乌头的地方，都要求和蜜同煎。

《名方广用》说：“乌头桂枝汤治验甚多，其功当以乌头为主。乌头为兴阳祛寒之圣药，且有大毒。临证中切不可不加辨证草率用之，亦不可单味独投之。若用之，必有两点遵循：其一，治疗范围不外乎寒凝血滞；其二，用乌头必加蜂蜜，且要文火久煎，时间宜在一小时以上。凡见实热、阴虚之证，禁用此药。”

《腹证奇览》说：“乌头汤、大乌头煎、乌头桂枝汤，皆以乌头煎为本方，更随外证加减，各异其意趣。要之，桂枝汤以救表谐营卫而合力，麻黄、黄芪、芍药、甘草为祛邪风、逐瘀水、和筋脉、宣正气而为队伍。乌头煎独为之先锋，以散凝寒，解结水，其势之猛，非寻常可比。是故服之虽少量，亦恶寒身痹，口如啖椒，温温欲吐，起则头眩。多服则身体冷，自汗如流，吐泻呕逆，脉沉伏，甚者如死状。轻者一二时，重者半日许，乃解。故方下曰：知者如醉状，得吐者为中病，是实瞑眩之剂，不可不慎。若夫瞑眩，不可骇而妄与他药，勿遽以火暖之，当静以待醒。有醒后得吐者，亦有瞑眩而吐泻并至得，但醒后而渴欲饮者，可与冷水将息，若误中乌头、附子之毒，可服味噌汁（酱油汁），或黑豆甘草汤，或干姜甘草汤，是亦不可不知。或曰，若欲其缓，可用川乌头，然于其剧者，非草乌头不为功，但其分量，及水蜜煎法，不可差误，慎之慎之。”

日本医家雉间焕说："灸刺诸药不能治，抵当用此方，至言哉！此方之妙，起死起废，不可胜数也。余常见中风卒倒，或瘫痪不语，破伤见牙关紧急，失音，伤寒厥逆，四逆辈不能救者。若向死冷汗如膏，或腹中切痛，及惊风癞风痛风白虎历节，一切逆冷不仁，诸痼疾废疾，诸药不能救者，屡与此汤，得效至多。又诸疮痈用之，内托排脓之功至速也。最可奇者，走马备急紫圆所得也。古语云：病者苦急，则急食甘以缓之，至哉此言！乌头得蜜，则如龙乘云矣！然瞑眩亦不少，始宜少与之，不知乃加之，此盖抵当之谓乎？如此所谓诸难证急病，非大毒峻烈剂，则不能抵当。世人漫畏瞑眩，多难服之者，岂不叹哉！"

（三）医案点评

案一：《治验回忆录》

袁某，青年农妇，体甚健，经期准，已育子女三四人矣。一日，少腹大痛，筋脉拘急而未少安，虽按亦不住，服调气药不止，迁延十余日，病益增剧，迎余治之。其脉沉紧，头身痛，肢厥冷，时有汗出，舌润，口渴，吐清水，不发热恶寒，脐以下痛，痛剧则冷汗出，常觉有冷气向阴户冲出，痛处喜热敷，此由阴气积于内，寒气结搏而不散，脏腑虚弱，风冷邪气相击，则腹痛里急，而成纯阴无阳之寒疝。窃思该妇经期如常，不属血凝气滞，亦非伤冷食积，从其脉紧肢厥而知为表里俱寒，而有类于《金匮》之寒疝，并谓："腹痛脉弦而紧，弦则卫气不行，即恶寒；紧则不欲食，邪正相搏，即为寒疝。"又说："寒疝腹中痛，逆冷，手足不仁，若身疼痛，灸刺诸药不能治，抵当乌头桂枝汤主之。"本病症状虽与上引《金匮》原文略有出入，而阴寒积痛则属一致。因处以乌头桂枝汤：制乌头四钱，桂枝六钱，芍药四钱，甘草二钱，大枣六枚，生姜三片。水煎，兑蜜服。上药连进二剂，痛减厥回，汗止人安。换方当归四逆加吴茱萸生姜汤：当归五钱，桂枝二钱，细辛一钱，芍药、木通各三钱，甘草、吴茱萸各二钱，生姜三片。以温通经络，清除余寒，病竟愈。

［**点评**］本案中，病人有非常典型的阳虚表郁症状，如"脉沉紧，头身痛，肢厥冷，时有汗出，舌润，口渴，吐清水，不发热恶寒"，也有非常明显的少阴里寒症状，如"脐以下痛，痛剧则冷汗出，常觉有冷气向阴户冲出，痛处喜热敷"。这种严重的表里俱寒，就是乌头桂枝汤证。

案二:《名方广用》

杨某，男，56岁。病人曾患慢性前列腺炎半年之久。住院治疗，常以抗生素之类治之，其症有增无减。近已行动不便，出院后邀余诊治。诊见：面色萎黄，形体消瘦，苦闷异常，小腹及生殖器急痛难耐，排尿痛势加重，手足厥冷，溲时恶寒而栗，舌淡嫩，苔白，脉沉迟细紧。纵观脉症，余以为此病人系下焦寒凝血滞，故以乌头桂枝汤大力温之。处方：川乌片6克，桂枝9克，生白芍9克，炙甘草6克，生姜3片，大枣4枚，入蜂蜜15克与诸药同煎，水煎饭前服。3剂后，病人症状明显改善，急痛解除，已能自如活动，自觉小腹坠冷，继以温经汤，令服数剂后逐渐痊愈。

［**点评**］上案中，病人是表里俱寒，本案中，病人只表现为里寒，这和桂枝汤可以治外感，也可以治内伤的道理是一样的。

门纯德老中医非常善于使用乌头桂枝汤，他常用本方治疗寒凝血滞型的血栓闭塞性脉管炎、变应性败血症、慢性前列腺炎、类风湿关节炎及恶性肿瘤疼痛不已等病。

四、桂枝新加汤证

（一）桂枝新加汤证的病理与症状

桂枝新加汤证的病理是内则胃肠虚寒，外则表虚津伤，属于过汗伤阴。它是桂枝汤证的进一步发展，也是桂枝加附子汤证的反面。

【条文】

发汗后，身疼痛，脉沉迟，桂枝加芍药生姜各一两人参三两新加汤主之。

【解读】

桂枝新加汤证，它的病理也是误汗，前面讲过，汗为阴液，汗出过多，在伤阴的同时，严重者可以导致阳虚甚至亡阳，桂枝加附子汤证，就是汗多导致阳虚，而这里要讲的就是汗多导致阴虚。

前面讲过，汗血同源，过汗即伤阴损血，血不营筋，神经不得血与津养，就会出现“身疼痛，脉沉迟”。

汗多能亡阳，汗多又能亡阴，那么，有没有可能同时出现亡阳和亡阴呢？

这个问题是存在的，汗多则伤津，伤津则出现营血不充、津液内亏的症状，汗多又可导致表虚不固，出现汗出不止的阳虚症状，这属于阴阳两虚的情形。对于这种情况，《伤寒论》中并没有提及，但是，如果明白其中的道理，也并不难治，用桂枝新加汤再加附子就可以了。

（二）桂枝新加汤的药理与运用

桂枝新加汤的组成：

桂枝 15 克，芍药 20 克，生姜 20 克，炙甘草 10 克，大枣 4 枚，人参 15 克。

桂枝新加汤就是桂枝汤中增加芍药、生姜的用量，再加入人参。

这里面，加人参的目的是强心促血运、补津液；增加生姜的量，是想达到温胃阳、助血运的目的；增加芍药的量，一方面是想达到助静脉血运、营养阴血的目的，另一方面是因为方中加了人参，又增加了生姜的用量，这两味药都有强心促血运的功效，增大芍药的用量，就能达到一种新的平衡。桂枝新加汤，其实就是桂枝汤的加强版，它的药理和运用，都比桂枝汤更进一步。

（三）医案点评

案一:《经方临证指南》

樊某，女。产后半个月许，忽然身体疼痛，脉来沉迟，无感冒可言。有学员辨为气血两虚，用十全大补汤治疗，虽有小效但不彻底。改用桂枝加芍药生姜各一两人参三两新加汤治疗，服药 3 剂后，疼痛消除。桂枝 9 克，白芍 12 克，生姜 12 克，大枣 12 枚，炙甘草 6 克，党参 12 克。

［**点评**］妇女产后，血虚津伤，这一点和条文中所说的误汗引起的血虚津伤原理是一致的。桂枝新加汤能温胃养血、活血补津，对于血虚津伤引起的“身疼痛，脉沉迟”自然就有非常好的效果。这和桂枝汤用于治内伤的原理是一样的。

案二:《临证实验录》

杨某，女，36 岁，农民。产后调养不当，患泄泻，消炎、止泻终不见效，业已 16 年矣。刻诊：泄泻日行三五次，无脓无血，着凉或多食则泻次尤勤，时有腹痛里急。纳谷呆滞，神疲体倦。寒暑反应均敏感于常人，如每至盛暑，发热多汗，肤起痱疹；至冬则形寒畏冷，厚衣早着。口不苦，不渴，舌淡红润，舌苔薄白。切其脉沉弦细。诊其腹，脐下腹肌挛急。由脉症观之，泄泻为营卫不和，中气虚弱所致。治病必求其本，故需调和营卫，补益中气，不可头痛医头，见泻止泻。拟桂枝加芍药生姜人参新加汤：桂枝 10 克，白芍 15 克，炙甘草 6 克，党参 10 克，生姜 6 片，红枣 5 枚。3 剂。二诊：大便一日一次，纳仍差，舌淡红润，脉沉弦细。原方加白术 15 克，茯苓 10 克，5 剂，以巩固疗效。

［**点评**］本案中，病人的主症就是泄泻，是胃肠虚寒引起的腹泻，这本来可以用桂枝汤治疗，但因为胃肠虚寒的病情比较严重，所以，就选用了桂枝汤的加强版，也就是桂枝新加汤。后来，因为内有湿气，又加入了茯苓和白术，这是桂枝加茯苓白术汤的用法，这些都是临床常用的方法。

案三:《治验回忆录》

朱君，中学教员。体羸弱，素有遗精病，又不自爱惜，喜酒多嗜好，复多斫丧。平日恶寒特甚，少劳则喘促气上，其阳气虚微，肾元亏损也明甚。1947 年冬赴席邻村，醉酒饱食，深夜始归，不免风寒侵袭。次日感觉不适，不恶寒，微热汗出，身胀，头微痛。自煎服葱豉生姜汤，病未除，精神呈不振，口淡不思食，舆而来诊。切脉微细乏力，参与前证，则属阳虚感冒，极似《伤寒论》太阳少阴两感证，其麻黄附子细辛汤、麻黄附子甘草汤两方，殊不宜阳虚有汗之本证。以麻黄宣发、细辛温窜，如再发汗则足以损其阴津，病转恶化，此所当忌。遂改用桂枝加芍药生姜人参新加汤，又增附子，并损益分量，期于恰合病情：党参五钱，桂桂、芍药、甘草各三钱，大枣五枚，附子三钱。嘱服三剂再论。复诊，诸症悉已，食亦略思，精神尚属委顿，脉仍微弱。阳气未复，犹宜温补，处以附子汤加巴戟、枸杞、鹿胶、芦巴补肾诸品，调理善后。

[**点评**] 本案中，病人是阴阳两虚的情形，所以就用桂枝新加汤加附子了。另外，本案中，病人是微热汗出，所以，选用了桂枝新加汤再加附子，它的原理和桂枝加附子汤是一样的。如果病人是微汗无汗，里虚而表实，就是麻黄附子汤证了。

五、桂枝去芍药汤证和桂枝去芍药加附子汤证

（一）桂枝去芍药汤证和桂枝去芍药加附子汤证的病理与症状

桂枝去芍药汤证和桂枝去芍药加附子汤证的病理是阳虚血瘀兼有表证。

【条文】

太阳病，下之后，脉促胸满者，桂枝去芍药汤主之。若微恶寒者，桂枝去芍药加附子汤主之。

【解读】

条文说："太阳病，下之后，脉促胸满者。"

病人本来是太阳病，太阳病是要发汗的，可是却用了苦寒攻下的方法，这就是常说的"误下"。

表病误下，会造成种种不同的变证，前面讲过的结胸病的种种情形，就是表病误下所引起的。而这里属于表病误下后一种较轻的情况，误下之后，表病仍在，只是因为苦寒攻下，导致胸阳受伤而已。

这里面有三个要点：

1. 病人胸阳受伤，阳气不足，是阳虚或阳气流通受阻所致，其实就是心动脉血运不畅引起的。胸阳受伤，就会出现胸闷、胸满、脉促的症状，这一点和桂枝甘草汤证是一样的。

2. 因为病人还有表证，所以，方中仍然保留了生姜、大枣这两味温里解表的药物。

同时，如果病人恶寒较为严重，就是条文所说的“若微恶寒”，这是阳虚更加严重的表现，所以要加入附子，达到强心温阳解表的目的。

3. 减去芍药，这是因为芍药是阴药，它的功效是助静脉回心，会加重胸满胸闷的症状。

在这里，还有一点要强调，胸满去芍药，是专门针对胸阳阳虚气滞而言的，如桂枝去芍药加蜀漆牡蛎龙骨救逆汤、桂枝去芍药加麻黄细辛附子汤就是很好的例子。而对于那些因为瘀血及其他原因引发的静脉血运不畅，水滞于胸引起的胸满、胸闷，如瘀血心痛胸闷、咳嗽咯痰胸闷等，芍药又应必用，如苓芍术甘汤、真武汤就是很好的例子。

（二）桂枝去芍药汤和桂枝去芍药加附子汤的药理与运用

桂枝去芍药汤和桂枝去芍药加附子汤的组成：

桂枝去芍药汤的组成：

桂枝 15 克，生姜 15 克，大枣 4 枚，炙甘草 15 克。

桂枝去芍药加附子汤的组成：

桂枝 15 克，生姜 15 克，大枣 4 枚，炙甘草 15 克，炮附子 5 克。

（三）医案点评

案一:《重印全国名医验案类编》

刘某，30 余岁。冬月伤寒，误服寒泻药。身体恶寒，不大便二日，脉浮大而缓。显系伤寒证，医家不察，误为阳明腑证，误用大黄、芒硝等药下之……以致寒气凝结，上下不通，故不能大便，腹胀大而痛更甚也……用桂枝去芍药加附子汤以温行之，则所服硝、黄，得阳药运行，而反为我用也。处方：桂枝尖一钱，黑附子一钱，炙甘草五分，生姜一钱，大枣二枚（去核）。服药后，未及 10 分钟，即大泻 2 次，恶寒、腹胀痛均除而痊。

［**点评**］本案中，病人原本是桂枝加大黄汤证，或者直接用桂枝汤解表，表解后元气归里，也有可能正常解出大便，可是医生见病人有便秘，不问是否有表证，就直接攻下，这就犯了很严重的错误。因为表病误下，导致病人阳气受损，有了这个前提，就要用桂枝去芍药加附子汤了。这些内容和条文所讲的，基本是一致的。

案二:《刘渡舟临证验案精选》

王某，男，36 岁。自诉胸中发满，有时憋闷难忍，甚或疼痛。每逢冬季则发作更甚，兼见咳嗽、气短、四肢欠温、畏恶风寒等症。脉来浮缓。参合上述脉症，辨为胸阳不振，阴寒不踞，心肺气血不利之证。治当通阳消阴。方用：桂枝 9 克，生姜 9 克，炙甘草 6 克，大枣 7 枚，附子 9 克。服 5 剂，胸满气短诸症皆愈。

［**点评**］本案中，病人的基本证候就是桂枝汤证。因为胸中发满，所以减去芍药；因为每逢冬季则发作更甚，所以加上附子。

六、桂枝甘草汤证

（一）桂枝甘草汤证的病理与症状

桂枝甘草汤证的病理是汗多亡阳、胸阳不足。

【条文】

发汗过多，其人叉手自冒心，心下悸，欲得按者，桂枝甘草汤主之。

【解读】

条文明确地说，病人是因为“发汗过多”引发的“叉手自冒心，心下悸，欲得按”。

汗血同源，发汗过多，汗多亡阳，心血运不足，就会出现叉手自冒心、心下悸之类的症状，所以，方中就重用桂枝以助动脉的血运，重用炙甘草来补津液。

如果病情更为严重，就可以加入附子；如果病人还有胃肠虚寒或是表病的症状，就可以加入生姜、大枣，恶寒或是汗出过多的就再加附子，这就是桂枝去芍药汤证和桂枝去芍药加附子汤证了。

（二）桂枝甘草汤的药理和运用

桂枝甘草汤的组成：

桂枝 20 克，炙甘草 10 克。

桂枝甘草汤只有两味药，就是桂枝和甘草，它和芍药甘草汤一样，都是组成桂枝汤的方根。

个人临床运用，病人出现胸满、胸闷、胸痛，如果辨证后属于胸阳虚的，就会选用桂枝甘草汤，效果也非常好；如果病人还有胃肠虚寒或是兼有感冒症状的，就会在这个方子的基础上加上生姜、大枣，效果也很好。

（三）医案点评

案一:《临证实验录》

李某，女，54 岁。本有肝咳夙疾，近复事不遂心，肝气郁结，肝木犯胃，呕吐 4 日不止，且频繁而剧烈。每呕吐发作，汗水淋漓，头发尽湿，胃液胆汁尽皆吐尽，犹仍干呕不已。肢体倦软如泥，精神疲惫不支。某医诊为神经性呕吐、中度脱水。补液镇吐 3 日，呕吐始止，自知神疲少气非一日可复，唯心之动悸难以得忍，下床稍事活动更益筑筑不宁，双手捂按心下以求轻快，不敢稍懈也。观其舌象，淡白润滑。诊得脉来弦细无力，皆一派阳气不足之象。汗为心液，由阳气蒸化津液而成。呕吐剧烈，汗出过多，心阳受损，故悸动不安，喜手捂按。《伤寒论》:“发汗过多，其人叉手冒心，心下悸，欲得按者，桂枝甘草汤主之。”桂枝 10 克，炙甘草 5 克。1 剂。病人疑方药轻简，不能中病。余谓方证相吻，定有奇效，力催速服，已而果然。善后方拟炙甘草汤。

［点评］病人胸阳虚，最大的辨证要点就是“叉手自冒心”。本案中，病人汗出过多，和过发汗的道理是一样的；又出现了典型的“叉手自冒心”，自然就是桂枝甘草汤证了。另外，本案中，病人有呕吐的症状，且持续一段时间，有津伤的迹象，如果在本方中加入生姜和大枣，效果应该会更好一点。

案二:《名方广用》

郑某，男，46岁。初诊日期：1964年4月27日。病人最近3个月来持续失眠，屡治不效，收入院，诊见其面色青，双目布满血丝，彻夜不卧，烦躁，在病房四周行走不休，白日喜独自蜷卧，少言，少食，舌淡苔少，脉弦细。所服西药甚多，中药如磁朱丸、柏子养心丸、安神丸也屡服少效。盖失眠一证，无非邪正两端，寐本乎阴，神其所主，神安则寐。或邪袭，或营虚，阴阳失效，则神不安而不寐。此病人既已养阴精，又潜阳定志，缘何不效？细询之，方知其患病前，曾因着雨外感，自己大剂服葱姜红糖汤，得大汗，风寒得解，而不寐旋起，知其气血失和，心气馁虚，予桂枝甘草汤一料试服：桂枝12克，炙甘草9克，睡前服一煎。

次日晨8时，余查房，见病人正在酣睡，同室人谓其昨一夜安眠。9时半，病人找余问还可服否，遂嘱其再进两剂，以后经调理病愈出院。

［点评］门纯德老先生在本案后补充说：“仲景桂枝甘草汤，为发汗过多，心下悸之阳伤证设。汗为心液，伤心气则虚，桂枝、甘草，甘温相得，取法桂枝汤，但不用姜之辛散、枣之泥滞、芍之酸收，只用桂枝之温、甘草之甘，法在和阳，其效明显。此病人之烦躁，断非痰热，与心中烦，心下有水气而悸者迥异，需在辨证上注意鉴别。另忆1970年曾治陈某，患结核性胸膜炎，经抗结核治疗，其患大愈。只因体质日弱，动辄出汗，患不寐证，经治，屡不收效，后致每每入夜不瞑，坐以待旦，偶有小卧，双手冒心。证属心液受伤，心阳已弱，亦以桂枝甘草之小方，投石问路，三服而安，说明心液不足、营卫失调，必然升降失常，欲求阳和，总宜温甘。”

以上两个医案，第一个医案的症状和条文所讲的基本一致，而第二个医案则是病情的进一步发展了，是过汗亡阳，心阳受损引起的失眠重症，桂枝甘草汤虽然是小方，应用得当，也是能治大病的。

七、芍药甘草汤证

（一）芍药甘草汤证的病理与症状

芍药甘草汤证的病理是静脉血运不畅，血虚津伤。

【条文】

1. 阳脉浮，阴脉弱者，则血虚，血虚则筋急也。

2. 伤寒脉浮，自汗出，小便数，心烦，微恶寒，脚挛急，反与桂枝汤，欲攻其表，此误也。得之便厥，咽中干，烦躁，吐逆者，作甘草干姜汤与之，以复其阳。若厥愈，足温者，更作芍药甘草汤与之，其脚即伸。若胃气不和，谵语者，少与调胃承气汤。若重发汗，复加烧针者，四逆汤主之。

3. 问曰：证象阳旦，按法治之而增剧，厥逆，咽中干，两胫拘急而谵语？

师曰：夜半手足当温，两脚当伸，后如师言，何以知此？寸口脉浮而大，浮则为风，大则为虚，风则生微热，虚则两胫挛，病证象桂枝，因加附子参其间，增桂令汗出，附子温经，亡阳故也，厥逆咽中干，烦躁，阳明内结，谵语，烦乱，更饮甘草干姜汤，夜半阳气还，两足当热，胫尚微拘急，重与芍药甘草汤，尔乃胫伸，以承气汤，微溏，则止其谵语，故知病可愈。

【解读】

这里面虽然有3条条文，但实际上所讲的内容都是一样的，就是“血虚则筋急”“脚挛急……作芍药甘草汤与之，其脚即伸”。

前面讲过，芍药是活静脉血运及养营血的，而甘草则是补津液的，所以，芍药甘草汤证的病理就是静脉血运不畅、血虚津伤。

血运不畅、血虚津伤，它的症状表现是挛急、疼痛，所以，不管是脚挛急，还是身体其他各处的挛急、疼痛，包括因此所引发的各种症状，都可以用芍药甘草汤来治疗。

至于第2、3条条文，则是同一个病案的讲解与分析。

条文中，病人的脉象为阳浮阴弱，与桂枝汤证的阳浮阴弱脉象是一样的。对于病见桂枝汤证，又见脚挛急者，刘绍武先生认为，这就是芍药甘草汤证。脚挛急痛，病之所激，就会出现心烦汗出。汗出的时候，脉象就会出现浮弱；而汗出之后，病人又出现轻微恶寒，也就是恶风的症状。

脉阴阳皆弱，这种浮弱的脉象很容易被误认为是桂枝汤证的脉象，不仅如此，病人汗出之时，可能微有发热，再加上轻微恶寒，所以更容易被误认为是桂枝汤证，因此，第3条条文才会说“**证象阳旦，按法治之而增剧**”，第2条条文才会说“**反与桂枝汤，欲攻其表，此误也**”。因为病人是血虚津伤的芍药甘草汤证，可医生却用了温里解表的桂枝汤，所以，才引发了第2、第3条条文提到的一系列变化，当然了，那些变化也只是一种可能性而已。

（二）芍药甘草汤的药理与运用

芍药甘草汤的组成：

芍药31克，炙甘草31克。

芍药甘草汤只有两味药，就是芍药和甘草。

本方中，芍药、甘草两味药是等量的，但是，根据实验的研究结果，当白芍与甘草的比例为2 ∶ 1的时候，止痛效果最好。

因为芍药甘草汤活血补津，所以，举凡跌仆损伤导致的恶血瘀滞，以及其他种种静脉血运不畅所致之疼痛、痉挛，都可以用芍药甘草汤。前面讲过的方证中，治胸胁疼痛的四逆散、大柴胡汤，治腹中疼痛的桂枝汤、枳实芍药散、当归芍药散，治上焦喘咳的小青龙汤，治下焦小便不利的真武汤等，其中都包含了芍药甘草汤，其道理是一样的。

因为芍药甘草汤能活血生津止痛，所以临床应用非常广泛。在临床运用时，为了增强活血化瘀和止痛的效果，必要时，也可以增加助动脉血运的药物。病变轻的，可以加桂枝，如桂枝汤之类；病变重的，可以加附子，如芍药甘草附子汤；病变偏于人之上半身的，可加红花、香附；病变偏于腰腿的，可加牛膝、木瓜；近代外科手术后肠粘连疼痛难忍的，可以加威灵仙、归尾、桃仁、金银花、连翘、败酱草、红藤；肌肉挛急疼痛的三叉神经痛，可以加牡蛎、川芎、白芷、山萸肉；赤白痢，少腹绞痛重的，可以加枳实、薤白、柴胡。

《经方发挥》说："抽搐，属于伤津者，是由于种种原因造成的津液损耗，营血不足，筋脉失去其濡养而导致僵硬、强直、挛急、疼痛。此病多发于四肢，也可见于身体的其他部位。用芍药甘草汤治疗此病，往往可以彻底治愈。但如出现脉迟、手足冷，兼有阳虚证者，可以酌加一些姜、桂之品以助阳气，温筋脉。"又说："药物的用量，成年人炙甘草、芍药均需用到 40 ～ 50 克或以上，即使需要加别的药物时，也要突出甘草、芍药之量，量小效果不佳。"

《医学心悟》说："本方治腹痛如神，脉迟为寒，加干姜，脉洪为热，加黄连。"

门纯德老中医则常用此方治胃痉挛的疼痛，疼痛时四肢发冷，如果疼痛严重、难以忍受的，可加全蝎 3 克。

因为芍药能滋里通便，能促进肠的蠕动，所以，个人常用此方来治小儿因为便秘引起的阵发性里热腹痛，药煎成后兑入蜂蜜即可；疼痛严重的则加枳实，往往能一剂而愈。

（三）医案点评

案一:《经方实验录》

四嫂，11 月 13 日，足遇多行走时则肿痛，而色紫，始则右足，继乃痛及左足，天寒不可向火，见火则痛剧。故虽甚恶寒，必得耐冷。然天气过冷，则又痛。眠睡至凌晨，而肿痛止，至夜则痛如故。按历节病足亦肿，但肿常不退，今有时退者，非历节也。唯痛甚时筋挛，先用芍药甘草汤以舒筋。赤芍、白芍各一两，生甘草八钱。二剂愈。

［点评］本案中，病人脚痛的症状是"多行走时则肿痛""见火则痛剧""天气过冷，则又痛"以及"至夜则痛如故"，这些都是比较典型的血虚津伤疼痛。

案二:《中医临证家珍集要》

李某，女，3 岁，1988 年 3 月 14 日初诊。其父代诉，患儿 1 岁刚学走路时发现右足外翻，无扭伤史，随着生长发育，外翻愈加明显。诊见：站立时右足外翻 70°，走路颠簸不稳。检查：发育中等，右足跖骨和关节无异常，舌质正常，苔薄白，脉细。诊后难以处方。但病家疗病心切，恳求出方治疗，思《伤寒论》芍药甘草汤治“脚挛急”，即处此方嘱其一试。白芍 20 克，甘草 3 克，木瓜 6 克，水煎服，5 剂。4 月 8 日其父来告，上方服 5 剂后病情无明显变化，遵原方复取 5 剂。4 月 14 日三诊，足外翻程度较前减轻，再取 5 剂。4 月 20 日四诊，右足外翻已恢复如常，站立、行走一如常人。

[**点评**] 这种病在临床上也不少见，因为病的位置是在脚部，而脚又天天在用，如果没有及时治疗，大了就会变成残疾，所以，这个医案在临床上有非常大的参考价值。

案三:《临证实验录》

姬某，女，50 岁。曾病阴虚血崩，经余治愈。今尿频、尿急月余。稍有尿意急需临厕，略迟则失禁，尿时不痛，亦不灼，腰不痛，纳后化迟，大便一日一行。舌淡红，苔白微腻，脉弦细弱。腹诊：腹皮薄弱，无压痛，唯腹肌紧张耳。以脉症观之，此乃阴血不足，肝木失养，疏泄太过证也。治当柔肝缓急，《伤寒论》芍药甘草汤，首选方也。拟：芍药 15 克，甘草 15 克。二诊：尿频、尿急明显减轻，纳化仍差，于原方加鸡内金 10 克。3 剂。三诊：小便失禁之状，再未发生。病人惧病复发，求再服 3 剂。余欣然授之。

[**点评**] 本案中，病人尿急尿痛的原因是血虚津伤，并不是常见的下焦湿热的猪苓汤证、当归贝母苦参丸证。

案四:《伤寒一得》

昔师在长治行医时，有师兄马云亭者，一日出诊归来，偶问及所视何病？马曰:“南沟一崔姓油匠，患伤寒十余日，汗下之后，其病已愈。今忽复发，发热恶寒虽微，而自汗出，脉浮弱皆有，桂枝汤证俱，我已开桂枝汤矣。所可怪者，其人小腿肚抽筋，疼痛难当，抱腿翻滚，呻吟不绝，其烦痛之状殊属少见。”师遽曰:“误矣，此正《伤寒论》29 条之芍药甘草汤证，宜急往易之，若误服桂枝，恐生他变。”马顿悟，遂急往。至病家则药已撮就，整壶待煎。病家讶其自至。马曰:“向开之方，终未惬意，途中熟思，得一良方，今为汝易之，当大效。”遂改用芍药甘草各一两（约合今 37 克）。药后约 3 小时，痛止症除，其病若失，一帖即瘳。

[**点评**] 本案就是第 2、第 3 条条文的最好注解。

八、芍药甘草附子汤证

（一）芍药甘草附子汤证的病理与症状

芍药甘草附子汤证的病理是血虚津伤兼见表阳虚不固，是芍药甘草汤证的进一步发展。

【条文】

发汗，病不解，反恶寒者，虚故也，芍药甘草附子汤主之。

【解读】

条文说："发汗，病不解。"

这里面有两个问题：第一，为什么要发汗？第二，什么病不解？

因为在《伤寒论》中，这条条文是放在苓桂术甘汤证条文之后、茯苓四逆汤证条文之前的，与这两者都没有直接的联系，前后的文义也不连贯，所以，为什么要发汗？什么病不解？这两个问题就都说不清楚。

针对这个问题，个人认为，这条条文应该是在传抄的时候，把位置放错了，它的正确位置应该是在芍药甘草汤证条文之后，只有这样，文义才会通畅。

上面讲过，芍药甘草汤证在发病时，有的时候非常像桂枝汤证，关于这一点，芍药甘草汤证的两条条文和上面所举例的医案都可以证明了。也正是因为如此，临床时才会因为误判而使用桂枝汤，从而引发一系列的坏证。上面讲过，芍药甘草汤证的第 2、3 条条文就是因为误用桂枝汤而引发的一系列坏证，而且，那也只是其中的一种可能性，因为人的体质千差万异，疾病也是千变万化的。

本条所讲的，就是芍药甘草汤证误用桂枝汤后的另一种变化。因为病人是血虚津伤的芍药甘草汤证，除了类似桂枝汤证的症状之外，还有如脚挛急痛等其他血虚津伤症状。可是，因为医生不明所以，反而用桂枝汤温里攻表，导致病人血虚津伤的问题没有解决，反而因为汗出过多，出现了汗多亡阳的症状，所以，条文直接点明了，"反恶寒者，虚故也"。就是说，这是汗出过多导致的亡阳，所以，病人出现的恶寒，不是表病的恶寒，而是表阳阳虚不固，汗出过多亡阳的恶寒，这里的“反”字就是说明并强调了这一点。这样理解，整条条文的文义就非常清楚了。

《药征》说：“芍药甘草附子汤，其证不具也。为则按其章曰：发汗病不解，反恶寒，是恶寒者附子主之，而芍药甘草则无主证也。故此章之义，以芍药甘草汤脚挛急者，而随此恶寒，则此证始备也。”

（二）芍药甘草附子汤的药理与运用

芍药甘草附子汤的组成：

芍药 15 克，炙甘草 15 克，炮附子 5 克。

芍药甘草附子汤就是芍药甘草汤加附子。

芍药甘草附子汤证是建立在芍药甘草汤证的基础上，所以，如果病人有芍药甘草汤证，又有阳虚的症状，就可以用芍药甘草附子汤。本方的运用，主要有以下 6 个方面：

1.《方极》说：“芍药甘草附子汤，治芍药甘草汤证而恶寒者。”

这里面所说的，就是对条文意思的明确表达，是对条文的讲解。

2.《方机》说：“治汗后恶寒，又治脚挛急疼痛者。”

这里面所说的，也是对条文的讲解和运用。个人在临床上常用这个方子来治腓肠肌入夜即痛或遇火加剧者，也是建立在芍药甘草汤治脚挛急的基础上。

3.《类聚方广义》说：“治痼毒沉滞，四肢挛急难屈伸，或骨节疼痛，寒冷麻痹者。”

这里面说的也是芍药甘草汤证的进一步发展。

4.《类聚方广义》说：“此方加大黄，名芍药甘草附子大黄汤，治寒疝，腹中拘急，恶寒甚，腰脚挛痛，睾丸硬肿，二便不利者，奇效。”

这里面说的芍药甘草附子大黄汤其实是芍药甘草汤和大黄附子汤的合方，不过其中同样含有芍药甘草附子汤证。

5.《方函口诀》说：“此方不但治发汗后恶寒，又治芍药甘草汤而属于阴证者。又以草乌头代附子，妙治虫积痛。又活用于疝及痛风、鹤膝风等。由痛风而成鹤膝风者，以绵裹药包足，有效。凡下部之冷，专冷于腰者，宜苓姜术甘汤，专冷于脚者，宜此方。又用于湿毒后足大冷者，若有余毒，兼用伯州散。”

这里面所说的，也是芍药甘草附子汤证是芍药甘草汤证的进一步发展，是对相关运用的一种总结。

6.《张氏医通》说：“芍药甘草附子汤，治疮家发汗而成痉。”

前面讲过，“疮家”是指那些长期患有“痈疡”的病人，这类病人因为长期患病，营血和津液都是亏损严重的，当然不能再用发汗的方法治疗了，因为本来就血虚津亏，若再发汗就会出现身体痉挛的病证。“疮家”的病理是血虚津伤，也是芍药甘草汤证的内容之一。疮家发汗，汗多亡阳，所以，就会出现身体痉挛的病证，这就是《张氏医通》中说的“发汗成痉”。

除了上面的这些运用之外，因为附子能强心促动脉血运，白芍活静脉血运而消散静脉瘀血，所以，本方还能活血止痛消肿。凡是因为气血瘀积而痛的，就能用本方。个人常用此方治脚扭伤，以及因跌仆引起的肌体局部青紫瘀肿，甚至是经久不消的瘀肿，常常数剂而愈，相当神奇。

（三）医案点评

案:《临证实验录》

许某，女，65岁，住城内周家巷。暑天大热，饮冷过多，病头痛发热（体温39℃）。自服APC 4片，致大汗淋漓，热虽解，而汗出不止，神疲乏力。因循迁延20余日始找予就诊。病人面色萎黄，倦怠头晕，汗出如泉，拭之复涌。身不热，体不痛，畏寒，唇冷若冰霜，手足不温，胃纳呆钝，口渴欲饮，二便如常。舌淡红润，脉沉细略数。综观此病，既非太阳中风证，亦非太阳少阴两感证，有似太阳病漏下不止之桂枝加附子汤证，其实亦非。乃汗多伤阴，阴损及阳之芍药甘草附子证也。拟：白芍10克，附子10克，炙甘草10克。1剂症减，2剂痊愈。

按：发热、汗出、恶风、脉象浮缓，为太阳病中风营卫不和也；太阳少阴两感证，以脉微细、但欲寐、无汗恶寒为主症，绝无汗出不止、口渴思饮；桂枝加附子汤证，为太阳病，过汗后，遂漏不止，表邪未解而阳气已伤。三证异于本证，皆有表邪也。本案为过汗后表邪已解，阳气不固、津液大伤之阴阳两虚证，故遵《伤寒论》“发汗后恶寒者，虚故也，芍药甘草附子汤主之”之旨，用之果验。

[**点评**] 本案中，病人汗出不止，这是阳虚不固的表现，所以，附子是肯定要用的，这里面，最相近的就是桂枝加附子汤证，但是病人热已解，已经没有表证，所以，就是芍药甘草附子汤证。

九、黄芪桂枝五物汤证

（一）黄芪桂枝五物汤证的病理与症状

黄芪桂枝五物汤证的病理是阴阳两虚、血虚津伤所致的血痹不通。

【条文】

1. 问曰：血痹病从何得之？

师曰：夫尊荣人，骨弱肌肤盛，重因疲劳汗出，卧不时动摇，加被微风，遂得之。但以脉自微涩，在寸口、关上小紧，宜针引阳气，令脉和，紧去则愈。

2. 血痹，阴阳俱微，寸口关上微，尺中小紧，外证身体不仁，如风痹状，黄芪桂枝五物汤主之。

【解读】

第1条说，“血痹”是一种病，它是“骨弱肌肤盛”的“尊荣人”容易得的病。

所谓“骨弱肌肤盛”，就是现在常说的“虚胖”，这种人因为平时养尊处优，缺乏锻炼，所以，多属于胃肠虚寒兼表虚。也就是说，本病的病理基础就是桂枝汤证。这种人如果受到风寒的侵袭，就有可能出现局部血瘀不通，因为血与津不能营养肌肉、神经，就出现局部肌肤的麻木不仁，或兼有酸痛，或有蚁行之感，天气寒冷或夜则加重，稍加运动则可减轻，这就是第2条说的“外证身体不仁，如风痹状”。

这种血痹病是由阳虚不足、血瘀不行引起的，和桂枝附子去桂加白术汤（术附汤）证、真武汤证是有区别的。

桂枝附子去桂加白术汤（术附汤）证和真武汤证，病人也有可能出现局部肌肤麻木不仁、酸痛等症状，但那是寒湿水气积于肌腠引起的。而这里所讲的血痹病，则是阳虚不足、血瘀不行引起的。所以临证时，不要一听到病人出现局部肌肤麻木不仁，就印定耳目，认为是黄芪桂枝五物汤证或是桂枝附子去桂加白术汤（术附汤）证或真武汤证，还是要仔细辨证的。

另外，第 2 条说“如风痹状”。这里的“风痹”，就是前面讲过的续命汤证。

（二）黄芪桂枝五物汤的药理与运用

黄芪桂枝五物汤的组成：

黄芪 15 克，桂枝 15 克，芍药 15 克，生姜 30 克，大枣 4 枚。

黄芪桂枝五物汤就是桂枝汤减去甘草，增加生姜的用量，再加上黄芪而成。它和桂枝汤加生姜、黄芪其实并没有多大区别。

这里面，增加生姜的用量，目的是既温里又走表，增加黄芪的目的是既补气血又能固表，从而增强温里解表的功效。临床运用时，为了增强效果，血虚可加当归，寒重可加附子，下肢痛的可加牛膝，筋软的可加木瓜。

本方除了用于血痹病，个人也常用本方合张锡纯的活络灵丹治“五十肩”，也取得了非常好的效果。

（三）医案点评

案一：《王修善临证笔记》

一人四十余，患右臂及从肩膀到手指麻木而痛，恶寒脉微，属周痹，以加味黄芪五物汤 5 剂而愈。生黄芪 15 克，桂枝、白芍、片姜黄、生姜各 6 克，木瓜 3 克，附子、红花各 2 克，大枣 2 枚为引。水煎服。

［**点评**］本案中，就是用黄芪桂枝五物汤来治“五十肩”的。

案二：《张了然医话医案选》

周某，女，52 岁，瓷业工人。右侧下腿麻木不仁，步行困难，得病经年，经服西药并进行针灸，不得取效。近来两手指亦麻，尤以小指头麻痹较甚，每遇寒冷则加剧，得温暖则缓解。检视其西医诊断提出雷诺病。舌质淡白，苔薄白润。脉细而带涩。揆证论法，当按血痹论治。仿仲景黄芪桂枝五物汤为主方。炙黄芪 12 克，炒桂枝 9 克，炒白芍 9 克，全当归 9 克，鸡血藤 12 克，淫羊藿 12 克，生晒参 9 克，生姜 5 片，大枣 5 枚。以酒为引（适量）。6 剂。日服 2 剂。再诊：麻木大减，步行较灵活，舌象如前，脉细而不涩，唯自觉出现心跳，此为气血未充之故。原方进步。炙黄芪 12 克，全当归 9 克，野祁术 9 克，炒白芍 9 克，生晒参 9 克，川桂枝 3 克，鸡血藤 12 克，生姜 3 片，大枣 4 枚，炙甘草 3 克。6 剂，每日 1 剂。归脾丸 12 克（分吞），水煎内服。三诊：麻木消失，余症亦除，活动自如，嘱服全鹿丸以培本善后。

按：血痹为病，由于营卫之气不足，卫外功能不固，故不胜寒冷。黄坤载说："血痹者，血闭痹而不引也。"气为血之帅，气行则血引。方中黄芪配桂枝益气通阳，加入当归、鸡血藤，又可养血活血，芍药敛阴和血而缓解痉挛。使阳气得复，四末得以温煦，麻木自愈。继拟健脾温肾以善后，从根本治之，肾为阳气之本，脾为生血之源，本固则枝荣。

［**点评**］黄芪桂枝五物汤治疗肌体局部的麻木不仁，其使用标准就是条文说的"骨弱肌肤盛"之人，此种人多心宽体胖，表虚易汗。

十、头风摩散证

（一）头风摩散证的病理与症状

头风摩散证的病理是阴阳两虚、血瘀不行，就是说，它的病理和黄芪桂枝五物汤证的病理一样，一个是内服方剂，另一个是外用方剂。

在《金匮要略》中，头风摩散有方无证，那么，头风是什么呢？

《三因方》说："（本方）治因沐头中风，多汗恶风。当先风一日而病甚，头痛不可以出，至日则少愈，名曰首风。"

从这段文字记载可以知道，头风也叫首风，它的病因是"沐头中风"，就是说在洗头的时候，受到风寒的侵袭，从而出现头痛、多汗、恶风等症状；而"当先风一日而病甚，头痛不可以出，至日则少愈"则是说，天气要变化的时候，即天起风变冷之前，头就先痛了，而到了日中天气暖和的时候，头痛就会相对好一点。所以，头风和风寒痹一样，也是头皮血瘀不行，头部会因为天气变冷而出现疼痛，这也是常说的"不通则痛"，血瘀不行，肌肉得不到血与津液的濡润，所以，也可能出现局部麻木不仁、酸痛之症状。

推而广之，不仅是头部，身体其他部位也可能出现同样的问题，因此头风摩散是针对黄芪桂枝五物汤证的外用药剂。

（二）头风摩散的药理与运用

头风摩散的组成：

炮附子 20 克，盐 20 克。

方后注：为散，沐了，以 6 ～ 9 克，已摩疾上，令药力行。

头风摩散是由附子和盐两味药组成的。

这里面，附子能温阳行血、散寒止痛，盐能渗透经络、走血镇痛，又能祛热去皮肤风毒，所以，该方不仅对头部病变有用，凡身体各处因血瘀不行所致的顽麻疼痛者，都可以用。

方中的盐，可以用青盐，也可以用普通的食盐，临床运用时，也经常用食醋代替。不仅如此，本方应用时可以适当加入细辛、白芥子之类的药物。

（三）医案点评

案一：侯恒太先生医案（《河南中医》1988 年）

王某，男，56 岁。中风后偏瘫两年余，经治疗后肢体功能恢复，但左侧头皮经常麻木，曾用补气活血通络方无效，改为头风摩散外用：附子 30 克，青盐 30 克，共研极细末。嘱剪短头发，先用热水浴头或毛巾热敷局部，然后置药于手心在患部反复搓摩，5 分钟后，局部肌肤有热辣疼痛感，继续搓摩少顷，辣痛感消失，仅感局部发热。共用 3 次，头皮麻木疼痛消失，未再发作。

[**点评**] 本案中，对于头风摩散的运用就是上面所讲的内容。

案二：《经方随证应用法》

武简侯曾用此方治一头痛畏风，由冬日外出，头不着帽，归家身冷而发作者，予以此方摩二三次即已。

[**点评**] 本案单用苍耳子煎服也有效。

第五十讲　桂枝汤变证之里阳虚

本讲是桂枝汤证变证的第二种类型，就是里阳虚的类型。

一、里阳虚的病理与症状

里阳虚的病理是血运不畅、胃肠虚寒。

【条文】

1. 中寒家，喜欠，其人清涕出，发热色和者，善嚏。

2. 中寒，其人下利，以里虚也，欲嚏不能，此人肚中寒。

【解读】

这里说的“中寒”，就是血运不畅、胃肠虚寒。

“中寒”的病理与症状，前面已经详细讲解过了，这里不再重复。

前面讲过，桂枝汤证的病理是中寒而表阳虚，上一讲是病人出现了桂枝汤证，同时表阳虚严重；本讲刚好相反，讲的是桂枝汤证的另一种变证，就是病人出现桂枝汤证，同时见里阳虚严重。

二、当归四逆汤证和当归四逆加吴茱萸生姜汤证

（一）当归四逆汤证和当归四逆加吴茱萸生姜汤证的病理与症状

当归四逆汤证和当归四逆加吴茱萸生姜汤证的病理是胃肠虚寒、血运不畅，是属于血虚水瘀，是桂枝汤证偏于里阳虚，也是黄芪桂枝五物汤证的

反面。

【条文】

1. 手足厥寒，脉细欲绝者，当归四逆汤主之。其人内有久寒者，宜当归四逆加吴茱萸生姜汤主之。

2. 下利，脉大者，虚也，以其强下之故也，设脉浮革，固尔肠鸣者，属当归四逆汤主之。

【解读】

第1条首句说症状是“手足厥寒，脉细欲绝”。

出现“手足厥寒”最大的原因就是手足是身体之末。当人体气血不足、无法温煦手足时，就会出现四肢厥冷，原因就是胃肠虚寒，像桂枝汤证，病人就是经常性手足不温，或是到了冬天就手足冰冷、长冻疮。理解了这一点，当归四逆汤证的病理就基本清楚了。

第1条第2句的“其人内有久寒者”，说的是当归四逆汤证的进一步发展，就是胃肠虚寒严重的吴茱萸汤证。

第2条说“下利”和“肠鸣”，并且强调“虚也”，其原因就是“以其强下之故也”。就是说，病不当下而用苦寒之药攻下，导致胃肠虚寒，出现下利和肠鸣等症状。除了下利、肠鸣，其他的如腹部寒冷而痛（冷结关元）、寒疝腹痛、虚寒性痛经、夹寒下利、冻疮、肢体麻木、血虚发热、血虚发痒等同样可能出现。

（二）当归四逆汤和当归四逆加吴萸茱生姜汤的药理与运用

当归四逆汤和当归四逆加吴萸茱生姜汤的组成：

当归四逆汤方：

当归15克，桂枝15克，白芍15克，大枣8枚，炙甘草10克，细辛15克，通草10克。

当归四逆加吴茱萸生姜汤方：

当归15克，桂枝15克，白芍15克，大枣8枚，炙甘草10克，细辛15克，通草10克，吴茱萸20克，生姜24克。

方后注：以水六升，清酒六升，和煮取五升，去渣，温分五服。

当归四逆汤和当归四逆加吴茱萸生姜汤都是桂枝汤加味，桂枝不足，就助之以当归，并用清酒煎药以助血运，同时，当归补血虚的效果较好，如果阳虚更严重，也可加附子；血运不畅，血不利则为水，所以，加细辛、通草；如果胃肠虚寒更为严重，就加吴茱萸、生姜，即合吴茱萸汤。

当归四逆汤和当归四逆加吴茱萸生姜汤主要用于腹部寒冷而痛（冷结关元）、寒疝腹痛、虚寒性痛经、夹寒下利、冻疮、肢体麻木、血虚发热、血虚发痒等病。

《经方临证指南》说："本方在临床上可用来治疗妇女经期受寒的痛经、寒疝腹痛、寒痹关节疼痛、较严重的冻疮疼痛、血栓闭塞性脉管炎及雷诺综合征而见有肢端厥冷、麻木疼痛，以及头目牵引疼痛等。凡属血虚有寒，或厥或痛，皆可选用，常能获得满意的疗效。"

《餐英馆疗治杂话》说："一切少腹痛证有效，《卫生宝鉴》当归四逆汤类，应用附子，对顽固之疝痛有效，又对头痛、脑门冷、背恶寒证有奇验，引为谦斋之要诀也。厥阴之头痛乃颠顶痛，牵制头痛而手足冷，此方有效，其他头痛则无效。"又说："此方证以热手按腹部时，则发蛙鸣声，又病人自觉腹中或左或右有冷处，或自腰至股处，或者从躯体向左足有冷感者，为用此方之标准。此等症有经历 5 年、10 年，久而不愈者，时发时止，数年之疾病，虽形体起居不衰，已难操业谋生矣。"

当归四逆汤除了用于胃肠虚寒、血运不畅引起的腹痛、痛经、冻疮，还可用于血运不畅引发的肢体麻木、血瘀发热、血虚发痒等病。

1. 肢体麻木

黄芪桂枝五物汤和当归四逆汤都可以治肢体麻木，只是黄芪桂枝五物汤证偏于表阳虚，所以在桂枝汤的基础上减掉了甘草，增加了生姜的用量，又加入黄芪；当归四逆汤证则偏于里阳虚，所以，就减去生姜，加当归、细辛、通草。对于黄芪桂枝五物汤证来说，生姜是走表的，黄芪是补气固表的；对于当归四逆汤证而言，当归和细辛、通草是活血利水的。这样一比较就非常清楚了。

汪承恩先生说："产后六七日或一个月内，产妇外感风邪而致手足麻木，难以屈伸，或僵麻时作，不能动弹，甚则周身疼痛。此风寒乘虚侵入血脉，血虚寒凝所致，非平常解表之法所能胜任，余常用此方（当归四逆汤）一二剂即可获效。”

汪承恩先生所说的就是病人出现桂枝汤证偏于里阳虚的情形，产妇的病理特点是血虚津伤，就是说，有桂枝汤证的表证，同时出现了里阳虚、血不濡筋的情况。

《名方广用》说：“素日气虚血虚，血行不畅，上肢或下肢麻木，证属血痹。若针灸不效者，可与当归四逆汤治之。”

门纯德先生直接说当归四逆汤能治“血痹”，前面讲过，黄芪桂枝五物汤也可以治“血痹”，这样一对比更清楚了。

2. 血瘀发热

临床所见，有一种发热是血瘀发热，这种发热的特点是午后至夜间定时发热，它是血运不畅、血瘀不行引起的。因为桂枝汤和当归四逆汤都能活血祛瘀，所以都能治定时发热。

3. 血虚发痒

四肢在人体的最末端，所以最容易缺血，当人体胃肠虚寒、血运不畅时，就会出现四肢厥冷。缺血加上血运不畅，手足的末端就会出现苍白青紫、寒麻刺痛而痒、生冻疮甚或溃烂；也有可能出现下肢静脉曲张或两脚发胀，或天气一冷即全身发痒；或天气一暖就双手流汗不止。这些都是血液循环不畅、血流缓慢和血虚不足引起的，当归四逆汤能治这些病，这和桂枝汤能治冻疮的原理一样。

除了以上的那些应用，当归四逆汤加百合还可以治阴阳易。

【条文】

伤寒阴阳易之为病，其人身体重，少气，少腹里急，或引阴中拘挛，热上冲胸，头重不欲举，眼中生花，膝胫拘急者，烧裩散主之。

方后注：小便即利，阴头微肿，此为愈矣。

【解读】

条文中的“阴阳”是指男女，在这里有男女房事的意思；“易”就是变易、转换，“伤寒”是指受风寒所袭。所以，“伤寒阴阳易”的意思，就是病人在房事过程中，受风寒所袭，出现感冒病的转易，即患上和配偶一样的感冒病。

病人出现的症状是“身体重，少气”“热上冲胸”“头重不欲举”，以及“少腹里急，或引阴中拘挛”“膝胫拘急”“眼中生花”两组症状。

这里面，第一组“身体重，少气”“热上冲胸”“头重不欲举”是体内有水湿、水运不畅。第二组症状中，“少腹里急，或引阴中拘挛”“膝胫拘急”是典型的里寒血虚，“眼中生花”就是常说的眼冒金星，也是典型的气血虚。所以，阴阳易的病理就是血虚津伤的人受到风寒所袭，出现里则阴寒严重，外则有感冒症状的当归四逆汤证。

这里面，首先，病理是血虚津伤，也就是中寒家，这一点和产妇的病理是一致；其次，受风寒所袭，就是感冒。普通中寒家的感冒是桂枝汤证，里阳更虚，中寒更甚的，就是当归四逆汤证。而之所以要加百合，是因为百合既能清热生津，又能活血运水运。当归四逆汤能活血补血利水，所以方后注说“小便即利”。因此“阴阳易”就是气血虚衰之人和患有外感病的配偶房劳过度，在房事过程受风寒而得的一种病，并不是某些医家所说的是一种神奇病。

（三）医案点评

案一:《岳美中医案集》

赵某，男性，30余岁，滦县人。1946年严冬之季，天降大雪，当时国民党军队以清乡为名，大肆骚扰，当地居民被迫逃亡，流离失所，栖身无处，死亡甚多。赵南奔至渤海芦丛中，风雪交加，冻仆于地，爬行数里，偃卧于地待毙，邻近人发现后，抬回村中，其状亟危，结合病情，以其手足厥逆，卧难转侧，遂急投仲景当归四逆汤：当归9克，桂枝9克，芍药9克，细辛3克，木通3克，炙甘草6克，大枣2枚。嘱连服数剂，以厥回体温为度，4剂药后，遍身起大紫疱如核桃，数日后即能转动，月余而大愈。

[**点评**] 本案中，病人是典型的冻伤，属于里外皆寒的情况，当归四逆汤能活全身的血运、水运，所以是对证的方药。

案二:《治验回忆录》

魏妇，45岁，邮亭圩人。1958年冬，天气严寒，日在田间劳作，汗出解衣，因而受寒。归家即觉不适，晚餐未竟便睡，极畏寒，夜半抖颤不已，双被不温，旋现肢厥，屈伸不利，少腹拘痛，恶心欲呕，半时许，阴户出现收缩，拘紧内引，小便时出，汗出如洗，自觉阴户空洞，时有冷气冲出，不安之至。清晨，夫来迎诊，切脉细微，舌苔白润，身倦身疲，言食如常，余症若上述。据此辨证，病属虚寒，由于肝肾亏损，遽被贼风侵袭，气血寒凝，经络拘急，颇类三阴直中之象；又其证所患部位，与男子缩阴证同，治法谅也无异。不过俗传妇人缩阴多指乳房缩入，至于阴户抽搐牵引则少见也。其治，当以温经祛寒为法，因投以当归四逆加吴茱萸生姜汤，祛风寒，温肝肾，经血得养，其病自已。该汤日进三大剂，遂告全安，未另服药。

[点评] 本案中，疾病是外受风寒袭而引发的，症状和阴阳易非常相似，病理也是一样的。

案三:《长江医话》

1958年，曾遇一妇人，双手脱皮，手指及手掌、手背似剥皮之兔肉，其色鲜红，微痛无肿不痒，罹疾5个月，衣着梳妆不能自理。时遇炎夏，水不可触，痛苦难言，四方求医，中西两法，针药俱进，内外同施，莫能奏效。参阅原方，有清热泻火之剂，有凉血解表之方，或投以清热祛湿之药，或外用杀虫之膏，凡此种种，立法之广，方药之众，何以罔效？慎思之，投药不应，别有其因，必伏其所主，先其所因。详询其情，谓身无他疾，唯素体弱多寒，近两年每次行经量多色淡，切其脉细而肢凉。至此，其因昭然：病人虽双手红而不肿，非毒所伤；疼而不痒，非虫所致；肢凉不热，非热邪所羁。药之与症，犹水火之难容，焉能收效？此乃因阳气不足，经多血虚，血不养肢，四肢为诸阳之本，阳气不足，不能温养四末。法当温经、养血、通脉，当归四逆汤加阿胶主之。方中桂枝、细辛、木通温经通脉；桂枝、芍药、甘草、生姜、大枣调和营卫，营卫和而血脉通、阳气畅；阿胶为血肉有情之品，合当归补血和营。用上法两旬，病人瘥之七八，后辄细辛，为时一月而痊愈。

[点评] 本案中，病人体弱多寒、经行量多而淡，这是里寒的表现；而脉细而肢凉、双手脱皮则是血运不达四肢肌表的表现。另外，这个方子的加减，又有点温经汤的意味在里面。

三、温经汤证

（一）温经汤证的病理与症状

温经汤证的病理是胃肠虚寒，血运不畅，属于阳虚兼血虚血瘀。

它也是桂枝汤证偏于里阳虚，和当归四逆汤证相比，当归四逆汤证属于血虚水郁的，而温经汤证则属于血虚血瘀。

【条文】

问曰：妇人年五十所，病下利数十日不止，暮即发热，少腹里急，腹满，手掌烦热，唇口干燥，何也？

师曰：此病属带下，何以故？曾经半产，瘀血在少腹不去，何以知之？其证唇口干燥，故知之，当以温经汤主之。

【解读】

这里面，条文中“妇人年五十所”是指妇女到了绝经的年龄，“五十所”就是“五十许”，是五十多岁的意思；而“暮即发热”和“手掌烦热，唇口干燥”则是典型的血瘀发热，也是温经汤证的辨证要点之一；“少腹里急，腹满”则是典型的胃肠虚寒而出现的腹痛、腹胀。

条文所说的“病下利数十日不止”，与前后文义有点对不上。如果单从胃肠虚寒的病理出发，出现下利是正常的，不过，这句话放在“妇人年五十所”这个前提条件之后，就有点讲不通了，因为“妇人年五十所”有个特指，就是说病人处于绝经期，绝经期妇女出现最多的情况就是乱经，经血淋漓不尽，或者像方后注所说的“亦主妇人少腹寒，久不受胎，兼取崩中去血，或月水来过多，及至期不来”，这些情况都是可能存在的，因此，《医宗金鉴》中认为，这里的“下利”应该是“下血”之误。

《医宗金鉴》说：“妇人年已五十，冲任皆虚，天癸当竭，地道不通矣。今下血数十日不止，宿瘀下也。五心烦热，阴血虚也。唇口干燥，任冲血伤，不上荣也。少腹急满，胞中有寒，瘀不行也。此皆曾经半产崩中，新血难生，瘀血未尽，风寒客于胞中，为带下，为崩中，为经水愆期，为胞寒不孕。均用温经汤主之者，以此方去瘀生新，暖子宫，补冲任也。”

《医宗金鉴》的这段话，就直指“**下利**”是“**下血**”之误。不过，因为病人是胃肠虚寒，上面讲过，温经汤证是桂枝汤证属于里阳虚者，所以，这种病理状况下，病人下利数十日不止也是有可能的，所以，《金匮要略心典》就认为这里的“下利”并没有错。

《金匮要略心典》说：“妇人年五十所，天癸已断而病下利，似非经所致矣；不知少腹旧有积血，欲行未得遽行，欲止不能竟止，于是下利窘急，致数十日不止。暮即发热者，血结在阴，阳气至暮不能入于阴，而反浮于外也。少腹里急，腹满者，血积不行，亦阴过寒在下也。手掌烦热，病在阴，掌亦阴也。唇口干燥，血内瘀者，不外荣也。此为瘀血作利，不必治利，但去其瘀而利自止。吴茱萸、桂枝、丹皮入血散寒而行其瘀；芎、归、芍药、麦门冬、阿胶以生新血；人参、甘草、姜、夏以正脾气。盖瘀久者，营必衰，下多者，脾必伤也。”

《金匮要略心典》这段话指出这里所说的“**下利**”并没有错。

验于临床，“**下利**”和“**下血**”都是可能出现的，因为根据上面的讲解分析，这两种症状都有其病理依据。

《金匮要略汤证论治》说：“本方（温经汤）为妇科调经之总方，亦主妇人少腹寒，久不受孕，崩淋，对于老年妇女因血虚瘀血所致之下利不止，用之也颇效。”

《金匮要略汤证论治》的这段话，也直接说明温经汤对“**下利**”和“**下血**”都有效。

个人认为，“**下利**”和“**下血**”这两种情况，从病理原因来看，都是存在的，温经汤也是对症的方药，但是，如果放在条文特有的前提条件下，就是说，“**病下利数十日不止**”是放在“**妇人年五十所**”这个特定条件下的，妇女这个时期是处于乱经时期，所以，“**下血**”的提法应该更准确一点。

如果把温经汤证的症状和当归四逆汤证的症状对比一下，就会发现这两者是非常相近的，只是当归四逆汤证更多表现为血运、水运不畅，而温经汤证则表现为血运不畅兼见血虚、血瘀而已。

（二）温经汤的药理与运用

温经汤的组成：

桂枝10克，当归10克，川芎10克，芍药10克，牡丹皮10克，人参10克，吴茱萸15克，半夏21克，生姜10克，麦冬30克，阿胶10克，甘草10克。

方后注：亦主妇人少腹寒，久不受胎，兼取崩中去血，或月水来过多，及至期不来。

温经汤和当归四逆加吴茱萸生姜汤的方子组成差别并不是特别大。当归四逆加吴茱萸生姜汤证因为兼有水郁，所以，方子中有细辛和通草；而温经汤证因为是血虚血瘀，血虚就加了阿胶，血瘀就加了川芎、牡丹皮；血虚血瘀就会出现伤津，所以，又加了人参、麦冬。所以，温经汤同样可以看成桂枝汤加味。桂枝不足，就加当归、川芎；芍药不足，就加牡丹皮；生姜不足，就加半夏、吴茱萸；大枣不足，就加麦冬；甘草不足，又有血虚，就加人参、阿胶。

温经汤也可以看成是桂枝汤和四物汤、吴茱萸汤三个方子的合方，桂枝汤是温胃肠的，吴茱萸汤是治内有久寒，即胃寒严重的，而四物汤则是补血活血的，这里面，血瘀血虚的主药是阿胶，津伤的主药是麦冬。

另外，本方中麦冬的用量是30克，在整个方子中是用量最重的。它和阿胶是针对瘀血津伤而出现"唇口干燥"这个症状的，因为温经汤证有一个特点就是口渴喜饮且饮不解渴，病人经常杯不离手，所以麦冬和阿胶都是方子的主药之一。

《经方临证指南》说："根据临床经验，凡用温经汤必须重用麦冬以滋肺胃之津液，又能通心脉而养营血，同时，还能监制吴茱萸、桂枝等温燥而避免耗阴，可以减少服药后引起的头晕、咽干、心烦等副作用。"

刘渡舟先生说："温经汤集温、润药物于一体，能阴阳兼顾，有两方面的治疗作用：一是温经散经，属气煦为阳的一面；二是滋阴养血，属血濡为阴的一面。能使寒者温而燥者润，瘀者行而下者断，务使气血温和，冲任得养，肝胆得润为制方宗旨。所以，本方治疗妇女冲任虚损，月经不调，或经多不断，或崩中下血，以及半产漏下，瘀血停留，少腹急痛，手掌烦热，唇口干燥，久不受孕等证，都有较好的疗效。”

陈伯涛先生说：“此证当是年属七七，适逢更年期月经不调，乃至崩漏下血，古人泛指腰带以下妇科疾患为带下病，非近世所谓赤白带下之意。温经汤治冲任虚损，月事不调，虚中夹实之候，所以温养气血，调摄冲任，治病求本，颇有卓效。”

曹颖甫先生说：“此为调经之总方，凡久不受胎，经来先期后期，或经行腹痛，或见紫黑，或淡如黄浊之水，施治无不愈者，尝治十年不孕之妇，服此得子者六七家，此其成效也。”

近代有学者认为，本方能参与调节神经及内分泌系统，调节子宫血液循环及子宫功能等多个环节，既能治月水来过多，又能治至期不来，具有双向调整作用，因此，多用来治疗更年期功能性子宫出血。

现代药理研究也表明，本方具有促进性腺激素对催乳素释放激素的敏感性，促进性成熟，促进排卵，提高机体功能，改善子宫血液循环，调整内分泌等功能，也有学者认为，本方是“子宫发育促进剂”“子宫功能衰弱振奋剂”。所以，本方也有“主妇人少腹寒，久不受胎”的功效，临床也常用本方加鹿角胶来治疗少女闭经、经少及不孕证。

《豫章医粹》说：“妇女调经种子，古方流传甚多，然用之确有特效者，在他（傅再希）的经验中认为以温经汤为第一，其方载《金匮要略》中，医者皆知，方下原有“亦主妇人少腹寒，久不受胎”之语，可见上经方不仅能温暖子脏，亦为治疗不孕而设，尤其用药法度，多非后人思议所能及，故一般医家都不十分相信，偶然使用，妄以己意加减，如桂枝改用肉桂，阿胶用蛤粉炒珠等，且又缺乏信心守方，自然不能达到疗效，甚或有些所谓叶派医家，视此等方如砒鸠，更不足与言矣。傅老用此方，曾得其师口传，谆嘱不可妄自加减，必须等经水来时服，三四剂后，经将即止，以后每月皆如此煎服。假如经水不来，则多已受孕，不必再服，听其自然发育生产，亦不宜轻易做内诊检查，以免手法粗糙导致流产。他遵师嘱用此方，每每获效，在故里颇有名望，屡有特为求子从外地来就诊者。傅老认为，用此方时中药味数虽不可变更，而分量可稍为加减，他所用的分量如下：泡吴萸 3 ～ 8 克，党参 10 克，桂枝尖 6 克，阿胶 10 克（烊化），姜半夏 10 克，麦冬 12 克，当归 10 克，川芎 6 克，白芍10克，牡丹皮6克，甘草6克，生姜3片。吴萸必须用贵州出产者，紧小，略带青绿色，味略苦，不甚辛辣，他处出产者，多带辣味而不适用；半夏必须姜制，法制半夏无用；桂枝须用尖，嚼之有肉桂气味，桂枝木无用，药味既真，效验自更确切。”

（三）医案点评

案一：张谷才先生医案（《辽宁中医杂志》1990年）

黄某，女，52岁。年过大衍，天癸应去而不去。今年来，经行淋漓不尽，少则10天，多则20多天，这次经来1个月未止。有认为血热而用固经丸，有认为血虚而用胶艾汤，有认为脾虚而用归脾汤。诸药不能止，怀疑肿瘤，经妇科检查，诊断为子宫出血。宜服中药治疗，因来门诊求治。望其面色红润，形体丰满；问其证，经来32天，淋漓不尽，色暗紫，有时夹有血块，腹中隐痛拘急不舒；脉来迟滞不利，舌中有紫斑。病瘀血内阻聚作用，欲行不畅，非血热虚寒引起，故用清热、收涩、补虚诸法治疗无效。治当活血化瘀，但年纪将老，气血渐衰，不任攻破。信《金匮》温经汤法。因为血瘀遇热则行，遇冷则凝，故用温经汤以行其瘀。处方：吴萸5克，桂枝8克，当归、阿胶（水化服）、白芍各10克，桃仁5克，红花5克，党参10克，甘草5克，艾叶5克。嘱服药3剂。说明药后漏血可能会更多，切勿惊怕。因为瘀血必须排泄，瘀尽血自止。药后果然出血比前时多，并有血块，乃瘀血外泄佳象。遂按前方去桃仁、红花，再服3剂。漏下停止，腹痛方解。后用八珍汤调理。下次月经来，预服温经汤2剂，3日经尽。以后月经渐少而断，病告痊愈。

［点评］本案中，病人经来32天，淋漓不尽，色暗紫，有时夹有血块，腹中隐痛拘急不舒；脉来迟滞不利，舌中有紫斑，这就是典型的瘀血不行症状。温经汤能温里行瘀，所以是对证的方药。

案二:《湖北中医医案选集》

陈某，28岁。患痛经多年，经期先后无定，色黯有块，又兼久有胃病。切其脉弦细而涩，其面色甚为憔悴，又瘦又黄，食欲减少。乃就平日习用之温经汤作三剂试之。越三日，适经水来而腹不痛，妇甚为异，又延予治，得与原方改党参为红参服三剂，而胃病亦不发。予仍以原方嘱每月经来时服一剂。年终来信鸣谢，并告已生一男矣。

［**点评**］本案中，病人胃肠虚寒的症状非常明显，加上痛经，这就是里阳虚有瘀的表现，因为胃肠寒严重，所以，人参改用红参。另外，服用温经汤之后，病人顺利怀孕，也证明了傅再希老先生所说，温经汤有调经助孕的功效。

案三：邵文虎先生医案（《天津中医》1991年）

病人32岁。结婚5年未孕，婚后经期日趋错后，妇科检查“子宫小”。用性激素治疗未效。现已6个月未潮，焦思忧虑，饮食日减，精神萎靡，面色枯白，舌淡嫩无苔，脉沉细。证属先天肾气不足，继发心脾亏损，胞虚经闭。治以温肾养心健脾，用大温经汤加减。连服30剂，经水来潮，经量亦趋增加，饮食日增。2个月后经闭，经妇科检查，已然怀孕。

［**点评**］本案中，病人经期日趋错后，这是比较典型的里虚寒表现，温经汤温里调经助孕，所以能获效。

当归四逆汤证和温经汤证都属于桂枝汤证偏于里阳虚。下面讲的则是比较纯粹的里阳虚情形，这里面同样分为两种：一种偏于阳虚，即以虚寒为主，如白术散证、赤丸证；另一种是偏于阴虚，即以血虚不足为主，如当归生姜羊肉汤证、芎归胶艾汤证、当归芍药散证和当归散证。

四、白术散证

（一）白术散证的病理与症状

白术散证的病理是里寒湿阻。

【条文】

妊娠养胎，白术散主之。

【解读】

这条条文明显存在缺省，那么，真正的条文应该是什么呢？

《方极》说：“当归散，治妊娠心腹挛急而痛，心下痞，小便不利者。白术散，治妊娠心腹冷痛，胸腹有动，小便不利者。”

因此，个人认为，白术散的真正条文应该如下：

妊娠养胎，心腹冷痛，胸腹有动，小便不利者，白术散主之。

条文中的第一句话“妊娠养胎”是指妊娠的过程。前面讲过，妊娠养胎过程是有一新生物在子宫内安居，而且需要各种营养。胎儿所需的营养物质，要经过血液循环才能从母体通过胎盘输送，这就是一种“夺血”，它间接导致了孕妇体内血运不畅，这就是妊娠过程最基本的病理。血运不畅，就是里寒，前面也讲过可以用桂枝汤来治疗，条文：“师曰：妇人得平脉，阴脉小弱，其人渴，不能食，无寒热，名妊娠，桂枝汤主之”说的就是用桂枝汤来温里活血，所以，白术散的病理也一样，也是里寒。

“**心腹冷痛**”，这一句就更清楚地讲明了病理是里寒；“**胸腹有动，小便不利**”这一句则清楚讲明了里有湿阻，而且比较严重，才会表现出胸腹有悸动感和小便不利。

（二）白术散的药理和运用

白术散的组成：

白术 16 克，牡蛎 8 克，川芎 16 克，蜀椒（去汗）12 克。

方后注：杵为散，酒服 1.5 克，日三服，夜一服。但苦痛，加芍药 16 克；心下毒痛，倍加川芎；心烦吐痛，不能食饮，加细辛 15 克，半夏 8 克。服之后，更以醋浆水服之。若呕，以醋浆水服之，复不解者，小麦粥服之。已后渴者，大麦汁服之，病虽愈，服之勿置。

白术散只有四味药，就是白术、牡蛎、川芎和蜀椒。

川芎的药理

川芎，味辛，性温，入肝、胆经，功效是行气开郁、祛风燥湿、活血止痛，主治风冷头痛、眩晕、胸胁刺痛、癥瘕腹痛、风湿痹痛、月经不调、经闭痛经、难产、产后瘀阻、跌仆肿痛、痈疽疮疡等。现代药理研究表明，川芎有强心、活血、利尿、镇静、镇痛、抗菌、抗放射等作用。

《神农本草经》说：“主中风入脑头痛，寒痹，筋挛缓急，金创，妇人血闭无子。”

《名医别录》说：“除脑中冷动，面上游风去来，目泪出，多涕唾，忽忽如醉，诸寒冷气，心腹坚痛，中恶，卒急肿痛，胁风痛，温中内寒。”

《药性论》说：“治腰脚软弱，半身不遂，主胞衣不出，治腹内冷痛。”

《日华子本草》说：“治一切风，一切气，一切劳损，一切血，补五劳，壮筋骨，调众脉，破癥结宿血，养新血，长肉，鼻洪，吐血及溺血，痔瘘，脑痈发背，瘰疬瘿赘，疮疥，及排脓消瘀血。”

《医学启源》说：“补血，治血虚头痛。”

综合以上讲解，川芎的功效可以总结为活动脉血运、养血止痛、镇静和抗菌。

（1）活动脉血运

活动脉血运是指川芎能强心促血运，所以有活血化瘀的功效。这是因为川芎性味辛温，走而不守，上行可达颠顶，下能达血海，所以，各种瘀血阻滞病症都可以用川芎，特别是头风头痛、风湿痹痛等，古人称川芎为血中之气药。

《张氏医通》说：“（四物汤）芎归宣通其阳血，芍地宣通其阴血。”就是说，川芎和当归一样是活动脉血运的，而白芍则和生地一样是活静脉血运的。

（2）养血止痛

养血止痛是指川芎有养血补血的作用。也正是因为川芎的这个作用，它才能够濡养血脉神经，有止痛、镇静的作用，这一点也和当归类似。所以，古人认为川芎有养血调经的作用。

川芎的养血补血作用更多是建立在祛瘀生新的基础上，就是说，瘀血去除了，新血才能产生，这一点和知母的清热生津功效一样，先清热后生津，热一清，津液自然就不损耗了，都是一样的道理。

（3）镇静

因为川芎有养血补血的作用，能濡养神经，所以，它有镇静的功效。酸枣仁汤中用川芎，也是因为川芎有镇静的功效，所以才能用来治失眠。

（4）抗菌

因为川芎有养血祛瘀、抗菌的作用，所以，川芎也经常用于治疗各种皮肤病，从革解毒汤中用川芎就是这个原因。

白术散中、健脾利湿，牡蛎逐痰饮、除湿利水，这两味药是行水除湿的；川芎辛温活血止痛，蜀椒温中散寒，这两味药是温里祛寒的。而方子的加减如下：①苦痛加芍药。苦痛是指腹中苦痛，它是静脉血运不畅引起的，这是芍药的主治。②心下毒痛倍川芎。心下是胃的位置，心下毒痛其实就是胃寒严重或血瘀引起的，所以，这里加重川芎和川椒都是可以的，这两味药都有止痛的作用。③心烦吐痛、不能食饮加细辛、半夏。心烦吐痛，不能食饮，这是胃寒水饮积聚的表现，所以就加细辛、半夏，温胃止呕而行水运；而用浆水、大麦汁，也都是取其和胃止呕的功效。

《金匮要略百家医案评议》说："白术散为妊娠脾虚有寒湿者设，与当归散之治血虚脾弱有湿热者迥然有别。可见妊娠伤胎，有因寒湿者，有因湿热者，此随人体质之殊而各异也。白术散中用白术健脾燥湿，芎䓖和血调气，蜀椒温中散寒，牡蛎燥湿去水，使寒湿尽去，胎得温养，自然能安。"

所以，如果病人只是普通的妊娠反应，就是说，只是简单的中寒，就用桂枝汤；如果里寒严重，兼见血运、水运不畅，就用当归四逆汤；如果兼见血虚、血瘀，就用温经汤；如果兼见寒湿积聚不行，就用白术散。

（三）医案点评

案一：《金匮要略论注》

予治迪可弟妇，未孕即痰嗽见血，既孕不减，人瘦，予以此方（白术散）治之。因腹痛而加芍药，两大剂而痰少嗽止，人爽胎安。

[**点评**] 本案中，对症状描述比较简单，但是，病人里寒有痰饮，从而引发咳嗽痰多却讲得非常清楚。

案二：《古今医案按》

丹溪治一妇，有胎至三个月左右即坠，其脉左大无力，重取则涩，用血少也。以其妙年，只补中气，使血自荣。时正初夏，浓取白术汤，调黄芩末一钱，服之三四两，得保全而生。

[**点评**] 本案中，病人因为血虚而内有寒湿，导致血不能养胎而出现习惯性流产，所以，方用白术散补气养血行湿，这里用黄芩，其目的是调和药性。

五、赤丸证

（一）赤丸证的病理与症状

赤丸证的病理是里寒湿阻，阳虚水郁，是当归四逆汤证、白术散证的进一步发展。

【条文】

寒气厥逆者，赤丸主之。

【解读】

这条条文虽然比较简单，但文意很清楚。

首先，病理是里寒严重而且有水气，所以称为“寒气”。

《金匮要略今释》说：“此方见《千金》第十六卷痼冷积热门，主疗同，然但云寒气厥逆，则证不备具。依方，当有水气之变，不为阴类，其在胃肠内者，古人谓之痰饮。治痰饮，大法宜温药，故曰寒气。”这就是上面讲过的白术散证，即里寒而湿阻。

其次，“厥逆”指手足“厥逆”，病理是阳虚水郁，和当归四逆汤证条文所讲的“手足厥寒，脉细欲绝者，当归四逆汤主之”一样。

理解了这两点，赤丸方证的病理就清楚了。

简单点说，其病理就是中寒湿阻，阳虚水郁。胃肠虚寒，就会出现腹部寒痛；内有湿阻，就会有痰饮；阳虚水郁，四肢阳气不达，就会出现四肢厥逆。所以，它就是当归四逆汤证和白术散证的进一步发展。

（二）赤丸的药理和运用

赤丸的组成：

炮乌头 30 克，细辛 15 克，茯苓 60 克，半夏 60 克。

方后注：炼蜜为丸，朱砂为衣，如麻子大，先食酒饮下三丸，日再夜一服，不知，稍增之，以知为度。

赤丸是由乌头、细辛、茯苓和半夏四味药组成的。

本方中，乌头强心促血运而散寒止痛，茯苓健脾利湿，半夏温胃逐水饮，细辛助水运而散寒止痛。这里面，乌头和细辛这两味药，可以看成是当归四逆汤；而乌头、茯苓则可以看成白术散；细辛、半夏则是白术散加减中的“心烦吐痛，不能食饮，加细辛 15 克，半夏 8 克”。

（三）医案点评

案一:《安徽中医学院学报》

周某，男，28 岁。病人白天因天气炎热，口渴饮大量河水，晚餐又食酸腐食物，夜宿露天乘凉，半夜突然出现心腹绞痛，呕吐饮食，四肢厥冷，脉象沉迟，舌淡苔白。寒湿内伤，中焦阳虚，治当温中散寒，降逆化湿。仿仲景理中赤丸方意：制乌头（先煎）、甘草各 4 克，细辛 2 克，半夏、苍术各 6 克，太子参、茯苓各 10 克，生姜汁 5 滴（冲服）。煎 200 毫升，分两次服。1 剂痛解呕平，再服 1 剂病愈。

［**点评**］本案中，心腹绞痛、四肢厥冷，是当归四逆汤证；心腹绞痛、呕吐饮食，则是白术散证。

案二:《上海中医药杂志》（1983 年）

石某，男，4 岁，患结核性脑膜炎而入院治疗。余随石季竹老师会诊：患儿昏迷不醒，痰声辘辘，双目斜视，四肢厥冷，时而抽搐。苔白微腻，指纹青黯。乃属痰浊蒙心包，肝风内动。宜《金匮》赤丸方损益：制川乌、法半夏、石菖蒲各 6 克，云苓 9 克，细辛 1 克，远志 5 克，生姜汁 5 滴，竹沥 10 滴。2 剂后，吐出小半碗痰涎，神清厥回，肝风遂平。续经中西药治疗 3 个月而愈。

［**点评**］本案中，病人里寒湿阻、阳虚水郁的病理非常明显，所以，就用赤丸加开窍涤痰的石菖蒲、远志和竹沥，并加温胃止呕的生姜汁治疗。

六、当归生姜羊肉汤证

（一）当归生姜羊肉汤证的病理与症状

当归生姜羊肉汤证的病理是血虚不足所致的中寒腹痛。它与阳虚腹痛相反，一为气虚，一为血虚。

【条文】

1. 寒疝，腹中痛及胁痛里急者，当归生姜羊肉汤主之。

2. 产后腹中疞痛，当归生姜羊肉汤主之。并治腹中寒疝，虚劳不足。

【解读】

第1条提到了“寒疝”。

这里的“寒疝”和第2条的“腹中寒疝”一样，都是指“腹中痛及胁痛里急”，它和第2条的“腹中疞痛”是一样的意思，都是因为血虚寒不足引起的腹中痛。

第2条的“产后”点明了病理是血虚津伤，而条文中的“虚劳不足”也进一步说明了病理是血虚津伤。

乌头桂枝汤也是治“寒疝腹中绞痛”的，不过，乌头桂枝汤证的腹中绞痛是阳虚严重引起的，而当归生姜羊肉汤证的腹中绞痛是血虚不足引起的，这就是两者的不同之处。

临床上，这两者有时候很难分开，病人也可能同时具备阳虚和血虚的病理，所以，临床上，经常碰到先用乌头桂枝汤治阳虚，再用当归生姜羊肉汤治血虚的情形。

（二）当归生姜羊肉汤的药理与运用

当归生姜羊肉汤的组成：

当归15克，生姜25克，羊肉90克。

方后注：若寒多者，加生姜成90克，痛多而呕者，加橘皮10克，白术5克。

当归生姜羊肉汤是由当归、生姜和羊肉三味药组成的。

这里面，当归补血行血，生姜温胃助血运，羊肉补虚生血，是食疗兼药疗之妙方。

寒多加生姜，比较容易理解；而痛多而呕加陈皮、白术的原因，是痛多而呕，一般都是胃寒有水饮，所以就加陈皮、白术，温胃除水饮则呕自止。

（三）医案点评

案一:《谢映庐医案》

周某内人，冬日产后，少腹绞痛，诸医称为儿枕之患，祛瘀之药，屡投屡重，乃至手不可触，痛甚则呕，二便紧急，欲解不畅，且更引腰胁俱痛，势颇迫切。急延二医相商，咸议当用峻攻，庶几通则不痛，余曰：形羸气馁，何用攻击？乃临产胎下，寒入阴中，攻触作痛，故亦拒按，与中寒腹痛无异。然表里俱虚，脉象浮大，法当托里散邪，但气短不续，表药既不可用，而腹痛拒按，补剂亦难遽投。信仲景寒疝例，与当归生姜羊肉汤，因兼呕吐，略加陈皮、葱白，一服微汗而愈。

[点评] 腹部绞痛有阳虚腹痛，有血瘀腹痛，有中寒湿阻腹痛，有血虚腹痛，它们的症状相近，但是病理却不相同，这就要求在临床上细加辨证，而在这里，问诊就显得非常重要。

案二:《赵锡武医疗经验》

曾于多年前治疗病人韩某，男性，50余岁。因寒疝发病两年半，曾去河南、山东等地治疗不效。诊之舌苔薄白，脉象弦细，每日发作下腹痛急，坚硬，两腿强直，四肢逆冷，身出冷汗，先予抵当乌头桂枝汤一剂见效，但连服二三十剂不愈，以后改用当归生姜羊肉汤多剂而愈。

[点评] 本案是阳虚与血虚同时存在的案例。在《金匮要略汤证论治》中也有李文瑞先生的一个医案，与赵锡武先生的医案大体相似，不过，李文瑞先生是用附子代替乌头的。

案三:《岳美中老中医治疗老年病的经验》

岳老曾治一例产后大虚的病人，发热，体温经常在38℃以上，用过多种退热药，热不去，脉虚数。岳老处方当归生姜羊肉汤（熟羊肉60克熬汤加药），羊肉也吃掉，服3剂后热就退了。羊肉实为动物性大补之品。

[点评] 本案中，病人是产后血虚津伤，发热属于血虚型。

七、芎归胶艾汤证

（一）芎归胶艾汤证的病理与症状

芎归胶艾汤证的病理是血虚不足，从而导致出血证。

【条文】

师曰：妇人有漏下者，有半产后因续下血都不绝者，有妊娠下血者，假令妊娠腹中痛，为胞阻，胶艾汤主之。

【解读】

这条条文讲芎归胶艾汤可以治三种病：一是“漏下”，即宫血淋漓不尽；二是“半产后因续下血都不绝”即半产后下血不绝，“半产”即怀孕其半而产，就是常说的流产，半产后下血不绝即流产后子宫出血不止；三是“胞阻”，胞阻就是妊娠期间子宫出血且腹部痛。

这三种病的共同特点都是子宫出血不止，所以，就都用芎归胶艾汤来治疗。

当归四逆汤、温经汤也都可用于子宫出血，但是，当归四逆汤证和温经汤证都是偏于阳虚的，就是说，当归四逆汤证和温经汤证以腹痛冷痛为主，而芎归胶艾汤证则偏于血虚的，这就是这三者的区别。

因为芎归胶艾汤证的病理是病人血虚不足，那么，面色不华、心悸眩晕、舌淡、脉沉无力这些症状就都是存在的。

（二）芎归胶艾汤的药理与运用

芎归胶艾汤的组成：

当归 15 克，芍药 20 克，川芎 10 克，生地黄 25 克，艾叶 15 克，阿胶 10 克（烊服），甘草 10 克。

方后注：清酒合水煎，不瘥，更作。

芎归胶艾汤就是四物汤加上阿胶、艾叶和甘草组成的。

艾叶的药理

艾叶，味苦，性辛、温，归脾、肝、肾，功效是散寒止痛、温经止血、止咳平喘，主治少腹冷痛、经寒不调、宫冷不孕、吐血、衄血、崩漏经多、妊娠下血、慢性支气管炎、哮喘，外治是皮肤瘙痒。现代实验研究表明，艾叶有止血、抗凝血、镇静、平喘、镇咳、祛痰、护肝、利胆、抗过敏、抗菌、抗病毒等作用。

《本草纲目》说："艾叶，生则微苦大辛，熟则微辛大苦，生温熟热，纯阳也。可以取太阳真火，可以回垂绝元阳。服之则走三阴而逐一切寒湿，转肃杀之气为融和。灸之则透诸经而治百种病邪，起沉疴之人为康泰，其功亦大矣。苏恭言其生寒，苏颂言其有毒，一则见其能止诸血，一则见其热气上冲，遂谓其性寒、有毒，误矣。盖不知血随气而行，气行则血散，热因久服，致火上冲之故尔。夫药以治病，中病则止。若素有虚寒痼冷，妇人湿郁滞漏之人，以艾和归、附诸药治其病，夫何不可，而乃妄意求嗣，服艾不辍，助以辛热，药性久偏，致使火燥，是谁之咎欤？于艾何尤！艾附丸治心腹、少腹诸痛，调女人诸病，颇有深功；胶艾汤治虚痢及妊娠产后下血，尤著奇效。老人丹田气弱，脐腹畏冷者，以熟艾入布袋兜其脐腹，妙不可言。寒湿脚气，亦宜以此夹入袜内。"

《本草汇言》说："艾叶，暖血温经，行气开郁之药也。开关窍，醒一切沉涸伏匿内闭诸疾。若气血、痰饮、积聚为病，哮喘逆气，骨蒸痞结，瘫痪痈疽，瘰疬结核等疾，灸之立起沉疴。若入服食丸散汤饮中，温中除湿，调经脉，壮子宫，故妇人方中多加用之。"

《本草正》说："艾叶，能通十二经，而尤为肝脾肾之药，善于温中、逐冷、除湿，行血中之气，气中之滞，凡妇人血气寒滞者，最宜用之。或生用捣汁，或熟用煎汤，或用灸百病，或炒热敷熨可通经络，或袋盛包裹可温脐膝，表里生熟，俱有所宜。"

《药性论》说："止崩血，安胎止腹痛。及五脏痔泻血。长服止冷痢。又心腹恶气，取叶捣汁饮。"

综合以上讲解，艾叶的功效可以总结为温中止血。

1. 温中：艾叶能温中散寒、行气止痛，所以，能治少腹冷痛、虚寒胃痛、痰饮积聚、哮喘逆气、止赤白痢以及经寒不调、宫冷不孕等病症。

2. 止血：艾叶能温经止血，所以，能治吐血、衄血、崩漏经多、妊娠下血、痔出血、外伤后内出血、更年期出血、尿血等虚寒性出血。

芎归胶艾汤是由四物汤加上阿胶、艾叶、甘草组成的，四物汤的功效是活血补血，阿胶的功效是补血止血，艾叶的功效是温中止血，所以，这个方子就能够治因为血虚不足引起的各种虚寒性出血。

《方函口诀》说："此方为止血主药，故不但用于漏下胞阻，《千金》《外台》用于妊娠失仆伤产，及打仆伤损诸失血。《千金》芎归汤、《局方》四物汤，虽皆祖此方，以有阿胶滋血，艾叶调经，加之甘草和中，是以有此妙效……又，痔疾及一切下血，与此方，血止后，血气大虚，面色青惨如土，心下悸，或耳鸣者，宜《三因》加味四君子汤，盖此方主血，彼方主气，各有攸宜也。"

《金匮要略今释》说："芎䓖当归，皆治血之药，据近人之说，当归能促进血球之氧化作用，芎䓖则富冲动性，盖冲动司血行之神经，故二物合用，能生新血而破瘀血，此配合之妙也。仲景方中，本方及当归芍药散、当归散，皆芎归合用，皆治妊娠诸病，《千金》《外台》所载妊娠及诸妇人方，鲜有不用芎归者。《外台》引文仲、徐王效《神验胎动方》'若胎死即出，此用神验，血上心腹满者，如汤沃雪'（出妊娠胎动门）。又引崔氏'疗子胎在腹中，恐死不下方，若胎已死即下，如胎未死，即便安稳也'（出子死腹中欲令出门）。《产育宝庆方》芎䓖散'治产后去血过多，晕闷不省，及伤胎去血多不止，悬虚心烦，眩晕头重，目昏耳聋，举头欲倒诸证'。《济生方》芎归汤'治大产小产，对证加添服饵'。以上皆专用此二物，奏其生新去瘀之效，后世四物汤以芎归为君，虽或讥为板实不灵，要不失为妇科主药，此皆芎归配合之妙，而本之仲景方者也。西人研究中药，亦知当归治子宫病，而芎䓖为冲动药，引但凭化验，不解配合之过也。又案，四物汤不知始于何时，今人概以为《局方》，其实宋以前已有之，陈氏《妇人良方》云：四物汤，治妇人经病，或先可后，或多或少，疼痛不一，腰足腹中痛，或崩中漏下，或半产恶露多，或停留不出，妊娠腹痛，下血胎不安，产后块不散，或亡血过多，或恶露下，服之如神。此药不知起于何代，或云始自魏华佗，今《产后宝》乃朱梁时节度巡官昝殷所撰，其中有四物汤，国朝太平兴国中，修入《圣惠方》者数方，自后医者易散为汤。自皇朝以来，名医于此四物中增损品味，随意虚实寒热，无不得其效者，然非止妇人之疾可用而已。施氏《医方祖剂》云：仲景芎归胶艾汤，乃四物汤之祖剂也，中间已具四物，后人裁而用之。”

因为本方能养血调经、安胎止漏，是临床常用方之一，所以，在临床运用时，要根据病人的具体情况进行适当加减：

1. 如果腹中胀痛、瘀血较重，就要加入活血化瘀的药物如桃仁、牡丹皮，或者金铃子散之类；

2. 如果虚寒更加严重，出现腹部冷痛、腹胀不舒，可以加入干姜，以助艾叶温中的不足；

3. 如果崩漏属于血热妄行，或病人内有实热，或阴虚阳亢有高血压病，就可以减去艾叶，加入黄芩、磁石之类的药物；

4. 如果气虚，可以加入黄芪、党参、白术之类的药物；

5. 如果血虚津伤，可以加入麦冬、石斛之类的药物；

6. 如果用于治虚痢，就可以加入槟榔；

7. 如果用于治脾肾阳虚引起的腹寒泄泻，就可以加入附子、肉桂、炮姜之类的药物；

8. 如果用于治外受寒邪、内停食滞的泄泻，可以加入桂枝、紫苏叶、神曲之类的药物；

9. 如果用于治胃肠出血或呕血，可以加入侧柏、仙鹤草、棕炭之类的药物，并且加大阿胶的用量；

10. 如果用于治胃寒痛甚或痛剧致呕，可以加入干姜、附子、肉桂、当归、吴茱萸、半夏之类的药物。

（三）医案点评

案一：《刘渡舟临证验案精选》

于某，女，40岁。1993年11月29日初诊。病人素来月经量多，近月淋漓不断。某医院诊为“功能性子宫出血”。经色鲜红，质稀，头晕乏力，腰酸腿沉，口渴，口苦，便干，舌体胖大、边有齿痕，苔白，脉沉、按之无力。此证属于气血两虚夹有虚热。古人云：冲为血海，任主胞胎。今冲任不固，阴血不能内守，而成漏经。治当养血止血，益气养阴调经。方用《金匮》之胶艾汤加味：阿胶珠 12 克（烊化），炒艾叶炭 10 克，川芎 10 克，当归 15 克，白芍 15 克，生地黄 20 克，麦冬 20 克，太子参 18 克，炙甘草 10 克。服 7 剂而血量大减，仍口苦，腰酸，大便两日一行，于上方中加火麻仁 12 克。又服 7 剂，诸症皆安。

［**点评**］本案中，病人月经淋漓不尽，舌体胖大、边有齿痕，苔白，脉沉、按之无力，这是比较典型的虚寒型漏下，所以，就可以用芎归胶艾汤。因为口渴、口苦，头晕乏力，这是津伤气虚的症状，所以，加入了麦冬和太子参；因为大便干，所以，就加入了火麻仁。这些都是随症加减。

案二:《王修善临证笔记》

一妇 30 余岁，患小产 7 个月之胎 4 次。质亏半产多胎，气随血脱，难以收禁也。今孕已 6 个月，又感不虞，腹中隐痛，有时漏血点滴，形倦乏力，六脉微弱。因气血俱虚，治以增损胶艾四物汤：熟地黄 18 克，当归 12 克，山药、白术各 9 克，川芎、炙甘草各 3 克，贡胶、炒杜仲、续断、枸杞子各 6 克，炒艾叶、黑芥穗各 5 克。2 剂后，再服泰山磐石丸：炒山药、炒杜仲、续断各 60 克，共为细末，蜜丸如梧桐子大，每服 50 丸，早晚空心开水送下。身体健康，精神倍增，10 个月满分娩，母子平安。

［**点评**］本案中，病人多次小产，这种人一般都有肾虚腰痛的症状，所以，在方中加入了杜仲、续断、枸杞子，也可以再加菟丝子、桑寄生等药物。

八、当归芍药散证

（一）当归芍药散证的病理与症状

当归芍药散证的病理是血虚兼有水饮。

【条文】

1. 妇人怀娠，腹中㽲痛，当归芍药散主之。

2. 妇人腹中诸疾痛，当归芍药散主之。

【解读】

这两条条文都比较简单，也是有缺省的条文。

当归芍药散一共有 6 味药，就是当归、川芎、芍药和茯苓、泽泻、白术。

这6味药可以分成两组：第一组，当归、川芎、芍药，是血分的药；第二组，茯苓、泽泻、白术，是水分的药。这样一来，当归芍药散的病理和症状就基本清楚了。

当归芍药散证的病理是血虚兼有水饮。血虚血瘀则腹痛绵绵，腹中拘急不适；内有水饮则脾不健运，所以，就可能出现白带多、小便不利、足跗浮肿、纳呆不食、心下痞等症状。

（二）当归芍药散的药理与运用

当归芍药散的组成：

当归45克，川芎125克，芍药250克，茯苓60克，泽泻125克，白术60克。

方后注：上六味，杵为散，取6～9克，酒和，日三服。

当归芍药散是由当归、川芎、白芍和茯苓、泽泻、白术两组药组成的，当归、川芎、白芍以活血为主，茯苓、泽泻、白术以健脾利湿为主。所以，本方有和血利湿之功，非常适合妇人疾病。

《经方临证指南》说："当归芍药散是仲景治疗妇人病的一张名方，方中芍药、当归、川芎养血和血以调肝，茯苓、泽泻、白术利水渗湿以健脾，具有调和肝脾、和血利湿之功。妇女以气血为本，所以病变往往以气血失调为主。脾为气血生化之源，肝为藏血调气之脏，肝脾一旦失调，则气血为病，由此而生。或肝气不柔，横犯脾土而致脾湿不运；或脾湿内盛，壅遏木气而使肝失条达。肝脾失和，气血逆乱，所以妇人患经带之证。所以，大凡妇人病变，或带下，或月经不调，或痛经，或不孕，都可用此方为主进行治疗。血瘀加桃仁，气郁加郁金、香附，带下多则重用白术，腰腹疼痛则多用芍药，加柴胡疏肝已具逍遥散之规模，但不能加熟地，因其呆滞而破坏全方之妙用。"

龚去非先生在《白带兼痛经的治疗》一文中说："门诊常见中年妇女经期腰痛、少腹痛，平时腰痛亦时轻时重，白带多，妇科检查多有慢性盆腔炎。患者常见营养欠佳，饮食不旺，或头晕，或便微溏。前贤论白带腹痛，多认为系脾失健运、肝失条达所致。余常习用《金匮要略》当归芍药散为主，收效尚好。……余青年时对上二条不甚理解，认为所述脉症不详，用药平淡，何能治腹中诸痛，初曾试用于妊娠水肿或妊娠恶阻，后见妇科检查为慢性盆腔炎者常伴有腹痛，乃认真习用此方，并摸索到原方加羌活、白芷，既可促归、芍活血，又能促术、苓利湿，并助脾胃之气升腾；原方加甘草及重用白芍，则缓急止痛效良；如白带黄稠，下腹压痛，加黄柏、秦皮等以清湿热；如白带清稀证属虚寒，则加黄芪或芪、桂同用；若寒热夹杂，亦可黄芪、肉桂、黄柏并用。”

临床运用时，只要病人出现血郁与水滞同见的情况，就可以考虑用当归芍药散。因此，本方临床除了用于以上讲到的各种病症，还可以用于妇女因月经不调导致的黄褐斑、黑眼袋、晨起面部浮肿、下午下肢浮肿、脱发等病。

如果病情更为严重，是寒凝血滞、湿阻血行，就可以合用桂枝茯苓丸。

《经方发挥》说：“桂枝茯苓丸与当归芍药散，均是《金匮要略》治疗妇人妊娠杂病的方剂……在临床上反复试验，此二方中不论单用哪一个方剂，所治妇女有经、妊娠等病证，都有一定疗效，但也都有一定的局限性，不如将两个方剂合并起来使用，疗效既高，治疗范围又为广泛。以此复方可以治疗由寒凝血滞湿阻血行所引起的妇科多种病证。桂枝茯苓丸与当归芍药散合用，药效更为完整。方中以桂枝温阳通血脉，桃仁、牡丹皮活血化瘀，当归活血养血，川芎理气行血，白芍调营养阴，上药合用可活血化瘀，疏通血脉；茯苓、泽泻能利水渗湿，白术补脾助中气。本方泻中寓补，活化血瘀而不伤正。在临床上，笔者将此合方广泛用于妇女的各种疾病。诸如痛经、经闭、月经不调、崩漏、癥瘕结聚等病证，只要确是寒凝血滞、瘀血内阻或湿滞血瘀者，其主要症状为少腹痛、拒按，下血紫暗、血中有块，下血块后疼痛减轻，遇寒则甚，得热痛减，或白带过多、腰困、下肢浮肿等，皆有卓效。其可以使闭者通、崩者止，实属奇妙。又将此方试用于因上节育环后，有腹痛出血、白带多者，也屡用屡效。服其方治疗瘀血，有一部分病人排出少量瘀血块，一部分病人则不排出，考虑其是由于机体吸收之故。用本方治疗妇女崩漏等证从未发现因去瘀活血而引起血出不止者。”

（三）医案点评

案一：《岳美中医案集》

邵某、眭二位女同志，均患少腹作痛。邵腹痛，白带多，头晕，诊断为慢性盆腔炎。予以当归芍药散作汤：当归9克，白芍18克，川芎6克，白术9克，茯苓9克，泽泻12克。用数剂后，腹痛与头晕基本消失，白带见少。眭长期腹痛，小腹重坠，白带多，头目眩晕。投以当归芍药散作汤用。三诊：腹痛白带均减，改用少腹逐瘀汤治其白带症。

［点评］本案中，病人少腹痛是血虚有寒的症状，而白带多、头晕，则是脾虚水湿的症状，血虚有湿，就是当归芍药散证。

案二:《经方临证指南》

高某，女，42岁。身肿面浮，带下多，左侧少腹疼痛，经期更甚。自觉阴道内灼热，体倦乏力，脉沉滑而大，舌苔白腻。此乃脾湿太盛而肝不疏泄，气血凝滞之证。当归10克，白芍18克，川芎10克，茯苓12克，泽泻12克，白术12克，川楝子6克，延胡索6克。服2剂肿消、腹痛减，带下减少。上方加香附、郁金各6克，再服2剂，大便排出红色黏冻物不少，腹中顿觉宽松，又加桃仁6克，服3剂，恰逢月经来潮而诸症不发作，从此告愈。

［点评］本案病人最基本的症状和上案是一样的，也是带下多而少腹痛，只是症状更为严重而已，所以，也就相应加了些对症的药物。

案三:《经方发挥》

刘某，女，32岁，家庭妇女。3个月前流产一个6月胎，恶露未尽，淋漓不断，腹痛阵阵，血色紫暗，有时有黑色小块。经数医诊治皆为产后血虚，投以补剂，但终未见效，缠绵不愈，已近3个月之久。诊其脉虽细尚有力，左少腹压痛，考虑为产后恶露未尽，瘀血内阻，致经血不能正常循经入络，故崩漏不绝。以桂枝茯苓丸和当归芍药散之合方治疗，服3剂以后，曾下少量血块，腹痛减轻。又服3剂，腹痛消失，出血停止。继拟养血调经之剂，服2周痊愈。

［点评］本案中，病人的崩漏是因为瘀血内阻引起的，所以，就用桂枝茯苓丸和当归芍药散的合方进行治疗。

赵明锐先生在案后补充说："因本方（桂枝茯苓丸当归芍药散合方）活血化瘀，以祛邪为主，故运用本方治疗妇科诸证，必须严格掌握适应证，确有瘀血内阻者方可运用，而且一旦瘀血祛除以后，就须改用健脾补血等法来滋养营血。如果墨守成规，固执一方，则势必矫枉过正，复伤阴血，以致变证丛生。"

九、当归散证

（一）当归散证的病理与症状

当归散证的病理是血虚湿阻且已有化热之象，它是当归芍药散证的进一步发展，也是白术散证的反面。

【条文】

妇人妊娠，宜常服当归散。

【解读】

单从条文的内容来看，这条条文其实什么也没说。

中医治病，讲究的是“药以疗偏”，如果病人没病，那就不应该吃药，这条条文就变成无所凭借了，因此，这条条文肯定也有缺省的情况。

既然条文缺省，要怎么样才能理解和运用当归散呢？主要有三个方法：第一是根据前贤的文献记载，找出合理的解释；第二是“以药测证”；第三是在原著中找相关的依据。

下面，就用前两个方法来讲解一下。

前面讲白术散证的时候，引用过《方极》的记载，说：“当归散，治妊娠心腹挛急而痛，心下痞，小便不利者。白术散，治妊娠心腹冷痛，胸腹有动，小便不利者。”

在《方极》的记载中，当归散是用来和白术散做对比的，这两者最大的区别有两点：

1. 白术散证的腹痛症状是“心腹冷痛”，重点在于“冷”字；而当归散证的腹痛症状则是“心腹挛急而痛”，重点在于“挛急”二字。

白术散证的病理是里寒湿阻，这里面，“里寒”就是病理的一个重要组成。

而当归散证的重点在于“心腹挛急而痛”，更多表现为血虚津伤、血不濡筋。

2. 白术散证的湿阻症状是“胸腹有动，小便不利”，这是比较典型的三焦水郁、内有湿阻；而当归散证的湿阻表现则是“心下痞，小便不利”。

这里面，“小便不利”是湿阻不行的表现，而“心下痞”则是泻心汤证的症状、前面讲过，这是胃寒肠虚热的表现，就是说，已经开始“化热”了。所以，当归散是用来治血虚兼湿热内阻而出现胎动不安甚则流产、腹痛、内热心烦、头晕胸闷、口苦、苔黄腻等症状的。

而白术散同样也是养胎的，但它更偏于温化寒湿，是用来治那些平素肥胖气虚，并且心腹时痛、呕吐清涎、带下清稀或色白黏稠、四肢不温、食少便溏等症状的。

再用第二个方法来分析一下当归散。

当归散也是由两组药组成的，第一组是当归、川芎、芍药，第二组是白术、黄芩。

两组药和当归芍药散的组成对比一下就会发现，当归散和当归芍药散第一组药的组成是完全一样的，都是当归、川芎、芍药，就是说，这两个方证在“血虚”方面的病理是一样的。

第二组药的组成，当归散是白术和黄芩，而当归芍药散则是白术、茯苓和泽泻。这里面，白术是一样的，就说明这两个方证的病理都有“湿阻水饮”。不同的是，当归散里面有黄芩，黄芩是用来治胃寒肠虚热的“心下痞”的；而当归芍药散里面，除了白术就是茯苓和泽泻，这几味药的组合重点就在于里有痰饮湿阻。

这样一对比，两者的区别清楚了，当归散证的病理也清楚了，病理就是血虚有湿热。病人血虚，那么，有腹挛急而痛的症状就在情理之中；内有湿热，有心下痞、口苦、咽干、舌红，小便短赤等症状也就很正常。

（二）当归散的药理与运用

当归散的组成：

当归 250 克，川芎 250 克，芍药 250 克，白术 125 克，黄芩 250 克。

方后注：杵为散，酒饮服 6 ～ 9 克，日二服。妊娠常服即易产，胎无苦疾，产后百病悉主之。

当归散是由当归、川芎、白芍和白术、黄芩两组药组成的，第一组药治血虚腹痛，第二组药治湿热内阻。

《金匮要略心典》说：“妊娠之后，最虑湿热伤胎动胎气，故于归、芎、芍药养血之中，用白术除湿、黄芩除热。丹溪称黄芩、白术为安胎圣药。夫芩、术非能安胎者，去其湿热则有胎自安耳。”

就是说，后世医家们所说的黄芩、白术为安胎圣药，只是针对脾弱湿热不化之证，并不像方后注“妊娠常服即易产，胎无苦疾，产后百病悉主之”说的那样可以通治。

《沈氏女科辑要笺正》引王孟英的话说：“条芩但宜于血热之体，若血虚有火者，余以竹茹、桑叶、丝瓜络为君，随证辅以他药，极有效。”张山雷说：“此是虚火，亦非黄芩、白术可以笼统疗治，孟英所谓养血清热，独举竹茹、桑叶、丝瓜络三者，以为安胎妙用，批郄导窾，确非前人所能知，虽自谓未有发明，然经此一剖别，其发明不已多矣。”王孟英和张山雷的话，同样明确指出，黄芩、白术并不是可以通治的。

（三）医案点评

案一:《连建伟医案》

徐某，女，21岁，农民。1978年5月29日初诊：妊娠6个月，近来少腹疼痛不固定，腰部疼痛，头晕，纳食不多，脉小滑，苔薄糙。治宜养血健脾，补肾安胎，用当归散加味。方用：当归9克，炒白芍12克，川芎3克，炒白术9克，黄芩9克，炙甘草6克，山药15克，桑寄生12克，菟丝子12克，杜仲叶12克，砂仁3克（杵，后入）。4剂。6月2日复诊：腹痛好转，但右侧腰仍酸痛、脉滑，苔薄黄质红，再以前法去温药可也。前方去川芎、砂仁。4剂。

［**点评**］本案中，病人腹痛、腰痛、头晕，这是血虚的表现；纳食不多，是胃虚寒里湿的表现；脉小滑、苔薄糙，以及复诊的脉滑、苔薄黄质红都是肠热的表现。所以，这里用当归散就是对症的方药，其他的加减也都在情理之中。

案二:《古今医案按》

一妇女三十余，或经住，或成形未具，其胎必坠，察其性急多怒，色黑气实，此相火太盛，不能生气化胎，反食气伤精故也。因令住经第二月，用黄芩、白术、当归、甘草，服至3个月尽，止药，后生一子。

[**点评**] 本案中，因为病人里热较盛，所以减去辛温动血的川芎；因为没有较为明显的腹痛症状，所以，又减去了白芍，只留当归补血养血，并用白术行水、黄芩清热，达到养血祛湿清热的效果。

第五十一讲　麻黄汤变证之阳虚

前面讲了桂枝汤证的阳虚变证，本讲是麻黄汤证的阳虚变证。

桂枝汤证与麻黄汤证最大的区别是，桂枝汤证是表虚自汗，而麻黄汤证是表实无汗，这两者表面上有很大的不同，其实病理是一样的，只是受寒轻重不同而已。桂枝汤证受寒较轻，为表虚自汗，而麻黄汤证受寒较重，为表实无汗。

因此桂枝汤证的阳虚变证，其症状更多表现为阳虚自汗或汗多不止、恶风寒较轻、发热温度较低等；而麻黄汤证的阳虚表证则表现为表闭无汗、水肿、嗜睡、恶风寒较重、发热温度较高等。

一、甘草麻黄汤证

（一）甘草麻黄汤证的病理与症状

甘草麻黄汤证的病理是表实水肿。

【条文】

里（皮）水，越婢加术汤主之，甘草麻黄汤亦主之。

【解读】

这条条文前面已经讲过了，条文中的“里水”应该是“皮水”，就是说，甘草麻黄汤是用于治皮水的。

皮水是指水液积于皮肤下的腠理之中，出现水肿和小便不利的症状。因为水液积在皮下腠理之中，所以导致一身面目皆肿，身体水肿严重的会出现全身浮肿，目部肿胀严重的会出现眼睑肿胀，甚至下垂导致视物困难。

麻黄是解表发汗利水的，尤其是利小便的功效更为显著，所以，麻黄用来治因受寒表闭而引发的皮水，就是最为对症的药物。

（二）甘草麻黄汤的药理与运用

甘草麻黄汤的组成：

麻黄 20 克，甘草 10 克。

方后注：温服，重覆汗出，不汗，再服，慎风寒。

甘草麻黄汤只有两味药，就是麻黄和甘草。

甘草麻黄汤就是麻黄汤类方的基础方，而麻黄汤类方都有治因受寒表闭引发皮水的功效。

下面，我们把麻黄汤类方治水肿做个比较：

1. 如果是因受寒表实而引发水肿的，用甘草麻黄汤，就是本条条文的内容。

2. 如果受寒表实较为严重而引发皮水的，用三拗汤，也就是杏子汤，就是条文“**水，发其汗即已，脉沉者，宜麻黄附子汤，浮者，宜杏子汤**”的内容。

3. 如果受寒严重表实而引发水肿的，用麻黄汤，就是条文“**脉但浮，无余证者，与麻黄汤，若不尿，腹满加哕者，不治**”的内容。

4. 如果受寒严重表实引发皮水而内有热的，用越婢加术汤，就是条文“**里（皮）水，越婢加术汤主之**”的内容，麻杏石甘汤也可以归入这个范围。

5. 如果受寒表实引发皮水而里虚寒的，用麻黄附子甘草汤，就是条文“**水之为病，其脉沉小，属少阴，浮者为风，无水虚胀者，为气，水，发其汗即已，脉沉者，宜麻黄附子汤**”的内容。

6. 如果受寒表实引发皮水而里虚寒兼有水饮的，用麻黄附子细辛汤，就是条文“**少阴病，始得之，反发热，脉沉者，麻黄附子细辛汤主之**”的内容。

（三）医案点评

案一:《皇汉医学》

御广式添番森村金之丞，患久年哮喘，感触风寒则必发作，不能动摇。余谕之曰：积年之沉疴，非一朝药石所能除，但可先驱其风寒，以桂枝加厚朴杏子汤及小青龙汤发表之。表证解，则与麻黄甘草汤服之。二三帖，喘息忽平，行动复常，得以出事。其人大喜，每自效此法而调药有效。经年后，外感稍触，喘息亦大减云。

［**点评**］本案中，麻黄甘草汤是用来治喘的，这跟麻黄汤治喘的原理一样，喘是受风寒侵袭引起的。

案二:《皇汉医学》

往年一男子60余岁，患皮水，余诊之，即与甘草麻黄汤服之。一夜汗出，烦闷而死。后阅《济生方》有云:“人有患气促，积久不瘥，遂成水肿者，服之有效。但此药发表，于老人、虚人，不可轻用。”余当弱冠，方脉未妥，逮读《济生方》，而大悔前非。

［**点评**］老人阳气大虚，又患皮水，应该是少阴太阳同病的麻黄附子甘草汤证。《古方选注》说:“以熟附固肾，不使麻黄深入肾经劫液为汗，更妙在甘草缓麻黄，于中焦取水谷之津为汗，则内不伤阴，邪从表散，必无过汗亡阳之虑矣。”

本案中，医者没有仔细分辨病人的体气和证候，只是根据证候就开方子，从而导致病人汗出亡阳而死。因此，治病时一定要详察病人的体气与证候，不能见证候而忘体气，只攻病而不顾人。

二、麻黄附子甘草汤证

（一）麻黄附子甘草汤证的病理与症状

麻黄附子甘草汤证的病理是表实里怯，是麻黄汤证的进一步发展。

【条文】

1. 少阴病，得之二三日，麻黄附子甘草汤微发汗，以二三日无证，故发微汗也。

2. 水之为病，其脉沉小，属少阴，浮者为风，无水虚胀者，为气，水，发其汗即已，脉沉者，宜麻黄附子汤，浮者，宜杏子汤。

【解读】

1. 麻黄附子甘草汤证的体气是里怯

第1条首先明确地说疾病是“少阴病”。前面讲过，“少阴病”指的是病人的体气，是指病人有“脉微细，但欲寐”的特征，而这个特征是因为整体的功能性低下所导致的。

第2条也明确地说：“水之为病，其脉沉小，属少阴。”就是说，病人出现了水肿病，其脉象沉小的，体气就是少阴病。

这两条条文都明确地指出了病人的体气是少阴病，所以，麻黄附子甘草汤证的病理在体气方面是少阴病，也就是里怯。

这一点，在第2条的对比中也有明确的提示。第2条说：“浮者，宜杏子汤。”这里面，“浮”是用来与前文“脉沉小”相对应的，“浮”指的是表病，就是说，病人是表实水肿。

条文中所说的“杏子汤”虽然没有附方，但是前面讲过，表闭水肿而且有里证的有4种情况，分别是甘草麻黄汤证、麻黄汤证、三拗汤证、越婢加术汤证或麻杏石甘汤证。

这里面，甘草麻黄汤证、麻黄汤证、越婢加术汤证或麻杏石甘汤证，在《伤寒论》或是《金匮要略》中都有明确的方名与条文，但是杏子汤没有。所以，杏子汤不可能是这四个方子中的任何一个，而应该是甘草麻黄汤再加上杏仁，也就是现在常用的三拗汤。

《金匮要略今释》说：“魏氏（魏念庭）云：浮者为风，仲景自言其证矣。杏子汤之方，内水湿而外风寒，其夹热者，可以用麻杏甘石汤也。如不夹热者，莫妙于前言甘草麻黄汤加杏子，今谓之三拗汤矣。丹波氏云：《金鉴》载杏子汤，即麻黄、甘草、杏仁三味，盖依魏注也。”

从《金匮要略今释》这段话，也可以确认杏子汤就是现代的三拗汤。

理解了麻黄附子甘草汤证的病理是里怯之后，那么，病人出现“脉微细，但欲寐”及其他如手足厥冷的症状也就在情理之中。

2. 麻黄附子甘草汤证病理的证候是表实

第1条明确地提到了“微发汗”，第2条也明确说：“水，发其汗即已。”所以，病人的证候一定是表实，因为只有表实，才需要发汗。表实是受风寒侵袭严重引起的，它可以引发很多症状，主要是发热、咳、喘、小便不利、水肿、嗜睡等。对于麻黄附子甘草汤证来说，咳、喘、小便不利、水肿是比较容易理解的，比较难于掌握的是发热和嗜睡。

（1）发热

表实是最容易引发发热的，因为表实是散温系统出现了异常，导致无法正常地散发多余的热量，从而出现发热的症状。但是，麻黄附子甘草汤证的病理是里怯，在这个前提下，病人的发热却呈现为另一种情况，就是“里怯表实”。

“里怯表实”就是产热低微，散热障碍，这种情况下一般不会发热。但是，如果表实严重，也是会出现发热的，这种发热称为阳虚发热，麻黄附子甘草汤证、麻附细辛汤证就是这种情形，麻附细辛汤证条文中“反发热”也是这个意思。祝味菊先生所言高热而不避附子，也是指的这种情形。就是说，麻黄附子甘草汤证的发热一般来说是低热甚至不发热，当然也可能高热，就是“高热不避附子”的情况。

【条文】

病有发热恶寒者，发于阳也，无热恶寒者，发于阴也。

【解读】

如果病人机体功能壮旺，受寒邪之后，能奋起抵抗，能加速血运、水运，就会出现发热恶寒的症状，桂枝汤证、麻黄汤证等都是。这些就是太阳病，也就是条文说的“发于阳也”。

反之，如果病人内虚不足，人体功能低下，受寒邪侵袭之后，无力加速血运、水运，所以，就出现恶寒而不发热的症状，麻附甘草汤证、麻附细辛甘草汤证等就是这种情况。而这些就是少阴病或是太阴病，也就是“发于

阴也”。

《经方发挥》说：“阳虚感冒之证，临床上并不少见。这种类型的病人，每遇感冒时，概不发热，一贯如此。不论用中西药品治疗，有的总是迟迟不愈。因其平素体阳不足，一旦外感风寒之后，本身之阳热无力抗邪，因而外感表证具备，唯不能发，脉迟或沉。在治疗方面，若用解表之法，实难治愈。解表之法需结合本身之正气，方能抗邪外出，今在卫阳不足的情况下，必须借用温热药的力量，以扶正兼邪方可奏效。”

赵明锐先生所讲的就是“**无热恶寒者，发于阴也**”的道理，但是说阳虚感冒概不发热就有些不恰当了，在表实里怯的情况下，积久也是可以发热甚至是高热的。

例如条文“**少阴病，始得之，反发热，脉沉者，麻黄附子细辛汤主之**”就直接点出了病人是有发热症状的。另外，人体的情况千差万别，有时候是很难一概而论的。

（2）嗜睡

前面讲过，病人在表实的情况下，肌表受寒，毛孔关闭，不能帮助肺吸入氧气，加上肺部因受寒而血运不畅，这时候，人的肺循环就不好，氧气的交换也不好，不能给人体各器官提供足够的氧气供应，此时人体功能就会启动自我保护装置，脑部自然减少自身及其他组织的活动量，达到减少氧气消耗的目的，所以就会出现嗜睡的症状，这种嗜睡就是因为表实而引起的。

上面也讲过，少阴病的特点之一是“**但欲寐**”。心脏功能低微，就会出现全身供血不足的情况，特别是会导致大脑供血不足，进而导致大脑供氧不足，就会出现“**但欲寐**”的症状，所以这种嗜睡是因为里怯引起的。

表实可以引起嗜睡，里怯也可以引起嗜睡，而麻黄附子甘草汤证的病理是里怯而表实，所以，病人出现嗜睡的可能性就更大，其程度也就更重了。

麻黄附子细辛汤证的病理也是“里怯表实”，因此也会出现同样的症状。可见，麻黄附子甘草汤证是麻黄汤证的进一步发展，是常说的“阳虚外感”，就非常清楚了。

麻黄附子甘草汤证是少阴与太阳合病，是里则少阴病，外则太阳表闭的麻黄汤证。就是说，如果病人出现外有麻黄汤证，又有里虚怯的少阴病症状，就是麻黄附子甘草汤证。

（二）麻黄附子甘草汤的药理与运用

麻黄附子甘草汤的组成：

麻黄 10 克，炮附子 5 克，炙甘草 10 克。

麻黄附子汤只有三味药，就是麻黄、附子、甘草。

麻黄附子甘草汤用来治里怯表实而引发的阳虚感冒、水肿、嗜睡、咳喘等的。

陈潮祖教授把这种情况称为阳虚寒凝，经常用这个方子来治疗阳虚不足之人，受风寒侵袭之后，出现的暴哑喉痛、外感耳聋、受寒暴盲、鼻塞流涕、喘咳胸闷等病证，也取得了非常好的效果。

这个方证和真武汤证相比，真武汤证是桂枝汤证的进一步发展，而这个方证是麻黄汤证的进一步发展。

（三）医案点评

案一:《经方实验录》

佐景曰：余尝治上海电报局高鲁瞻君之公子，年五岁，身无热，亦不恶寒，二便如常，但欲寐，强呼之醒，与之食，食已，又呼呼睡去。按其脉，微细无力。余曰：此仲景先圣所谓之少阴之为病，脉微细，但欲寐也。顾余知治之之方，尚不敢必治之验，请另乞诊于高明。高君自明西医医理，能注射强心针，顾又知强心针仅能取效于一时，非根本之图，强请立方。余不获已，书：熟附片八分，净麻黄一钱，炙甘草一钱。与之，又恐其食而不化，略加六神曲、炒麦芽等消食健脾之品。次日复诊，脉略起，睡时略减。当与原方加减。五日而痧疹出，微汗与俱，疹密布周身，稠逾其他痧孩。痧布达五日之久，而胸闷不除，大热不减，当与麻杏石甘汤重剂，始获痊愈。一个月后，高公子又以微感风寒，复发嗜寐之恙，脉转微细，与前度仿佛。此时，余已成竹在胸，不虞其变，依然以麻黄附子甘草汤轻剂与之，四日而瘥。

[点评] 本案中，病人是感受风寒而引起的嗜睡，不发热也无恶寒，有少阴病的典型症状。这是比较典型的阳虚感冒和嗜睡症状，用麻黄附子汤是毫无

疑义的。

案二:《金匮诠释》

陈某，32岁。经谓病始于下而盛于上，先治其下，后治其上；病始于上而盛于下，先治其上，后治其下。此证始于上肿，当发其汗，与《金匮》麻黄附子甘草汤，麻黄二两，熟附一两六钱，炙甘草一两二钱。煮成五饮碗，先服半碗，得汗止后服，不汗再服，以得汗为度。此方前医曾用过，无效。吴曰："前医恐麻黄发阳，用八分；附子护阳，用一钱以监制麻黄，又恐麻黄附子皆剽悍药也，甘草平，遂用一钱二分，又监制麻黄、附子，如何能效？"吴将附子少于麻黄四钱，让麻黄出头，甘草又少于附子四钱，让麻黄、附子出头，甘草但坐镇中州而已，用之果效。

[**点评**] 本案是《吴鞠通医案》中一个医案的节略版。本案中前医用麻黄附子甘草汤之所以无效，是因为麻黄以发汗导致亡阳的说法太过深入人心，所以普通的医生都不敢用麻黄，怕用不好导致病人汗出不止出现亡阳证。

案三:《胡希恕医案与临证心得》

许某，男，47岁。初诊日期1978年5月4日。感冒2天，右头痛，自觉无精神，两手逆冷，无汗恶寒，口中和，不思饮，舌质淡，舌苔薄白，脉沉细，咽红滤泡增生多。此属虚寒表证，治以温阳解表。予麻黄附子甘草汤加川芎：麻黄9克，制附子9克，炙甘草6克，川芎9克。结果：上药服一煎，微汗出，头痛解，未再服药，调养2日，精神如常。

[**点评**] 本案是典型的阳虚感冒。病人头痛、无汗恶寒、口中和、不思饮、舌质淡、舌苔薄白，这些都是表实的症状；而两手逆冷、脉沉细、自觉无精神则是里怯的表现。所以这就是里则少阴、外则太阳的麻黄附子甘草汤证了。

案四:《周中立医案》

谢某，男，14岁，1984年5月17日初诊。病人近半年来，每夜必遗尿。曾服升提、固涩等药方无效。刻诊：面色淡黄微浮肿，舌质淡，苔薄白，脉濡缓。证属肺肾虚寒，气化失司。拟用麻黄附子甘草汤：麻黄12克，附子12克，甘草6克。2剂后，4夜未尿床，继服5剂后，未再发生遗尿。随访至今一年余未再复发。按语："肺通调水道，下输膀胱。"肾主二阴，司二便，肺肾虚寒，气化失司，膀胱开阖失常而遗尿。用麻黄附子甘草汤以启肺温肾恢复膀胱气化之功，令“州都之官，津液藏焉”，则遗尿可愈。

[点评] 麻黄附子甘草汤一般是用来治小便不利和水肿的，而周中立医生却用它来治遗尿。这种用法来源于日本的汉方研究，麻黄有行水利小便的功效，所有的麻黄汤类方都可以用来治遗尿，但是要根据病人出现症状的不同，挑选适合的方子。

三、麻黄附子细辛汤证

（一）麻黄附子细辛汤证的病理与症状

麻黄附子细辛汤证的病理是表实里怯而有寒饮，它是麻黄附子甘草汤证的进一步发展。

【条文】

少阴病，始得之，反发热，脉沉者，麻黄附子细辛汤主之。

【解读】

这条条文与麻黄附子甘草汤证的条文非常相近，其中，最重要的字眼是“反发热，脉沉者”。

这里“反发热”的“反”是针对“少阴病，始得之”来讲的，因为少阴病一般不会发热，现在出现了发热的症状，这就是表实引起的，说明病人有表病，所以就说“反发热”。

前面讲过了，病人是有可能发热的，但是鉴于少阴病的特殊病理特点，病人出现发热的情况其实并不是特别多。而之所以说麻黄附子细辛汤证的病理是表实里怯而有寒饮，是用“以药测证”的方法推理出来的。麻黄附子细辛汤中有细辛，它的功效是温通发散、行水逐痰，这就反过来证明麻黄附子细辛汤证的病理是内有寒饮。

因为麻黄附子细辛汤证的病理是表实里怯有寒饮，所以，它的症状表现也是建立在麻黄附子甘草汤证的基础上的。

《方极》说：“麻黄附子细辛汤，治麻黄附子甘草汤，而不急迫，有痰饮之变者。”

就是说，病人有麻黄附子甘草汤证的症状，又有痰多，或睡时口中有痰涌出、寒咳头顶痛、咽痛痰多、音喑等内有寒饮的症状，那就是麻黄附子细辛汤证。

（二）麻黄附子细辛汤的药理与运用

麻黄附子细辛汤的组成：

麻黄 10 克，炮附子 5 克，细辛 10 克。

麻黄附子细辛汤只有三味药，就是麻黄、附子、细辛，也就是麻黄附子甘草汤中的甘草换成了细辛。

麻黄附子细辛汤证是麻黄附子甘草汤证的进一步发展，所以，麻黄附子细辛汤除了可以治麻黄附子甘草汤证又有痰饮证的病之外，在临床上，它还经常用于以下几种病症的治疗。

1. 寒饮头痛

《医贯》说："有头痛连脑者，此系少阴伤寒，宜本方，不可不知。"

《十便良方》说："《指迷方》附子细辛汤（本方加川芎），头痛者，谓痛连脑户，或但额阁与眉相引，如风所吹，如水所湿，遇风寒则极，常欲得热物熨。此由风寒客于足太阳之经，随经入脑，搏于正气，其脉微弦而紧，谓之风冷头痛。"

《医贯》和《十便良方》所说的，就是麻黄附子细辛汤治头痛，这种头痛的病理也是表实里怯兼有寒饮。

太阳病是会引起头痛的，个人也经常用桂枝加葛根汤或葛根汤治受风寒引发的太阳穴剧痛。同样，麻黄附子细辛汤也可以治头痛，只要有表实里怯有寒饮这个病理，就可以用麻黄附子细辛汤。

2. 少阴喉痹

《张氏医通》说："暴哑声不出，咽痛异常，卒然而起，或欲咳而不能咳，或无痰，或清痰上溢，脉多弦紧，或数疾无伦，此大寒犯肾，麻黄附子细辛汤温之，并以蜜制附子噙之，慎不可轻用寒凉之剂。"

麻黄附子细辛汤的这个用法，和麻杏石甘汤治喉痛的原理是相反的。咽喉部是人体需要津液最多的地方，一旦咽喉部的血运、水运不畅，就会出现咽喉肿痛。《张氏医通》所说的就是少阴喉痹，是寒痰郁结，积于咽部，导致咽部血运、水运不畅而出现咽喉痛，严重的，寒痰壅于颈两侧则会出现瘿病。

3. 心悸

王福昌先生在《麻黄附子细辛加味治疗脉结代》一文中说："麻黄附子细辛汤出自《伤寒论》。本方是为少阴阳虚兼表证（亦称太阳少阴两感证）而设。殊不知本方亦有治疗脉结代之功效。1977 年曾治一男性病人，年五十余，平素时而自觉胸前悸动不安，间有心跳停止之感，伴见困倦嗜卧，精神不振，心前区闷痛。每于感受风寒后上述症状加重。经心电图检查，ST 段轻度下降，频发室性早搏，提示心肌缺血、心律失常，诊为冠心病。因服西药胃脘嘈杂不适而延余诊治。舌淡，有薄润白苔，脉结代。据脉证分析，证属心肾阳虚，气血不和。试以温经通阳为法，方用麻黄附子细辛汤加薤白、茯神、丹参、柏子仁。2 剂服后，诸症有减，20 余剂后脉结代、心悸动消失，余症大有好转。继续治疗半个月，复查心电图正常。后改用金匮肾气丸、归脾丸调理。随访年余未再发病。上例提示，麻黄附子细辛汤的作用主要是温通阳气，以使气血调达。凡属阳虚不达、阴寒阻滞、气血不和的病证，无论有无表证均可使用。"

《于己百》说："病窦综合征，是由于多种病理因素作用于窦房结，导致起搏激动形成或冲动传出发生障碍，引起心律失常和不同程度的血流动力学改变的综合征。目前现代医学还缺乏对本病的特异性治疗，严重者虽说可以安人工起搏器以进行电机械性起搏，但因为价格昂贵和有效期有限，难以普遍使用。于氏根据本病心悸气短、心痛脉迟、头痛晕厥、倦怠乏力等表现，认为其当属中医学'心悸''胸痹'脉迟''头晕'等证的范畴，其病因多为心气不足，心阳虚衰，气血运行无力，心脑失于温养而时发心悸、心痛、头晕、晕厥等症。因为本病的病机常属于阳气虚寒，气血不足，升举无力，阳气不足，气血虚衰为本，血瘀寒凝为标，所以选用温阳、散寒、通脉的仲景麻黄附子细辛汤为主。因有倦怠乏力、头晕晕厥等升举无力的表现，故合补中益气汤益气升提；因为有气短懒言、咽干口渴等气阴两虚的表现，故合生脉散补气滋阴；因有心动悸、脉迟涩等阳气不足、鼓脉无力的表现，故合桂枝甘草汤益气助阳；同时加补血、和血、散瘀的丹参，组成临床习用的健心合剂（麻黄 10 克，附子 10 克，细辛 10 克，黄芪 30 克，红参 10 克或党参 20 克，白术 10 克，炙甘草 10

克，麦冬15克，五味子10克，桂枝10克，丹参20克，开水煎二次，分服）。本方治本为方，兼顾病标，全方合用共奏益气温阳散寒、活血化瘀通脉之功，因此临床每获良效。”

上面这两篇文章，讲的都是麻黄附子细辛汤能用于心阳虚引发的心悸病的治疗，这里面讲的也是少阴病，这是因为附子、麻黄、细辛都有强心的作用。另外，这两篇文章提到的病人出现类似于“困倦嗜卧，精神不振，心前区闷痛”的症状，这些都是少阴病的典型表现。

而“每于感受风寒后上述症状加重”，则是外则太阳、内则少阴的表现。太阳病是受风寒所袭而引发的表实，要解表就要通过强心促血运的手段使血运趋表而达到解表的目的，反之，如果病人外面受到风寒的侵袭，人体为了自救，也会自发地增强心脏的功能，使血运趋表，因此，反过来也就加重了少阴病的症状。

（三）医案点评

案一:《经方实验录》

友人周巨中君之二女公子，处年三龄，患恙沉迷不醒，手足微厥。余诊之，脉微细，承告平日痰多，常有厥意，必剧吐而后快。余曰：诺，疏麻黄附子细辛汤，加半夏、生姜与之。嘱服一剂再商。及次日，周君睹孩精神振作，不复沉迷。又值大雨滂沱，遂勿复邀诊，仍与原方一剂。三日往诊，手足悉温，唇口干燥，由阴证转为阳证。余曰：无妨矣，与葛根、花粉、桑叶、菊花轻剂，连服二日痊愈。以后余逢小儿患但欲寐者多人，悉以本法加减与之，无不速愈。人见本方药味之少，窃窃以为怪，是皆未读经书、未从名师之故也。

［点评］本案中，病人嗜睡、脉微细、手足厥、痰多，这里面，嗜睡、脉微细、手足厥就是麻黄附子汤证，因为病人痰多，所以，就加上了细辛，成了麻黄附子细辛汤证。这个医案也证明了麻黄附子细辛汤证是麻黄附子汤证的进一步发展。

案二:《三湘医萃医话》

1973年夏，余带教于门诊，有锅炉工蒋某求治。自诉午夜上班，高温操作，大汗淋漓，周身湿透。工余小憩，先以冷水冲渍，后卧车间门通风处，但求快意。讵料突感身冷汗收，乃急入车间，继续操作。遂周身不适，困顿不支。自此之后，每逢午夜，即觉畏寒，其寒似从骨髓而出，虽加衣被，亦无济于事，必持续一二小时，始自转温。即令熟睡，亦必于此际冻醒，针药叠进，历时 1 个月，症状未曾消失。余细思之，畏寒起于午夜，且定时而作，得毋与体内阳阳循行有关耶？《素问·金匮真言论》曰："平旦至日中，天之阳，阳中之阳也；日中至黄昏，天之阳，阳中之阴也；合夜至鸡鸣，天之阴，阴中之阴也；鸡鸣至平旦，天之阴，阴中之阳也，故人亦应之。"其病初发，适逢午夜，三阴将尽，一阳欲萌，突被水渍，又感寒风，以阴遇阴，阳气更盛，阳为阴伏，欲萌难伸，故畏寒依时而作矣。因疏以麻黄附子细辛汤，取麻黄发散表邪，使一阳畅达；佐以附子、细辛温经入里，更散三阴之寒，嘱服 3 剂，试观效果。半个月后追访，药服 1 剂，畏寒即减，病者知其有效，继服 2 剂，竟得康复。

［**点评**］本案中，病人在汗出之时，冷水冲渍，从而导致了表实无汗的现象，如果病人体气壮旺，就有可能出现高热的麻黄汤证；但是因为病人体气虚衰，无力鼓动血运趋表以解表实，所以才出现定期的畏寒，且自觉寒从骨髓中出，这就是典型的里怯表实病。

案三：《名老中医阎镛疑难病医案医话》

高某，男，46 岁，汪湛村农民，1973 年 12 月 5 日初诊。病史：自认其牙痛奇怪，特殊，有时非常严重。痛时右部同侧的耳朵伴偏头及颜面皆痛，坐卧奔走无法求对，彻夜不能睡眠，饮食均停，二便皆火，时轻时重，但重时多轻时少，如急躁生气马上病情加重。经县、社医院数医多方医治而未根治，今又剧痛一昼夜，深恐复旧加重，前来就诊。诊断：病人心情急躁，动作自如，身材中等，色萎消瘦，舌苔稍腻不干，思想负担很重，怕病情发展，语言轻微，时而叹气，脉象微数而带弦。宗他人经验处以麻黄附子细辛汤加味。方药：麻黄 10 克，附子 10 克，细辛 10 克，生石膏 16 克（左侧痛加龙胆草 16 克，右侧痛加生石膏 16 克）。水煎服。当日服一煎，夜能入睡，二日服一煎，疼痛未作而告痊愈。

讨论：一般牙痛局部内外易肿，牙龈容易化脓。本病例波及面大，参看前医处方有的方法很好，为何疗效不满意？回忆自己见过一例顽固性三叉神经痛，病人吴某，经济有为，交际有人，择药选医皆便，后到太原大医院治疗，经日本医生切断三叉神经，花了很多钱也未能彻底治好。此例与高某之病大致相同，余也按三叉神经痛治之，果验。方中细辛 10 克已超过 3 钱，服者无恙，现代报道细辛有用至 15 克者，可见古人云“细辛不过钱”之说欠妥。

[**点评**] 这个医案有点特殊，临床遇到类似的或许可以参考。

案四:《中医实践经验录》

李某，男性，年龄 42 岁。病水肿症 3 个月，曾经先后五皮、五苓，以及羌、防散风，车前、木通利尿等药多剂，均未获效，乃延业师颜芝馨诊治。时病人忌盐已久，胃不思纳，精神疲惫不振，动则气促，目眶浮肿似卧蚕状，腹臌膨大，按之软而不胀，两足浮肿，大便溏薄，小溲短少，察其面容苍白，舌质淡白而苔薄白，诊脉沉迟。询其起病原因，常因工作栉风沐雨，卧于湿地，兼因常食冷菜冷饭。颜师根据上述情况，认为病因脾胃受困，寒湿内闭，胸痹气郁失于运行；肺失清肃，故小便少；脾失健运，故腹膨。治当温通元阳，以麻黄附子细辛汤并治太阳少阴。处方：生麻黄 6 克，厚附子 9 克，细辛 1.5 克。2 剂后汗出，溲长，气促稍平，脉迟，舌淡苔退。改用当归补血汤，调元神，培气血；真武汤暖肾脏、祛寒湿。处方：生黄芪 30 克，当归、厚附子各 6 克，茯苓 12 克，生白术、炒白芍各 9 克，干姜 3 克。连进 5 剂，肿退，腹臌消失，痊愈。颜师曰：此病腹臌膨大，病虽严重，幸按之尚软，若坚硬而起青筋，则为肝胀络瘀不通，非此方所以奏效。

[**点评**] 本案是麻黄附子细辛汤治水肿的典型案例，病人是比较典型的太阳少阴并病，所以，就用麻黄附子细辛汤；而后面之所以用真武汤，是因为病人胃肠虚寒又水湿不行。真武汤证是桂枝汤证的进一步发展，在这里也得以充分体现。

四、白通汤证

（一）白通汤证的病理与症状

白通汤证的病理是里虚寒而表实。

【条文】

少阴病，下利，白通汤主之。

【解读】

从这条条文内容来看，肯定是存在缺省的。少阴病下利，这是比较典型的里虚寒症状，轻的是干姜甘草汤证，重的是四逆汤证，而这里直指白通汤证，似乎有些不通，故条文应有缺省。

白通汤是由附子、干姜和葱白三味药组成的，附子和干姜是温里止泻的，这点很容易理解，那么，葱白是干什么的呢？

葱白的功效是发汗解表、通阳利尿，日常治感冒时，经常用葱白、生姜煎浓汤发汗，就是这个道理。从这一点可以得知，葱白的功效和麻黄相近。

如果抛开所谓葱白“宣通上下，以解阴阳格拒之势”“破阴回阳，通达上下”以及“葱白之辛烈直通阳气”之类的说法，从葱白最根本的功效出发，其功效就是解表发汗、通阳利尿。以此来“以药测证”，就可以推断出，白通汤证的病理是里虚寒而外表闭，这一点是毫无疑义的。

同时，在通脉四逆汤方后注的加减中，有“面色赤者，加葱九茎”的记载。前面讲过，“面色反有热色者，未欲解也”和“设面色缘缘正赤者，阳气怫郁在表，当解之、熏之”。这里面的“面赤”是肌表受寒，气血不通，导致气血郁于面部而引发的。就是说，这里的“面色赤”就是“阳气怫郁在表”，也就是表未解引起的。

所以，白通汤证的症状其实有两个：一个是下利，这是里虚寒引起的；另一个就是面红赤，这是表未解引起的。

因此，厥阴篇的这条条文就有可能是白通汤的真正条文：

【条文】

下利，脉沉而迟，其人面少赤，身有微热，下利清谷者，必郁冒，汗出而解，病人必微厥。所以然者，其面戴阳，下虚故也。

【解读】

这条条文中，病人的里证是“下利，脉沉而迟”，这是典型的里虚寒表现，也是用附子、干姜的依据；病人的外证则是“面少赤，身有微热”和“郁冒”，并且明确地说“汗出而解”，这就是表未解的表现；而条文最后的总结“**面戴阳**”和“**下虚故也**”则讲明了这两者的因果关系。就是说，因为病人里虚寒，无力鼓舞血运达表解除肌表寒郁，从而导致阳气怫郁在表，出现面色赤的症状。

讲到这里，顺便讲一下白通加猪胆汁汤证的条文。

【条文】

少阴病，下利，脉微者，与白通汤，利不止，厥逆无脉，干呕烦者，白通加猪胆汁汤主之。服汤脉暴出者死，微续者生。

【解读】

这条条文的内容有点奇怪。

在《伤寒论》的少阴篇中，有一条条文说：

少阴病脉微，不可发汗，亡阳故也。

前面也讲过这个问题，就是说血虚不足和津液大伤的人是不可以发汗的，它的正确治法应该是先救里而后解表，在病人出现脉微的情况下，用白通汤温里解表，并不是最好的选择，因此，病人出现了“**利不止，厥逆无脉，干呕烦**”的症状。

这里面，因为误用白通汤，血运趋表误汗，发汗则津液大伤，所以就出现了“**厥逆无脉**”；血运趋表就会使里更加虚寒，所以，就从下利变为“**利不止**”；里虚寒，胃肠虚寒就会出现“**干呕**”；胃肠虚寒加上津液大伤，神经不得津养就会“**烦**”，这一点和吴茱萸汤证是一样的。

因为白通汤有温里发汗的功效，既然用白通汤错了，就说明病人并没有表证。那么，接下来就应该用温里补津的药物，而不应该继续用有发汗解表作用的白通加猪胆汁汤方。

所以，根据近代医家胡希恕先生的考证，这里救误的方子应该是通脉四逆汤加猪胆汁汤方，就是说，正确的条文应该如下：

少阴病，下利，脉微者，与白通汤，利不止，厥逆无脉，干呕烦者，通脉四逆加猪胆汁汤主之。

个人认为，胡老的考证是对的，通脉四逆汤和白通汤的区别有两个：

第一，通脉四逆汤证没有表证，所以没有葱白。而方后的加减则表明当有表证的时候也可以加，而白通汤证因为有表证，所以，一定要有葱白才能解表。

第二，通脉四逆汤中有炙甘草。甘草是补津液的，而白通汤则没有甘草，就是说，病人的津液并没有大亏。

从这两点的区别可以知道，病人经过白通汤的发汗之后，津液亏损更加严重，这时候，再用白通汤加味肯定是错的。所以，正确的方法就是用通脉四逆加猪胆汁汤。

（二）白通汤的药理与运用

白通汤的组成：

生附子 8 克，干姜 8 克，葱白 4 茎。

白通汤是由附子、干姜、葱白三味药组成的。

葱白的药理

葱白，味辛，性温，归肺、胃经，功效是发汗解表、通达阳气、解毒、杀虫，主治感冒风寒、阴寒腹痛、二便不通，痢疾、疮痈肿痛、虫积腹痛。

《神农本草经》说："辛、平，主寒热中风，面目浮肿，出汗，又治伤寒骨肉碎痛，喉痹不通，益目睛，除肝中邪气，安中，利五脏，杀百药毒。"

《本草经疏》说："葱，辛能发散，能解肌，能通上下阳气，故外来怫郁诸证，悉皆主之。伤寒寒热，邪气并也；中风面目肿，风热郁也；伤寒骨肉痛，邪始中也。喉痹不通，君相二火上乘于肺也，辛凉发散，得汗则火自散而喉痹通也。肝开窍于目，散肝中邪热，故云归目。除肝邪气，邪气散则正气通，血自和调而有安胎安中利五脏之功矣。其曰益目睛，杀百药毒者，则是辛润利窍而兼解散通气之力也。"又说："病人表虚易汗者勿食，病已得汗勿再进。"

张元素：葱茎白专主发散，以通上下阳气，故《活人书》治伤寒头痛如破，用连须葱白汤主之；张仲景葱白治少阴病下利清谷，里寒外热，厥逆脉微者，白通汤主之，内用葱白，若面色赤者，四逆汤加葱白，腹中痛者，去葱白。成无已解之云，肾恶燥，即食辛以润之，葱白辛温，以通阳气也。

《日华子本草》说："治天行时疾，头痛热狂，通大小肠，霍乱转筋及贲豚气，脚气，心腹痛，目眩及止心迷闷。"

《用药心法》说："通阳气，发散风邪。"

《药学辞典》说："葱白效能发表和里，通阳活血，为发汗利尿药，齿痛杀虫药，又为兴奋祛痰药，兼作疮疡痛风诸证之包摄创面药。其作用入胃后能刺激胃黏膜，使胃液分泌增加，至肠能刺激肠黏膜，令其吸收作用强大，同时又能减少肠液分泌，使大便燥结，并可杀死小部分赤痢菌。入血中骤使血行增速，肾脏之血管元充血，而利尿作用十分增进，令全身积蓄过量之水分，迅速向肾脏迫出。同时支气管黏膜之分泌亦被激而增多，故可助痰之咳出。"

《冉季峰本草讲义》中说："辛甘发散为阳，辛甘而益之以温，则发表力更大……本条葱白味辛气平，平者在寒温之间者也，与西药碱性酸性之中和性一例。缪氏释平即为凉，未免强题就我。考《本经》有葱子，《别录》有葱汁，均曰辛温，《本经》并曰大温，则葱子、葱汁、葱白同属一体，虽葱白辛平，非温非大温，而其偏向温的方面，不偏身凉的方面，可无疑义。征之仲景用药凡例，其白通汤、四逆加葱白汤，均通阳回阳大剂，绝不用阴柔之品，稍参其间，反缓姜附之功。姜附回阳，回之阻滞而不回者，则借葱白能阳以助之，是葱白为阳药，而非阴药可知，何得强派性凉。若以所主多热郁之病，而牵附以为凉，则五苓散证为热证，桂为热药，未闻释是者，改桂为凉性。盖气化水行，水行热去，桂化气下行，可除热，则葱白通气外行，亦可除热，其何以异。此等功用推出义理，尚不了解，何药之可释耶。况葱白利尿之力甚大，凡药发表之力大者，利尿之力亦大，观麻黄、浮萍、木贼草各药，义可互证。盖发汗利小便，虽均向气分方面解说，而实血分中事。血压增高，血液循环迅速，则尿易于玛尔氏囊下出，汗易于由汗腺外出。所以然者，血中温度即气，气行则血行，血行则气化。葱白作用，既能活血，而其气尤胜，冲动力甚显著，多食令人晕，口秽臭，小便秽臭。他药通上通下，通里通外，多以就具气之本体性，而葱白则以所具气化之副作用胜。故非辛化，非温化，非清轻外化，非渗利下化，乃以特殊冲动之气化，此于发汗利小便各药队中，又别开一境界。"

综合以上讲解，葱白的功效可以总结为解表发汗利小便，强心活血通阳气，它和麻黄的功效基本相同。这也是把白通汤证列入麻黄汤证的阳虚变证范围的原因。

理解了葱白的药理，白通汤的药理也就清楚了。因为白通汤证的病理是里寒表闭，所以用生附、干姜温里除寒，用葱白发汗解表。

白通汤和四逆汤相比，两者之间相差的只是葱白和甘草而已。白通汤因为有葱白，所以有解表的作用；四逆汤没有葱白，所以，只有温里的作用。

清代医家钱潢在谈到四逆汤和白通汤的区别时说："（四逆汤）甘草所以缓阴气之急，和姜附而调护中州；（白通汤）葱则辛滑行气，可以通阳而解表邪。二者相较，一缓一速，故其治也，颇有缓急之殊。"

《经方临证指南》载有刘渡舟先生用白通汤治腹泻的医案，也非常有代表性。病人食用寒凉的食物之后引发腹泻，有比较典型的四逆汤证，刘老先用四逆汤治，病人服药后只是腹痛有所减轻，但腹泻却不能止，刘老改用白通汤之后，即脉起手温，腹泻即止。

这就说明病人肯定有肌表寒郁的症状，用四逆汤之后，腹部微温而表未解，而人体为达到解表的目的，仍加速胃肠蠕动，希望通过自身的体气来达到解表的目的，所以，病人就仍有腹泻的症状，这一点和表解则里自通的原理是一样的。只有表解之后，元气方能斡旋入里，因为表未解，所以里不通，腹泻的症状就仍然存在。

刘老在这个医案后面说："临床在治疗阳虚性下利肢厥而用四逆汤不效时，可以考虑白通汤治疗。"

刘老的这句话，就是在提示我们，当病人表现为非常明显的四逆汤证时，用四逆汤没有达到预期的效果，就要考虑病人是否有表证而我们没有发现，从而改用白通汤来治疗。

事实上，因为病理是里怯表实，里怯不足，无力鼓动体力以祛外邪，所以，很少发热，也正是因为这样，表实的症状有时候就难以发现。对于这一点，要通过仔细观察和问诊来发现，比如说，病人近期是否有受寒感冒的经历、是否有形寒饮冷而伤肺的行为等。

像刘老的那个医案，个人就怀疑病人有可能是食用寒凉食物之后，同时伤及胃肠与肺，伤及胃肠则腹泻，伤及肺则有表实，所以，白通汤就是对症的方药。当然，这也只是一种推测，因为人体的体气各有异同，所以，生病之后，表现出来的症状也千差万别。可见，临床时，最重要的还是要找出真正的病理所在。

（三）医案点评

案一:《俞长荣医案》

雷某，男，20 岁，未婚。素常清早入河中捕鱼。一次，偶感风寒，有轻微不适，自认为年壮体健不以为意，仍旧涉水捕鱼。回家时便发寒战，四肢逆冷，腹痛自利，口干舌燥。先请某医治疗。某医认为阴寒证，但又考虑口干舌燥，未敢断定，建议请我会诊。病人恶寒倦卧，但欲寐，偶醒即呼口燥，索饮热茶，脉沉微，尺部更弱。我说：此少阴阴盛阳越证，急须人参四逆加葱白救治……少阴证为何不用四逆汤而用人参四逆加葱白（即白通汤加味）？其关键正是由于口干舌燥。因本证是阴寒内盛，津液大亏（因自利），孤阳无依而上越，所以口虽燥而喜热饮。故用干姜、附子、炙甘草扶阳温中散寒，加人参救津液，并须借葱白之辛烈直通阳气。遂处：炮附子 12 克，干姜 9 克，炙甘草 6 克，横纹潞 30 克，葱白 3 茎。水煎分两次服。服完，利止，手足转温，诸症均愈。按语：少阴病证具，同见口干舌燥，为虚阳外越之候，故虽燥而喜热饮。用白通汤通彻上下，顺接阴阳。加人参者，是久利以救阴之法。

[**点评**] 本案中，病人的病理就是典型的里虚寒而外表实。

案二：刘宇先生医案（《山东中医药大学学报》1977 年）

刘某，男，12 岁，学生。每晨起头痛绵绵，自汗，精神倦怠，畏寒喜热，舌淡苔白，脉沉细无力。至中午不治则自愈。请某中医诊治，按气虚头痛，屡治无效，严重影响学习。笔者按阳虚头痛，用白通汤加炙甘草，两剂而愈。处方：熟附子 6 克，干姜 4.5 克，炙甘草 4.5 克，葱白 2 枚。

[**点评**] 本案中，病人是比较典型的里虚寒而外表闭，病人之所以头痛，是因为表闭引起的，而自汗则是因为身体功能为解表而自救的结果。

案三:《赵清理郁证调治与医案医话》

病人姜某，男，49 岁，1976 年 11 月 18 日初诊。病人下痢已三载，服中药近百付，但效果欠佳。下痢色青，腹痛即便，便后舒畅，西医谓其结肠过敏所致，但治之亦乏良效。查其舌淡苔白，有齿痕，脉沉细。此为脾肾阳虚、阴寒偏盛之证。投以白通汤原方治之，以观后效。处方：干姜 12 克，附片 10 克（先煎），葱白 6 根。3 剂，水煎服。3 日后复诊，下痢大减，便色转黄，舌淡苔白，脉缓。上方加灶心土 30 克，继服 3 剂。11 月 26 日三诊：言服上方后下痢已止，腹亦不痛，唯增口渴、烦躁之症，遂予上方去附片，加炒白芍 15 克，继服 4 剂巩固疗效。12 月 2 日四诊：下痢一直未作，口渴、烦躁亦不明显，嘱其长用人参健脾丸以资善后。按：白通汤功擅破阴回阳，宣通上下，药专力大。本方名曰白通，谓葱白能通阳气故也。该方贵通阳之气，治少阴虚寒下痢，用之得当，确有良效。

[**点评**] 1985 年《中医杂志》里面也曾说："遇阳虚寒凝而便闭不通者，用白通汤（附子 30 克，干姜 10 克，葱白 4 寸）治疗，其效甚捷。盖白通汤主少阴病下利，但临床实践亦确能温通泻下。此乃变法。"赵清理先生的医案和《中医杂志》里面的说法，都是温里解表，表解则里自通的原理。

案四:《豫章医粹》

1912 年 8 月间，本埠草头坪黄某之妻，初患阴霍乱，上吐下泻，昏聩不省人事，四肢厥如冰。前医用姜附四逆汤，入口即吐，不能下咽，继投大剂补药，罔效。求治于先生，先生诊曰：药虽对证，然方中甘草不可服，甘草味甜，呕家最忌，即去甘草，易葱白 4 茎以通阳，服之而愈。

[**点评**] 本案和上面刘老的那个医案有异曲同工之妙，也是用四逆汤无效而用白通汤有效。

第五十二讲　阳虚里寒证

桂枝汤变证、麻黄汤变证，都是少阴与太阳合病，就是说，既有少阴的里虚寒病，又有太阳表病。

本讲是比较纯粹的少阴病，即病理比较纯粹的里虚寒病。

里虚寒病可以分为三类：第一，以附子为主药的阳虚类，如大乌头煎证；第二，以干姜为主药的里寒类，如甘草干姜汤证；第三，阳虚与里寒同见类，如干姜附子汤证和四逆类汤证。

也就是说，少阴病的基础病理是阳虚和里寒，主要可以分为两种：一是以附子为主药的阳虚类；二是以干姜为主药的里寒类。

一、大乌头煎证

（一）大乌头煎证的病理与症状

大乌头煎证的病理是里阳虚严重，即血运严重不畅。

【条文】

腹痛，脉弦而紧，弦则卫气不行，即恶寒，紧则不欲食，邪正相搏，即为寒疝。绕脐痛，若发，则白汗出，手足厥冷，其脉沉弦者，大乌头煎主之。

【解读】

条文中提到了8个症状，即“腹痛”“脉弦而紧”“恶寒”“不欲食”“绕脐痛”“手足厥冷”“白汗出”“邪正相搏”。

这里面，“腹痛”“脉弦而紧”“恶寒”“不欲食”“绕脐痛”“手足厥冷”比较容易理解，这些都是典型的阳虚症状，而“白汗出”“邪正相搏”就相对比较难以理解。

1. 白汗出

李今庸先生认为，这里的“白汗”就是“魄汗”“迫汗”。

鲍彪说：“白汗，不缘暑而汗也。”就是说，“白汗”是指不因暑热而汗出，即因他故相迫而使汗出。

丹波元简说：“案《阴阳别论》白汗，王氏释为流汗。淮南修种植园训云：奉一爵酒，不知于色。挈一石之尊，则白汗交流。此云白汗出者，盖不堪痛苦之甚而汗出也。”

陆渊雷先生说：“《素问·阴阳别论》作魄汗，丹波引在白汗，盖失检。《生气通天论》亦有魄汗未尽之文，唯《经脉别论》云：真虚病心，厥气留薄，发为白汗，则作白，魄白声近义通，皆谓有所逼迫而汗出也。”

所以，这里的“白汗出”就是迫汗出的意思，指因里虚寒痛甚导致出汗。这一点，和吴茱萸汤证的出汗病理是一样的，都是因为里虚寒疼痛，也就是常说的“疼得冒冷汗”。

2. 邪正相搏

“邪正相搏”字面上的意思是正邪相争，其实就是阵发性的意思，指正胜时正常，邪胜时就痛。

这一点和小柴胡汤证的“邪气因入，与正气相搏，结于胁下，正邪分争，往来寒热，休作有时”是一致的。因此，“邪正相搏”的特点就是“休作有时”，也就是阵发性。

大乌头煎证的病理是里阳虚严重，即血运严重不畅。因为里阳虚严重，所以出现了阵发性的腹部寒痛，而且经常是脐周疼痛；因为疼痛特别厉害，所以，痛的时候全身冒冷汗；因为血运不畅，所以，又有恶寒、四肢厥冷等症状。

（二）大乌头煎的药理与运用

大乌头煎的组成：

乌头 30 克。

方后注：水 600 毫升，煮取 200 毫升，去滓，纳蜜 400 毫升，煎令水气尽，强人服 140 毫升，弱人服 100 毫升，不瘥，明日更服，不可一日再服。

大乌头煎只有两味药，就是乌头和蜜。而关于本方的运用，历代文献也有很多记载，例如：

东洞翁说："大乌头煎，治毒绕脐绞痛，或自汗出，手足厥冷者。"

《方机》说："（大乌头煎）治腹痛，自汗出，手足厥冷，脉沉弦者。"

《类聚方广义》说："寒疝腹中痛，叫呼欲死，面色如土，冷汗淋漓，四肢拘急，厥冷烦躁，脉弦迟者，用此方（大乌头煎）即吐水数升，其痛立止。此古方之妙，有非后人所能企及者。"

（三）医案点评

案一：魏龙骧先生医案（《中医杂志》1978 年）

沈某，50 余岁。有多年宿恙，为阵发性腹痛，因旧病复发，自外地来京住我院。诊为"胃神经官能症"。自述每发皆与寒凉疲劳有关。症见腹痛频作，痛无定位，唯多在绕脐周围一带，喜温可按，痛甚以致大汗出。查舌质淡，苔薄腻而滑，脉沉弦。证为寒气内结，阳气不运。曾投理中汤，药力尚轻，不能胜病，非大乌头煎不可。故先小其量以消息之。乌头用 4.5 克，以药房无蜜，权以黑豆、甘草代之。2 剂后，腹痛未作，知药证相符，乌头加至 9 克。4 剂后复诊，腹痛未复发，只腹部微有不适，腻苔已化，舌转嫩红，弦脉缓和，知沉寒痼冷得乌头大热之品，涣然冰释矣。病者月余痊愈出院。

[点评] 本案中，首先，病人是多年的宿疾、阵发性疼痛、发作与寒凉有关、部位在脐周、痛时迫汗出、喜温喜按，用理中汤力所不逮，这些要点结合起来，就是典型的乌头煎证。

案二：《何绍焜医案》

何绍焜自患疝气 10 余年来，至 40 岁时，始服此方，10 余年来未再发。

乌头300克，水10碗，文火煎至2碗，去渣。精制蜜（蜂蜜）500克，将药汁纳入，文火再煎，令至水气去尽，以瓦器盛之。日服3次，以开水调服，1料药可服20日。

［**点评**］本案所说的疝气，是指睾丸肿痛，它和寒疝腹痛一样，都是寒气搏结不散、阳气不行引起的。

二、甘草干姜汤证

（一）甘草干姜汤证的病理与症状

甘草干姜汤证的病理是里寒，简单点说，就是脏器虚寒，即血运不畅、脏器功能低下。

【条文】

1.肺痿，吐涎沫而不咳者，其人不渴，必遗尿，小便数，所以然者，以上虚不能制下故也。此为肺中冷，必眩，多涎唾，甘草干姜汤以温之。若服汤已渴者，属消渴。

2.伤寒脉浮，自汗出，小便数，心烦，微恶寒，脚挛急，反与桂枝汤，欲攻其表，此误也。得之便厥，咽中干，烦躁，吐逆者，作甘草干姜汤与之，以复其阳。若厥愈，足温者，更作芍药甘草汤与之，其脚即伸。若胃气不和，谵语者，少与调胃承气汤。若重发汗，复加烧针者，四逆汤主之。

3.问曰：证象阳旦，按法治之增剧，厥逆，咽干，两胫拘急而谵语？

师曰：夜半手足当温，两脚当伸，后如师言，何以知此？寸口脉浮而大，浮则为风，大则为虚，风则生微热，虚则两胫挛。病证象桂枝，因加附子参其间，增桂令汗出，附子温经，亡阳故也，厥逆咽中干，烦躁，阳明内结，谵语，烦乱，更饮甘草干姜汤，夜半阳气还。两足当热，胫尚微拘急，重与芍药甘草汤，尔乃胫伸，以承气汤微溏，则止其谵语，故知病可愈。

【解读】

这3条条文，只有第1条才是甘草干姜汤证的真正条文。

只要理解了第1条，其他两条中用甘草干姜汤的原因也就清楚了。

1. 第1条的首句是“肺痿”

关于“肺痿”，前面在讲肺痈的时候提到过，可是，那里“肺痿”的症状和现在这条条文“肺痿”的症状是完全不一样的。

前面讲过，肺痿是津伤严重而肺虚热，肺痈是津伤而肺实热。一个着重点在津伤，一个着重点在肺热。而且它的病理是“热在上焦”，症状主要表现是“咳”，而这里，条文则明确说是“吐涎沫而不咳”。

就是说，“肺痿”有两种：一是肺痈篇提到的，是虚热津伤型的“肺痿”，也就是后世常说的肺虚热或肺痿热证，它的治法就是清热生津，这是麦门冬汤证；二是虚寒型的“肺痿”，也就是后世常说的肺中冷或肺痿寒证，它的治法是温中守液，这是甘草干姜汤证。

2. 第1条提到的症状

（1）不咳和不渴

“不咳”“不渴”是不可以作为症状的，只能作为一种相互之间的鉴别，是用来和虚热津伤型肺痿做比较的。病人如果属于虚热津伤型，那就必然是“咳”和“渴”的。

病人“不咳”“不渴”，这就表明内无热和津不伤，这可能是正常的表现，也有可能是内有寒证的表现。

而条文中提到的“服汤已渴者，属消渴”，也是一种鉴别的方法。

甘草干姜汤是热药，如果病人是虚寒性疾病，服用后自然就药到病除了，即使出现口渴，症状也极为轻微；但是，如果是误诊，病人根本就不是虚寒证，而是内有实热，热者热之，那就势必导致胃肠热盛而出现严重口渴的症状。

（2）必眩

“必眩”指的是有眩晕的症状。

眩晕更多是因为水液积聚或内有痰湿引起的。对于虚寒性肺痿来说，也就是条文中所说的“**肺中冷**”，肺脏虚寒，肺部血瘀，肺循环不好，自然就会引发水运不行、水道失调，就会出现眩晕的症状。不仅如此，在讲小半夏汤证的时候讲过，这也是一种胃寒有水饮的表现。

（3）多涎唾

“**多涎唾**”是胃寒有水饮的表现，在这里，其实和肺寒也有一定的联系，就是和肺不能摄津有关。

（4）必遗尿，小便数

前面讲过，肺热是可以引发这些症状的，是肺循环加速，经肾的血液增多所引发的；相反，肺寒也有可能引发遗尿和小便数，这是血液运行不畅、失去控制引起的，也就是条文所说的“**以上虚不能制下故也**”，即常说的“肺金不用，气化无权”。

实际上，这也是肾虚寒的一种表现。因为肺寒，导致血运不畅，不仅影响了胃，也影响了肾，影响了全身各大器官，从而引发一系列的症状，前贤就把这些全部总结为气化的作用。

3. 第2、3条条文提到的症状

（1）厥

“**厥**”是指四肢厥冷，这是血运不畅引起的，也是体内虚寒的一种表现。

（2）吐逆

“**吐逆**”可以是胃热的表现，也可以是胃寒的表现，这里自然就是胃寒的表现。

（3）烦躁

“**烦躁**”是津液不能濡养神经所引发的症状，热盛津伤或津液不行都有可能引起烦躁，这里自然就是津液不行所引发的。

（4）咽中干

咽喉部是人体需要津液最多的地方，如果咽喉得不到足够的津液濡养就会出现咽中干的症状，所以，热盛津伤或津液不行都有可能引发咽中干，这里自然也是津液不行所引发的。

理解了上面4个症状背后的病理，也就理解了第2、3条为什么要用甘草干姜汤了。

（二）甘草干姜汤的药理与运用

甘草干姜汤的组成：

甘草（炙）31克，干姜（炮）15克。

甘草干姜汤只有两味药，就是甘草和干姜。

干姜味辛性热，能兴奋人体脏器的功能、消除功能性麻痹，使其恢复正常；炙甘草的功效是补津，在这里，之所以要双倍于干姜，是因为用了干姜之后，身体功能兴奋、血运加速，消耗津液比较多，重用炙甘草，不仅能补充津液，还能使干姜的热力更为持久。

因为甘草干姜汤能温里补津，所以可广泛用于各种虚寒性疾病，如肺痿、咳喘、过敏性鼻炎、胃痛脘胀、消化道溃疡、泄泻、衄血、便血、遗尿、小便失禁、痛经等。

（三）医案点评

案一：张应瑞先生医案（《江西中医药》1960年）

聂某，女性，45岁。1951年春，产后失调，体渐瘦羸，面色苍白，头眩晕，时唾白沫，咽干口淡，夜不安卧，舌无苔少津液。前医误认为血亏阴伤，曾以大剂养血滋阴，佐以化痰之剂，治疗旬余而病不减，唾沫增剧，神疲体乏。余诊其两脉细缓，右寸且弱，证属肺痿，遵仲景法，投以甘草干姜汤，暖中摄液。处方：干姜6克，甘草15克。晨进一剂，日方午唾大减。再进一剂，唾沫停止，安然入睡，翌日方醒，续进滋肺补气之剂，调养数日而愈。

[点评] 本案中，病人出现产后失调，体渐瘦羸，面色苍白，头眩晕，时唾白沫，咽干口淡，夜不安卧，舌无苔少津液等，都是甘草干姜汤证的典型症状。我们利用症状来辨证，不是单靠一个症状，而是从一系列症状出发，进行综合判断的。

案二：《治验回忆录》

刘君，30岁，小学教师。患遗尿证甚久，日则时有遗出，夜则数遗无间，良以为苦。医咸认为肾气虚损，或温肾滋水而用桂附地黄丸，或补肾温涩而用固阴煎，或以脾胃虚寒而用黄芪建中汤、补中益气汤，其他鹿茸、紫河车、天生黄之类，均曾尝试，有效有不效，久则依然无法治。吾见前服诸方，于证未尝不合，何以投之罔效？细诊其脉，右部寸关皆弱，舌白润无苔，口淡，咳唾涎，口纳略减，小便清长而不时遗，夜为甚，大便溏薄，审系肺脾肾三脏之病。但补肾温脾之药，服之屡矣，所未服者，肺经药耳。复思消渴一证，肺为水之高源，水不从气化，下注于肾，肺虚不能制约，则关门洞开，是以治肺为首要，而本证亦何独不然。景岳云："小水虽利于肾，而肾上连肺，若肺气无权，则肾水终不能摄，故治水者，必先治气，治肾者必先治肺。"本证缘于肾，因知有温肺以化水之治法，又甘草干姜汤原有治遗尿之说，更为借用有力之依据，遂疏甘草干姜汤。处方：炙甘草24克，干姜9克（炮透）。3日后，尿遗大减，涎沫亦稀，再服5日，而诸症尽除。然以8日服药16剂，竟愈此难治之证，诚非始料所及。

[点评] 本案中，病人除了遗尿之外，还有咳唾涎、大便溏薄等虚寒性表现，其他的如不欲饮水、手足厥冷等都可以作为判断的依据。

案三:《岳美中医案集》

阎某，男性，21岁。素患鼻衄，初未介意，因长途出车，车生故障，修理三日始归家，当晚6时许开始衄血，势如涌泉，历5个多小时不止，家属惶急无策，深夜叩诊。往视之，见病人头倾枕侧，鼻血仍滴沥不止，炕下盛以铜盆，血盈其半，病人面如白纸，近之则冷气袭人，抚之不温，问之不语，脉若有若无，神志已失，急疏甘草干姜汤：甘草9克，炮干姜9克。即煎令服，2小时后手足转温，神志渐清，脉渐出，能出语，衄亦遂止，翌晨更与阿胶12克，水煎日服二次，后追访，未复发。

[点评] 本案中，病人除了衄血之外，还有"面如白纸，近之则冷气袭人，抚之不温，问之不语，脉若有若无"等非常典型的体内虚寒表现。

案四:《张志民医案》

病人男性，11岁。初诊：夜间遗尿，自幼及今，服过许多单方及求医多处无效。近两年来，时患鼻衄，家长以为儿童常与人打架受伤所致。病人面㿠，手指阴冷，小便清长，每周遗尿三四次；时常鼻衄，血小板正常。曾服四生丸半个月，鼻衄七八次，血色鲜红，用冷水毛巾覆盖面额，血仍不能止。鼻衄遇冷反剧，非血热妄行；遗尿服四生而反频，说明药不对证。舌质淡，苔薄白，脉沉细。试用甘草干姜加阿胶、艾叶。干姜用 9 克，余 3 味各 6 克，服 3 剂，未见再衄，继服 5 剂，遗尿亦止，获效出乎意料。

[**点评**] 本案中，病人是遗尿与鼻衄同见，和下面个人医案的腹泻与鼻衄同见，它们的病理相同，治法也相同。像这种遗尿与鼻衄同见或腹泻与鼻衄同见，也是从侧面帮助我们进行判断的方法。

案五：笔者医案

林某，中寒之体，平素大便不成形，且时有鼻衄。察其舌淡有齿痕，方用桂枝汤原方加半夏、茯苓，连服 10 剂，有效，但不甚佳。因其为中寒之体，改用甘草干姜汤，嘱其自购干姜、甘草各 500 克，日取 6 克，自行煎服。服药初期，反出现鼻衄，余谓无须惊慌，此乃血温得行之佳兆，继服则当自愈。十数天后，腹泻及鼻衄皆愈，饭香人胖。

三、干姜附子汤证

（一）干姜附子汤证的病理与药理

干姜附子汤证的病理是阳虚里寒，它是甘草干姜汤证的进一步发展。它与白通汤证相比，一个是纯粹的里虚寒，一个是里虚寒兼表病。

【条文】

下之后，复发汗，昼日烦躁不得眠，夜而安静，不呕，不渴，无表证，脉沉微，身无大热者，干姜附子汤主之。

【解读】

条文的首句是“**下之后，复发汗**”。

就是说，先是苦寒攻下，然后解表发汗，苦寒攻下就会导致里寒，解表发汗则阳虚，所以，病理就是阳虚而里寒。

病理是阳虚里寒，所以，就出现“**不呕，不渴，无表证，脉沉微，身无大热**”等症状。

这里面，最难理解的是“**昼日烦躁不得眠，夜而安静**”这句话。

对于这句话，前辈医家有的不评讲，有的则语焉不详。个人认为，正确的表述应该是“昼日烦躁，夜而安静，不得眠”。简单点说，就是病人出现烦躁和失眠的症状。

为什么会出现烦躁和失眠的症状呢？

其实也很简单，它和甘草干姜汤证中出现“烦躁”是一样的，都是因为人体神经得不到血液和津液濡养引起的，而病理则是阳虚里寒。

病人阳虚里寒，所以全身血运、水运不畅，从而导致血与津不足以营养全身，神经不得血与津的濡养，就会出现烦躁；而白天，因人体需要的血与津液更多，神经不得濡养的程度更加严重，所以就出现了“昼日烦躁”。

反之，夜里人体休息，身体需要的血和津液相对昼日较少，脑神经得血与津的濡养就相对较多，所以就“夜而安静”。但是，神经得不到津液濡养的病理依然存在，神经得不到濡养，所以就“不得眠”。

甘草干姜汤证也有烦躁的症状，在所举的张应瑞先生的医案中，病人的症状中也有“夜不安卧”，这些道理是相通的，只不过，干姜附子汤证的阳虚里寒程度要远比甘草干姜汤证严重，所以，它的烦躁和不得眠的症状要比甘草干姜汤证严重得多。

（二）干姜附子汤的药理与运用

干姜附子汤的组成：

干姜 15 克，生附子 15 克。

方后注：顿服。

干姜附子汤只有两味药，就是干姜和附子。

这里面，附子强心促血运补阳虚，干姜温脏器助血运除里寒，对于阳虚里寒的病理，本方可以用恰到好处来形容。

对于附子和干姜来说，它们都是温热类药物，也都是作用于全身的药物，但是，这两者是有一定区别的。

附子的功效是强心促血运，它主要用于阳虚，对于人体的脏器来说，主要作用于心脏、肾脏和血脉等；干姜则是温里祛寒，它的功效主要是祛寒，对于人体脏器来说，主要作用于肺、胃、肠、脾等。理解了这一点，对于这两味药的运用，就会更加得心应手。

干姜附子汤证和白通汤证相比，一个是纯粹的阳虚里寒，一个是里虚寒兼有表证。简单点说，如果有干姜附子汤证，又有表证的话，就要用白通汤。所以，干姜附子汤证和四逆汤证的区别，就和白通汤证与四逆汤证的区别一样，一个是急，一个是缓。

四逆汤里面有甘草，虽然补津的效果更好，但也因此使药效变缓，这在急救中是有一定缺点的，因为治疗的原则是“急则救阳，缓则济阴”，和“强心重于增液”的道理一样。

最后，因为干姜和附子都是温热的药物，处理不当的时候也会出问题。《干姜附子汤中毒反应及处理》一文中说：一人因怯寒甚而自服干姜附子汤（附子 60 克，干姜 30 克）2 剂，遂致舌麻，通身灼热，面赤，头昏眼花，后用滋阴降火药（知、柏、龟板等）数百剂无效，至我诊治时已舌麻 4 年，头亦麻木发胀，耳鸣，早上齿衄，夜难入寐，皮肤时发痒疹，搔之出水，易感，肢冷，舌边青紫瘀斑显露，脉右迟缓、左沉细。此系大剂附子中毒反应，其热毒入血，令血脉瘀阻，而阳气虚之体质并未因附、姜而得以改变，故首选专解乌头附子毒的防风，合解百毒的甘草为主，配以大剂丹参、生地黄、白鲜皮、白蒺藜，活血通瘀，宣痹止痒，加玉屏风散固扶卫气以治本，前后共服 24 剂，诸症痊愈。本例关键在于须认识附子中毒反应与处理方法。

（三）医案点评

案一：《伤寒九十论》

一妇人，得伤寒数日，咽干，烦渴，脉弦细。医者汗之，其始衄血，继而脐中出血，医者惊骇而遁。予曰：少阴强汗之所致也。盖少阴不当发汗，仲景云：“少阴强发汗，必动其血，未知从何道而出，或从口鼻，或从耳目，是为下厥上竭，此为难治。”仲景云无治法，无药方，予投以姜附汤数服，血止。后得微汗愈。按：本少阴证而误汗之，故血妄行，自脐中出，若服以止血药，可见其标，而不见其本，予以治少阴之本而用姜附汤，故血止而病除。

［点评］本案中，病人本来是少阴病的里寒证，也就是甘草干姜汤证，病人里寒，本来应该温里祛寒，而医者没有仔细地辨证，就采用发汗的办法，汗多亡阳，从而出现了阳虚里寒的病理；至于衄血，有里寒的病理，就存在衄血

的可能性。现在，病人里寒又加误汗，脾不统血，就出现“未知从何道而出，或从口鼻，或从耳目”的衄血。

案二：李肇悍先生医案（《新中医》1987 年）

李某，男，40 岁，1986 年 4 月 16 日就诊。6 天前患风寒感冒，经治诸症悉减，但遗留咽痛，曾口服红霉素及肌注青霉素，咽痛不但不减，反而加重，甚至不能进食及讲话。刻见面色苍白，身冷恶寒，口淡不渴，不思饮食，微有咳嗽，咳吐少许白色痰液。查咽颊部不红不肿，扁桃体不大，咽后壁无滤泡增生。舌淡苔白，脉沉紧。证属阳虚外感寒邪，滞结于咽部。法当温阳散寒，投干姜附子汤为治。处方：熟附子 15 克，干姜 10 克，2 剂，久煎频服。药后咽痛大减，已能进食、言谈。嘱其将原药服完，遂告痊愈，随访至今未复发。

按语：咽痛一证，以阳盛较多，但寒性咽痛并不罕见，临床以咽部不红不肿、不渴不热为主症。本案咽痛属寒湿之邪阻滞咽部，经络受阻，阳气不屈所致。故用辛散温通之干姜、附子通经络、散寒湿、止疼痛而愈。

［**点评**］本案中，病人的咽痛病理也符合阳虚里寒的标准，而之所以导致咽痛，也是血与津液无法濡养神经所引起的。

案三:《名医类案》

李东垣治一人，恶热目赤，烦渴引饮，脉七八至，按之则散，此无根之火也。与姜附加人参服之愈。

［**点评**］本案说的是真寒假热的情况。

四、四逆汤证

（一）四逆汤证的病理与症状

四逆汤证的病理是阳虚里寒津伤。

【条文】

1. 少阴病，脉沉者，急温之，宜四逆汤。

2. 大汗出，热不去，内拘急，四肢疼，下利厥逆而恶寒者，四逆汤主之。

3. 大汗，若大下利而厥冷者，四逆汤主之。

4. 霍乱，呕、吐、下利清谷，手足厥冷，脉沉而迟者，四逆汤主之。

5. 吐利、汗出、发热、恶寒，四肢拘急，手足厥冷者，四逆汤主之。

6. 既吐且利，小便复利，而大汗出，下利清谷，内寒外热，脉微欲绝者，四逆汤主之。

7. 呕而脉弱，小便复利，身有微热，且厥者，难治，四逆汤主之。

8. 病发热头痛，脉反沉，若不差，身体疼痛，当救其里，宜四逆汤。

9. 少阴病，饮食入口则吐，心中温温欲吐，复不能吐，始得之，手足寒，脉弦迟者，此胸中实，不可下也，当吐之。若膈上有寒饮，干呕者，不可吐也，急温之，宜四逆汤。

10. 伤寒，医下之，续得下利，清谷不止，身疼痛者，急当救里，后身疼痛，清便自调者，急当救表，救里当四逆汤，救表宜桂枝汤。

11. 下利腹胀满，身体疼痛者，先温其里，乃攻其表，温里宜四逆汤，攻表宜桂枝汤。

【解读】

这 11 条条文中，关于症状的描述主要分为四类：一是脉象；二是里寒的症状；三是阳虚的症状；四是津伤的症状。

1. 脉象

第 1 条和第 8 条的“脉沉”和“脉反沉”、第 4 条的“脉沉而迟”、第 6 条的“脉微欲绝”、第 7 条的“脉弱”、第 9 条的“脉弦迟”。

不管是脉沉、脉迟、脉弱，还是脉微欲绝、脉弦迟，都是阳虚里寒津伤的病理表现。

2. 里寒

第 2、3、4、5、6、10、11 条的“下利”“大下利”和“利”，第 4、6、7、9 条的“呕”和“吐”。

下利是肠寒的典型表现，而这里的呕吐则是典型的胃寒致吐。

理解了四逆汤证病理的里寒这一点，因为胃肠虚寒而出现朝食暮吐、下利泄泻，甚至二便不通、胸膈痞满、饮食不下、时时欲呕，即俗谓的“阴结”之病，用四逆汤加半硫丸来治疗也就可以理解了。

前面讲过，大承气汤证也有可能出现大便闭、胸膈满、时欲呕等症状，但是大承气汤证是“阳结”，这两者区别起来还是比较容易的。

至于其他因里寒导致脾不统血所引发的吐血、衄血、大便下血，也同样可以理解，因为这些是甘草干姜汤的主治范围。

3. 阳虚

第1条的“急温之”，第2条的“大汗出，热不去”和“厥逆而恶寒”，第3条的“厥冷”，第4、5条的“手足厥冷”，第7条的“厥”，第9条的“手足寒”。

这些条文提到的内容基本都是一个意思，就是手足厥冷和汗多，这是阳虚的典型表现。

4. 津伤

第2条的“内拘急，四肢疼”，第5条的“四肢拘急”，第8、10、11条的“身体疼痛”。

四肢拘急和身体疼痛都是血与津不足，无法濡养人体神经所引起的，所以，这两个症状就是津伤的典型表现。

理解了四逆汤证的阳虚津伤病理之后，病人心脏功用不足，血运不畅，津液亏损，导致四肢出现厥逆、疼痛、拘急，甚至爪甲皆青、心动悸等就容易理解了。

不仅如此，如果病人心脏功用严重不足，出现心衰，心阳一虚，那么，经常性的背部恶寒，即背后发冷，也就有可能出现，甚至在病人高热的情况下，也同样可出现背部恶寒，且范围局限在后心部位，这时候就必须用参附以温心阳；同时，心衰之后，肺部瘀血，组织缺氧，就会出现“短气不足”，这些也同样在情理之中。

因为血运不畅、津液亏损，不能濡养神经，那么，病人出现精神萎靡、懒于言语、烦躁等症状，甚至因为中枢神经失养则可见种种脑危象，也同样在情理之中。

（二）四逆汤的药理与运用

四逆汤的组成：

生附子 8 克，干姜 12 克，炙甘草 15 克。

四逆汤就是甘草干姜汤加附子而成，也可以看成是干姜附子汤加上甘草而成。

本方用干姜温里祛寒，用附子强心补阳，甘草补津濡养，同时又有缓姜、附辛烈之性，使药力更为持久的作用。这三者合用，能使全身脏器得温、血运得畅、肌肤及神经得养，自然也就诸症皆愈了。

四逆汤能温里祛寒、回阳救逆，所以，在临床上应用非常广泛，主要用于急性胃肠炎（霍乱）、心衰竭、心肌梗死、虚寒久泻，以及因误汗、过汗所致的休克等各种病证。

（三）医案点评

案一：《名方广用》

韩氏老妇，70 余岁，因暑热于冷地乘凉，加之多食瓜果，突患吐泻，状似霍乱，胀痛难忍，继则呕而不吐，泻而无物，身体微热，四肢厥冷，诊其脉象沉微，呼吸微弱，知真寒假热，阳气将暴脱，即施以四逆汤一剂。服后一时许，干呕虚泻停止，少进热食而安睡。次日复诊，病人神情自如，令其饮食调养而愈。按：急性肠胃炎，古谓霍乱，不论真假霍乱，吐泻脱水、阳气暴脱、四肢厥冷、脉沉微者，服之即可转危为安。

［点评］本案中，病人吐利交作、四肢厥冷、脉象沉微、呼吸微弱，这是典型的阳虚里寒津伤病理表现。

案二：《经方临证指南》

罗某，男，50 岁。夏暑天热而汗出颇多，自觉燥热干渴。入夜又行房事，事后口渴更甚，乃持杯大口饮凉水，不多时便觉小腹急痛，阴茎内抽，手足发凉。次日来诊，其脉沉而弱，舌质嫩苔白。此少阴阳虚而受阴寒之重症，急当回阳散寒以救逆。附子 12 克，干姜 10 克，炙甘草 10 克，小茴香 6 克，荜澄茄 6 克。服药仅一剂，则痛止厥回而安。

［点评］本案中，病人房事伤津，又服冷水伤胃肠，所以出现了阳虚里寒津伤的表现。

案三:《名方广用》

杜某，男，36岁。泄泻4年之久，查无病因。每日2～3次稀便，伴有腹痛，多方求治，效果不佳。诊见四肢清凉，舌润唇淡，脉象沉细。治与四逆汤，令服3剂，服后自觉腹中舒适，泄泻减少。然便仍稀薄，继与理中汤4剂，服后泄泻渐止，大便成形，遂令其改服理中丸，隔日一丸，两周后告愈。

［点评］本案中，如果病人只是里寒泄泻，用甘草干姜汤就可以了，可是又出现了四肢清凉的肢厥症状，以及沉细的脉象，这是里寒阳虚津伤，所以，就要用四逆汤治疗。

案四:《刘绍武三部六病传讲录》

40年前，吾曾在经坊煤矿遇到一少年病人，表现为头项强痛，发热恶寒，一派太阳病证，似觉辨证容易，遂用辛凉解表药，3剂后，热象加重，体温不减，引起我的思索。观其证是太阳病，为何用治太阳病的方剂无效呢？再详细观察，始见病人两眼瞳孔散大至角膜边缘，这是真阳外现的假太阳病。瞳孔散大指出判断路线，随即用四逆汤加山萸肉，方用：附子10克，干姜15克，甘草10克，山萸肉60克。1剂脉静身凉，后服3剂而愈。此病例提示我们，三阳皆热、三阴皆寒是一般规律，亦有三阴之热的特殊现象，必须认真分辨。三阳皆热是邪热，三阴之热是真阳外越的现象。

按：刘老认为，病人有3个危险证候，脑死、心死、肺绝，均不容忽视。瞳孔散大是脑死先兆，脉微欲绝是心死之象，呼吸短促是肺绝之候，这都关乎病人的生死存亡，必须认真诊治，否则祸不旋踵。

［点评］本案非常有代表意义，临床虽然比较少见，却不能忽视。

五、四逆加人参汤证

（一）四逆加人参汤证的病理与症状

四逆加人参汤证的病理是阳虚里寒且津伤严重，它是四逆汤证的进一步发展。

【条文】

恶寒脉微而复利，利止，亡血也，四逆加人参汤主之。

【解读】

条文是在霍乱篇，这是前提条件，就是说，真正的条文如下：

霍乱，恶寒脉微而复利，利止，亡血也，四逆加人参汤主之。

《伤寒论今释》说："恶寒脉微而复利，霍乱之通常证候也，其有利自止者，乃因亡血而无所复利之故，非病之欲解。此其病，视利不止者尤急，故主四逆加人参汤。盖霍乱所下，多为血清，由肠管倒吸血液而出，故曰亡血，非谓见红之失血证也。《金鉴》改利止为利不止，改亡血为亡阳，乃不知病理之误。"

这里的"利止"并不是真正的利止，而是利无可利；而"亡血"则是利而可利，肠部剧烈运动而导致的出血。

从这一点就可以判定它的津伤情况要比四逆汤证更严重，所以，才在四逆汤的基础上加上了强心补津的人参。

理解了这一点，四逆加人参汤证的病理也就理解了。

最后，这里所说的霍乱，同样也是一种场景设定、一个举例而已，只要病人是阳虚里寒而津伤严重的病理，就可以用四逆加人参汤。

（二）四逆加人参汤的药理与运用

四逆加人参汤的组成：

生附子 8 克，干姜 12 克，炙甘草 15 克，人参 8 克。

四逆加人参汤就是四逆汤再加上强心补津固表的人参。

因此，对于四逆汤证又出现津伤严重的，或年高、体弱、久病的，就要用四逆加人参汤，这也容易理解。

临床上常用四逆汤合生脉饮、白及来治老人斑及各种心脏病，如心脏衰竭、休克、心肌梗死、心室缺损等，也是同样的道理。

（三）医案点评

案一:《王修善临证笔记》

一人缩阳，日久不愈，以四味回阳饮一剂愈。党参 15 克或 30 克，附子、炮姜各6克，炙甘草5克。水煎服。

［点评］关于缩阳，讲四逆汤证时举了刘渡舟先生的一个医案，本案和四逆汤证的医案相比，病理相同，不过，一个是新病，一个是久病，本案中，病人津伤更为严重，因此加了人参。王修善老中医把四逆加人参汤取名为“四味回阳饮”，经常用它来治缩阳证，效果非常好。

在《王修善临证笔记》一书中还载有针治缩阳证的方法，用针刺左足踇趾趾纹中心，出血一点即安，再不复发。

案二:《名方广用》

刘某，男，53岁。病人素有结核病。春天劳累后复感风寒，致发热、烦躁不安。诊前一晚服药后，汗出过多，湿透衣被，致全身发冷，四肢厥逆，面色苍白，气短，时而欲寐，时而郑声，脉微欲绝，此乃大汗亡阳之危兆。急拟小红参9克，附子9克，干姜6克，炙甘草8克，2剂，水煎服。1剂后，精神稍复，2剂后，转危为安。后以生脉散、参苓白术散等方药与西药抗结核药调治半年，体渐康复。

［点评］本案中，病人的津伤程度比四逆汤证严重，所以加了人参。

案三:《古方新用》

王某，男，14岁，兰州市人，兰州医学院职工家属。1977年11月4日初诊。病人自小尿床，经久不愈，多方治疗无效。别无不适之感，尿床时也不做梦，脉平。方用：附子3克，干姜8克，炙甘草6克，党参9克。水煎分2次服。3剂。二诊：病人服上药3剂后，已不尿床，故再未来诊治。但从1978年元月开始，又有尿床发生，仍用上方3剂。之后，再未发生尿床现象。体会：肾司二阴，而肾阳司开阖。病人无梦尿床为肾阳虚，阳虚则开阖不得，故在夜间阴盛时阳更显其虚而出现尿床现象。用本方以温肾阳，加党参以其尿床日久而气阴两虚之故。本方治无梦尿床甚多，也屡用屡效，特举一例说明之。

［点评］本案的原理和甘草干姜汤治遗尿的原理一样。

案四:《经方临证指南》

曹某，年在花甲之外，其子挟掖来诊。病人终日精神萎靡不振，昏沉嗜睡，梦其先祖辈亡人，仍着昔时衣装迎其回归，自以为阳寿已至，言讫而泪下。诊其脉沉弱无力，舌胖苔白。此阳光不振而群阴用事，故但欲寐而梦见鬼状，属少阴虚寒证，病情虽危，急温犹可活之。附子 15 克，干姜 6 克，炙甘草 9 克，人参 9 克。服药 3 剂后，曹叟精神渐增，眠睡安然，亦不复梦见昔日故人。后来改用桂附八味丸与补中益气汤，服至 20 余剂，渐至康复。

［**点评**］本案中，病人就是典型的“少阴之为病，脉微细，但欲寐也”表现，因为病人属于年高体弱之辈，所以，就用四逆加人参汤。

六、茯苓四逆汤证

（一）茯苓四逆汤证的病理与症状

茯苓四逆汤证的病理是阳虚里寒津伤兼水运不畅，它是四逆加人参汤证的进一步发展。

【条文】

发汗，若下之，病仍不解，烦躁者，茯苓四逆汤主之。

【解读】

这条条文所说的茯苓四逆汤，原来也是救误的方子。

从条文的描述中可以看出方子使用的思路：

病人本来是少阴与太阳合病的阳虚外感病，例如麻黄附子细辛汤证之类，因为医者在诊病时，没有注意到病人的体气是少阴病，只看到病人有恶寒的症状，就用辛温发汗的方法，如麻黄汤。汗多亡阳则手足厥冷、脉微而复利，而医生见病不解，就误认为是肠热极下利的大承气汤证，即所谓的“少阴急下证”，所以，又用了苦寒攻下的方法，苦寒攻下，不仅伤津，更易导致血运不畅、水运不畅，从而使神经不得血与津的濡养而出现小便不利和烦躁的症状。就是说，病人本来就是少阴和太阳合病，应该用麻黄附子甘草汤之类的方子，因为医生不察体气误用麻黄汤，大汗亡阳，这时候用四逆汤或是四逆加人参汤都可以，可是医生还是误诊，继续用攻下的方法，导致水运不畅而出现茯苓四逆汤证。当然，前提是病人的体质比较好，否则就可能因为连续误治而死亡。

茯苓四逆汤证所见的烦躁，和大青龙汤证、大承气汤证等出现的烦躁，虽然都是因为津液不能濡养神经引起的，但是，这三者，一个是阳虚津伤，后两个是实热津伤，病因不同，治法也就不同。

（二）茯苓四逆汤的药理与运用

茯苓四逆汤的组成：

生附子8克，干姜12克，炙甘草15克，人参8克，茯苓30克。

茯苓四逆汤是在四逆加人参汤的基础上，再加上茯苓而成。

茯苓的功效是健脾、行水运、补阴津、止烦躁，简单点说就是利水生津，既能活水运治小便不利，又有濡养神经治烦躁失眠。这一点和酸枣仁汤中用茯苓的道理是相同的，都是补津安神，滋润神经。理解了这一点，茯苓四逆汤的运用范围就基本清楚了。

因为茯苓四逆汤具有温里行水、通阳渗湿的功效，所以，临床又常用于有四逆汤证又兼见水肿病的病人，也就是常说的阳虚水肿。

这个方子和真武汤相比，二者组成是非常相近的，只是各自的侧重点不同而已。

另外，茯苓四逆汤是在四逆汤的基础上加了补益的人参和茯苓，所以，对于有四逆汤证且体气相对虚弱、津伤的病人，就要考虑用茯苓四逆汤。

王长礼先生说："笔者（王长礼）临证30余年，深感四逆汤药力猛浪，适宜青年体壮突发'脉微细、但欲寐'的亡阳之变，而年轻体壮突发亡阳的机会不多，而年高、久病、体弱之人则易见'汗之虚其表，下之虚其里'（成无己语）的证候。在我临证早期，遇亡阳证必用四逆汤，而后则多用茯苓四逆汤，所以此者，自誉为逐渐成熟也。"

（三）医案点评

案一：《治验回忆录》

谭某，男，45岁。患疟疾，经治多日痊愈。曾几何时，又突发热不休，但口不渴，喜拥被卧，神疲不欲动，此为病久正虚之证，治宜温补。无如医者不察脉证虚实，病情真假，只拘泥于翕翕发热而用麻桂妄汗之，遂致漏汗不止。身不厥而外热更炽，唯蜷卧恶寒，厚被自温，不欲露手足，声低息短，神衰色惨，病情严重，病家仓皇无计，由族兄某建议邀吾。至时，人已不能言，汗犹淋漓，诊脉数大无力，面赤，身壮热，舌白润无苔，不渴不呕，审系阴寒内盛阳气外格，属诸戴阳一证。治宜回阳抑阴，阳回则阴和，阴阳和则汗敛也。因思《伤寒论》中通脉四逆汤及茯苓四逆汤，皆回阳刚剂，若以汗多亡阳论，则通脉四逆汤又不如茯苓四逆汤回阳止汗之力大，遂用大剂茯苓四逆汤以图挽救。茯苓八钱，生附六钱，干姜五钱，野参四钱（另蒸兑），炙甘草三钱，煎好，另加童便半杯冲服。上方实系通脉四逆、茯苓四逆两方化裁而合用之。一日夜进药三帖，午夜发生烦躁，刹那即止，渐次热退汗停，按脉渐和有神。次晨口能言一二句，声音低微，气不相续，此时阳气虽回，气血犹虚，改进十全大补汤（桂枝易肉桂）温补气血。后又随加破故纸、益智仁、巴戟、杜仲等温养肾元，服药半个月，病体全复。

［**点评**］本案中，病人本来是少阴太阳合病，是医生不察体气，误汗导致了本病的发生。

案二:《当代名医论经方》

刘某，女，34岁，自述10年前生双胞胎时出血过多，产后月经停止，逐渐发胖，冬夏四肢凉，嗜睡乏力，心烦，动则喘悸，诊其脉微细，舌质淡。在某大医院诊为柯兴综合征。辨证属阳气衰微，正气虚弱，给茯苓四逆汤：茯苓60克，人参3克，制附片10克，干姜10克，甘草3克，大枣5枚（碎），病人遵医嘱服2个月约40剂药。体重下降2千克，嗜睡、乏力、脉细均有好转，经后病人每半年服药2个月，内分泌检查指标虽未完全恢复，月经亦未来潮，但自觉症状转好，四肢凉、嗜睡好转，乏力消失，能坚持上班工作。

［**点评**］本案中，病人除了有四逆汤证之外，还有其他症状。因为出血过多，就要加人参；因为心烦、动则喘悸，就要加茯苓。综合起来就是茯苓四逆汤证。

七、通脉四逆汤证和通脉四逆加猪胆汁汤证

（一）通脉四逆汤证和通脉四逆加猪胆汁汤证的病理与症状

通脉四逆汤证是四逆汤证的重症；通脉四逆加猪胆汁汤证则是四逆加人参汤证的重症。

【条文】

1. 下利清谷，里寒外热，汗出而厥者，通脉四逆汤主之。

2. 少阴病，下利清谷，里寒外热，手足厥逆，脉微欲绝，身反不恶寒，其人面色赤，或腹痛，或干呕，或咽痛，或利止脉不出者，通脉四逆汤主之。

3. 少阴病，下利，脉微者，与白通汤，利不止，厥逆无脉，干呕烦者，白通加猪胆汁汤主之。服汤，脉暴出者死，微续者生。

4. 吐已下断，汗出而厥，四肢拘急不解，脉微细欲绝者，通脉四逆加猪胆汁汤主之。

【解读】

这4条条文中，前两条是讲通脉四逆汤证的，后两条是讲通脉四逆加猪胆汁汤证的。

第1条里面有两个要点：

第一，本条所讲的内容和四逆汤证条文基本一样，通脉四逆汤和四逆汤最大的区别就在两个方子的药量上。通脉四逆汤中的附子、干姜的量比四逆汤中的用量要大出接近一倍，“以药测证”就可以知道通脉四逆汤证的症状要比四逆汤证严重得多。

第二，本条文和四逆汤证的条文有一点差别，就是在“里寒外热”这一句。

这一点实际上前面已经基本讲清楚了，这里的“外热”，是指有表证，通脉四逆汤的加减中有“面色赤者，加葱九茎”。就是说，如果病人纯粹是里寒，不用加葱白来解表，用附子、干姜、甘草就可以，如果病人还有外热的表证，就要加葱白。也就是说，条文中提到的“里寒外热”，其实是通脉四逆汤证的一种变化。

第2条的“面色赤”，是因为体表受寒，气血流通不畅，血瘀于上（即阳格于上），所以，面色赤似有热象，就用葱白解表通阳；“腹痛”是因为腹中静脉血运不畅，用芍药；“干呕”是胃寒有水饮引起的，用生姜；“咽痛”是津伤痰积引起的，用桔梗；“利止脉不出”是因为津液大伤，用人参。

综合以上讲解，可以得出结论：第一，通脉四逆汤证是四逆汤证的重症；

第二，通脉四逆汤的各种变化，在四逆汤证中也有可能出现，同样要根据症状变化，随症加减。

第 3、4 条讲的是通脉四逆加猪胆汁汤证。

第 3 条在讲白通汤的时候分析过了。

第 4 条和“**吐利、汗出、发热、恶寒，四肢拘急，手足厥冷者，四逆汤主之**”的描述基本一样，就是说，它也是四逆汤证的重症。

那为什么要加猪胆汁呢？

这是因为“**四肢拘急不解**”是典型的津伤表现，甘草补津液的速度相对较缓，才用和人体体液成分相近的猪胆汁来补充体液。在白通汤的加减中，甚至还有人尿，它们的原理相同。

（二）通脉四逆汤和通脉四逆加猪胆汁汤的药理与运用

通脉四逆汤和通脉四逆加猪胆汁汤的组成：

通脉四逆汤方：

生附子 13 克，干姜 24 克（强人可至 30 克），炙甘草 10 克。

方后注：其脉即出者，愈。面色赤者，加葱 9 茎；腹中痛者，去葱，加芍药 15 克；呕者，加生姜 15 克；咽痛者，去芍药，加桔梗 8 克；利止脉不出者，去桔梗，加人参 15 克。

通脉四逆加猪胆汁汤方：

生附子 13 克，干姜 24 克（强人可至 30 克），炙甘草 10 克，猪胆汁 10 毫升。

方后注：其脉即来。无猪胆者，羊胆代之。

《方函口诀》说：“二方（即通脉四逆汤和通脉四逆加猪胆汁汤）共治四逆汤之重证，后世但用姜附汤、参附汤等单方，然甘草之设，有妙旨存焉。以其混和姜附之多量，故名通脉；以其分布地麦之滋润，故名复脉（指炙甘草汤），非漫然也。”

《方函口诀》的这段话，不仅点出了通脉四逆汤和通脉四逆加猪胆汁汤的运用重点，也指出了它们为什么要取这个名字。

（三）医案点评

案：《范中林六经辨证医案选》

吴某，男，新生儿，55天。成都某厂职工之子。1957年7月来诊。病人足月顺产，初生即周身发黄。现已55天，体重1.5千克，身长30多厘米。身面长满黄色绒毛，长约1厘米，皮肤晦黄不退。精神萎靡，四肢不温，皮肤干涩，头发稀疏、黄糙，生殖器肿大。虽值炎夏，还须棉花厚裹。稍受微风或惊动，皆易引起呕吐。某医院诊为“先天不足”，未予治疗。范老认为临床罕见，殊难入手。其母再三恳求，方同意试治。询问其妊娠期间身体状况，得知怀孕后，嗜饮大量浓茶，每日5～6磅，连茶叶均嚼食之。故脾阳受伤，湿从内生，湿邪久羁，遗于胞胎，致新生儿先天亏损，脾肾阳气衰微，气亏血败，经遂受阻，胆液浸淫，溢于全身肌肤，故发为胎黄，日久不退。精神萎靡，四肢不温，头发稀疏而黄糙，亦显为少阴阴盛阳微之征。法宜破阴回阳，通脉四逆汤加味主之，配以针砂散，祛脾胃之温浊。处方一：制附片15克（久煎），干姜15克，甘草10克，辽细辛1克，葱白30克。处方二：针砂散。针砂、硼砂、绿矾、白矾、神曲、麦芽、木通、广香、甘草各10克，共为细末。每日晨用米汤灌服0.6克，连服20日。月余后，患儿身黄退，体重略增，逗之能笑。遂停药，嘱细心调养，此后逐渐健康成长。1978年12月18日追访：患儿已长成人，参加工作，体重55千克，身高1.64米。喜爱体育运动，在中学时为业余足球运动员。

［**点评**］本案中，病人属于四逆汤证的重症，用通脉四逆汤取效，也是险中求胜而已。

第五十三讲　里寒阳虚衄血

前面四讲是少阴病最基础的内容，包括桂枝汤变证、麻黄汤变证和阳虚里寒类，本讲是少阴病其他一些特殊的情况。

一、虚寒性衄血的病理与症状

虚寒性衄血的病理是里寒不足导致的出血。

【条文】

1. 寸口脉动而弱，动即为惊，弱则为悸。

2. 病人面无血色，无寒热，脉沉弦者衄，浮弱，手按之绝者，下血，烦咳者，必吐血。

3. 寸口脉弦而大，弦则为减，大则为芤，减则为寒，芤则为虚，寒虚相击，此名曰革，妇人则半产漏下，男子则亡血。

4. 夫酒客咳者，必致吐血，此因极饮过度所致也。

5. 师曰：尺脉浮，目睛晕黄，衄未止，晕黄去，目睛慧了，知衄今止。

6. 亡血不可发其表，汗出则寒栗而振。

7. 衄家不可汗，汗出必额上陷，脉紧急，直视不能眴，不得眠。

8. 夫吐血，咳逆上气，其脉数而有热，不得卧者，死。

9. 从春至夏衄者太阳，从秋至冬衄者阳明。

【解读】

这里面，第1、2、3条讲的是病理和病人出血后出现的脉象与症状。

第3条中的“寒虚相击”，“寒”是指病人的病理是里寒不足，而“虚”是指人体出血导致脉管空虚，也就是“芤”脉。

第4条讲的是经常饮酒的人出现吐血的情况。

《金匮要略今释》说：“纵饮而致吐血，粗工必用甘凉，畏忌热药矣。而陈氏用理中汤、干姜甘草汤。黄元御《金匮悬解》亦云：酒后烦渴，饮冷食凉，久而脾阳伤败，必病寒湿，庸工以为积热伤阴，最误天下。谓酒性热者，非酒体自热，乃人体于酒后发生热象耳（凡言药性寒热者，理亦如此）。然热象既生，随即蒸发耗散。故纵饮之人，平日耗散体热已多，其体气遂不热而寒。陈氏、黄氏之主张极有理，唯治病处方，仍当视其证候，不可执酒后因而概与理中、干姜耳。”

第5条讲的是衄血的一个判断方法。

陆渊雷先生说：“衄家目睛晕黄是事实，无非头面充血之故。旧注多以目黄为肝热，以尺浮为肾火，盖以治衄宜芍药、地黄等物，以芍药为平肝、地黄为凉肾故也。”

陆渊雷先生的话非常明确，病人只要不再头面充血，自然也就不会出血，也就“目睛慧了”，这也是比较容易理解的。

至于第6、7条，前面讲过了，它的原理就是汗血同源；第8条讲的是亡阴导致阴虚阳亢、阴阳背离的一种情况；第9条讲的原理和春夏养阳、秋冬养阴是一样的。

春夏的时候，因为阳气发越，血运趋表，所以春夏出现的衄血，一般属于太阳病；而秋冬的时候，血运趋里，能导致衄血，一般都是阳明内热引发的出血，所以，秋冬出血一般属于阳明病。

二、柏叶汤证

（一）柏叶汤证的病理与症状

柏叶汤证的病理是里寒导致的出血，包括吐血、衄血、便血等，它是泻心汤证的反面。

【条文】

吐血不止者，柏叶汤主之。

【解读】

这条条文比较简单，只是说吐血不止用柏叶汤。

条文比较简单，缺乏病理和足够症状描述的，一般都存在缺省的情况，所以，要用前面对缺省条文研究的三个方法来分析。

1. 文献记载

《类聚方广义》说："柏叶汤，治咳血干呕，烦热腹痛，脉微无力者，又能止衄血。"

这里所说的"脉微无力"和"腹痛"，就是比较典型的里虚寒表现；而"烦热"在这里应该是虚烦虚热的意思。

2. 以药测证

柏叶汤里面只有三味药，就是侧柏叶、干姜和艾叶。

干姜和艾叶的药理是温里止血，所以，芎归胶艾汤和甘草干姜汤都能治衄血，从这一点上看，柏叶汤证的病理也是里虚寒。

3. 原著找依据

在《金匮要略》中，同样治吐血、衄血的还有泻心汤。泻心汤是由大黄、黄连、黄芩三味寒药组成的，用于治胃肠实热引发的吐血、衄血。

前面讲过："善诊者，察色按脉，首辨阴阳。"泻心汤证是阳明病的吐血、衄血；这里的柏叶汤证就是少阴病的吐血、衄血。

唐容川说："柏叶汤与泻心汤，是治血证两大法门。因章节间隔，人遂未能合睹。不知仲景明明示人一寒一热，以见气寒血脱，当温其气；气热血逆，当清其血也。"

综合以上三点，柏叶汤证的病理就是里虚寒严重而引发的吐血、衄血。

（二）柏叶汤的药理与运用

柏叶汤的组成：

柏叶 23 克，干姜 25 克，艾叶 15 克。

方后注：煎成后兑入童便 60 毫升。

柏叶汤是由柏叶、干姜、艾叶三味药组成的，原文是药煎成后加入马通汁，即马粪用水化开，以布滤汁澄清而成，因为制作不易，所以临床一般换成容易找且效果更好的童便。

柏叶的药理

柏叶，也就是侧柏叶，味苦、涩，性微寒（也有说性平和性微温的），归肺、肝、大肠经，功效是凉血止血、止咳祛痰、祛风湿、散肿毒，主治咯血、吐血、衄血、尿血、血痢、肠风下血、崩漏不止、咳嗽痰多、风湿痹痛、丹毒、痄腮、烫伤。现代药理研究表明，侧柏叶煎剂能明显缩短出血时间及凝血时间，其止血有效成分是槲皮素和鞣质。此外，它还有镇咳、祛痰、平喘、镇静等作用。体外实验表明，侧柏叶对金黄色葡萄球菌、卡他球菌、痢疾杆菌、伤寒杆菌、白喉杆菌等均有抑制作用。

《本草从新》说："最清血分湿热，止吐衄崩淋，肠风尿血，血痢，一切血证。去风湿诸痹，历节风痛，涂汤火伤，生肌杀虫，炙罨冻疮。汁，乌须发。丹溪以为补阴要药。然终属苦寒燥涩之品，唯血分有湿热者，以此清之为宜。若真阴虚者，非所宜也。"

《本草经疏》说："侧柏叶，味苦而微温，义应并于微寒，故得主诸血崩中赤白。若夫轻身益气，令人耐寒暑，则略同于柏实之性矣。唯生肌去湿痹，乃其独擅之长也。"

《本草汇言》说："侧柏叶，止流血，去风湿之药也。凡吐血、衄血、崩血、便血，血热流溢于经络者，捣汁服之立止；凡历节、风痱、周身走注，痛极不能转动者，煮汁饮之即定。唯热伤血分与风湿伤筋脉者，两病专司其用。但性味苦寒多燥，如血病系热极妄行者可用，如阴虚肺燥，因咳动血者勿用也。如痹病系风湿闭滞者可用，如肝肾两亏，血枯髓败者勿用也。"

《药品化义》说："侧柏叶，味苦滋阴，带涩敛血，专清上部逆血。……又得阴气最厚，如遗精、白浊、尿管涩痛属阴脱者，同牛膝治之甚效。"

《本经逢原》说："柏叶，性寒而燥，大能伐胃，虽有止衄之功，而无阳生之力，故亡血虚家不宜擅服。然配合之力，功过悬殊，如《金匮》柏叶汤，同姜、艾止吐血不止，当无此虑矣。若《济急方》同黄连治小便血；《圣济总录》

同芍药治月水不断，纵借酒之辛温，以行苦寒之势，但酒力易过，苦寒长留，每致减食作泻，瘀积不散，是岂柏叶之过欤？”

综合以上讲解，柏叶的功效可以总结为凉血止血。

方剂的要义就是“药味可以相成，药性可以相调”，柏叶汤中的柏叶、童便能清降止血，干姜、艾叶能温阳止血，这四味药都是止血的要药。柏叶虽然性微寒，但因为干姜、艾叶的药性都是温热的，所以，柏叶汤对于里寒导致的吐血、衄血，能起到温里止血的效果。

陆渊雷先生说：“此（柏叶汤）即治血第一步止血之方耳。后人治血习用凉药，遂不敢用此方。又以其出于仲景书，又不敢非难，遂以吐血寒证为说，不知柏叶、艾叶、干姜、马通《本草经》皆明言止血，本条经方亦云：吐血不止，可知意在止血，无寒热之意存焉。唯吐血热证显著者，本方有所不宜，则葛可久花蕊石散（花蕊石研细，童便冲服）、十灰散（大蓟、小蓟、茅根、棕皮、侧柏、大黄、牡丹皮、荷叶、茜草、栀子等分为炭）之类，亦可用也。”

陆渊雷先生的说法，虽然强调了本方是止血良药，却又不太肯定本方是治里寒出血的，言辞之间也有点相互矛盾。通过上面的分析，可知本方治里寒出血，里寒这个病理是一定要注意的。

（三）医案点评

案一：《蒲辅周医案》

段某，男，38岁，干部，1960年10月1日初诊。旧有胃溃疡病，并有胃出血史。近20日大便检查潜血阳性，近因过度疲劳，加之公出逢大雨受冷，饮葡萄酒一杯后，突然发生吐血不止，精神萎靡。急送某医院检查为胃出血，经住院治疗两日后，大口吐血仍不止，恐导致胃穿孔，决定立即施行手术，迟则将失去手术机会。而病人家属不同意，半夜请蒲老处一方止血。蒲老曰：“吐血已两昼夜，若未穿也，尚可服药止之。”询其原因由受寒饮酒致血上溢，未可以凉药止血，宜用《金匮要略》侧柏叶汤，以温通胃阳、消瘀止血。处方：侧柏叶三钱，炮干姜二钱，艾叶二钱。浓煎取汁，兑童便60毫升，频频服之。次晨往诊，吐血渐止，脉沉细涩，舌质淡，无苔。原方再进，加西洋参四钱益气摄血，三七二钱（研末吞）止血消瘀，频频服之。次日复诊，血止，神安欲寐，知饥思食，并转矢气，脉两寸微，关尺沉弱，舌质淡无苔。此乃气弱血虚之象，但在大失血之后，脉证相符为吉。治宜温运脾阳，并养荣血，佐以消瘀，主以理中汤，加归、芍补血，佐以三七消瘀。服后微有头晕耳鸣，脉细数，此为虚热上冲所致，于前方中加入地骨皮二钱，藕节二钱，浓煎取汁，仍兑童便60毫升续服。复诊：诸症悉平，脉亦缓和，纳谷增加，但转矢气而无大便，继宜益气补血，养阴润燥兼消瘀之剂。处方：白人参三钱，柏子仁二钱，肉苁蓉四钱，火麻仁（打）四钱，甜当归二钱，藕节五钱，新会皮一钱，山楂肉一钱。浓煎取汁，清阿胶（烊化）四钱，童便60毫升兑入，分4次温服。服后宿粪渐下，食眠俱佳，大便检查潜血阴性，嘱其停药，以饮食调养，逐渐恢复健康。

［**点评**］本案就是对条文“夫酒客咳者，必致吐血，此因极饮过度所致也”最好的注解，病人本来就是里寒不足，又饮酒导致血液外趋，热量外越，使里寒更加严重，从而引起出血。

案二:《名老中医之路·李斯炽教授治学纪要》

先父在四川高师工作时，曾闻工友谈一止鼻衄奇效方，即用干姜烧黑煎水急服，父即笔录之以待验证。1913年，先父因探望叔父去中江。叔友孙某，长期患鼻衄，反复发作，经服清热止血药，愈服愈烈，当时突然暴出不止，血色暗黄，面色苍白，手足厥冷，诊得脉细而迟，舌淡而紫，病属垂危，以为气寒血凝，血不循经而妄行，溢出上窍而发之鼻衄重症。因思工友所告之止衄验方，正合此种证型，乃令急煎炮姜炭五钱以暖气摄血。服后鼻衄顿减。先父由此而悟及《金匮》所云:“吐血不止者，柏叶汤主之。”其方由干姜、艾叶、柏叶组成。此虽为气寒吐血而设，然此类吐衄均为气寒，血出上窍，故可通用。复诊时乃用干姜、艾叶炒黑，以增强温摄之力。此证虚寒已极，重点在温，故未用柏叶而加用附片。又仿《千金要方》柏叶汤加入阿胶以养血调理，再加红参以补气摄血。服此方数剂后即鼻衄全止，未再复方。后先父以此方活人甚多，皆得力于群众验方之启示。

［**点评**］对于里热鼻衄，临床上最常用的就是泻心汤以及茅根、生地黄之类的药物；也正是因为里热导致的鼻衄最为常见，所以，大家一见到鼻衄就用以上药物。事实上，虚寒性鼻衄在临床上也不少见，前面讲甘草干姜汤证时也

提到过，所以，柏叶汤证也可以算是甘草干姜汤证的进一步发展。

案三:《金匮要略浅述》

彭某，男，43 岁，患支气管扩张，咯血，并有结核病史。一般来说，此类病人多属阴虚血热之体，治宜养阴清肺。但此病人咳痰稀薄，形寒畏冷，舌苔薄白，脉象沉缓。前医用四生丸加白芍、白及、仙鹤草之类，反觉胸闷不适、食纳减少，此肺气虚寒，不能摄血所致。拟温肺摄血，用柏叶汤。侧柏叶 12 克，干姜炭 5 克，艾叶 3 克，童便 1 杯（兑）。服 2 剂，咯血已止，仍咳稀痰，继用六君子汤加干姜、细辛、五味子，服 3 剂，咳嗽减轻，食欲转好。

［**点评**］本案中，病人咳痰稀薄，形寒畏冷，舌苔薄白，脉象沉缓，这都是比较典型的里寒症状。

三、黄土汤证

（一）黄土汤证的病理与症状

黄土汤证的病理是阳虚导致的出血，包括吐血、衄血、便血等。它与柏叶汤证的区别，一个是里寒，一个是阳虚。

【条文】

下血，先便后血，此远血也，黄土汤主之。亦主吐血衄血。

【解读】

这条条文也很简单，只是说黄土汤能治吐血、衄血、便血。所以，关于它的病理，同样用前面的方法来分析一下。

1. 文献记载

《方机》说:“黄土汤，治下血，四肢不仁，或冷而痛者，下血。心烦不得眠，吐血衄血亦有前证，则此汤主之。”

这里面的辨证要点是“四肢不仁”和“冷而痛”，这就是比较典型的阳虚表现。

《类聚方广义》说:“黄土汤，治吐血下血经久不止，心下痞，身热恶寒，面青体瘦脉弱，或腹痛下利，或微肿者。又治脏毒痔疾，脓血不止，腹痛濡泻，小便不利，面色萎黄，日渐羸瘠，或微肿者。”

这里面的辨证要点如“恶寒，面青体瘦脉弱，或腹痛下利”，都是比较典型的阳虚表现，而“面色萎黄”则是出血较多导致血虚不足的表现。

2. 以药测证

黄土汤是由伏龙肝、附子、阿胶、生地黄、白术、黄芩、甘草七味药组成的。

这里面，主要药物就是伏龙肝、附子和阿胶，附子是补阳的，阿胶是补血止血的，伏龙肝则是温中摄血的，而其他的四味药，生地黄是补血止血的，白术是健脾祛湿的，黄芩在这里则是反佐的作用。从黄土汤的组成来看，该方是治阳虚出血且出血量较多的，因为出血较多，所以，才用阿胶、生地黄之类的补血止血药物。

3. 原著找依据

前面讲过，少阴病的基础有两大类：一类是里寒类，治疗用以干姜为主药的方剂；一类是阳虚类，治疗用以附子为主药的方剂。那既然有了以干姜为主药治出血的里寒类方剂，如甘草干姜汤、柏叶汤，自然就有以附子为主药治阳虚类出血的方剂，如这里的黄土汤。

理解了以上三点，那么，黄土汤证的病理是阳虚出血且出血量较多自然也就无疑义了。

而条文中关于近血、远血的说法，其实并没有什么意义。

《金匮要略今释》说：“下血，有因上半身脏器之出血，血液流入肠内而致者。又有乳儿吮损伤之乳房，误吞母血而致者。此等皆下血不多。下血多者，必为肠出血。《金鉴》以远血为血在胃者，沿医书通例，指小肠为胃故也。若胃出血，则必与吐血并发。肠出血除伤寒之并发病、肠结核、肠癌肿及顿出大量血液外，较吐衄为易治，预后亦较良。徐氏所谓势顺不逆，病不在气，是气。唯本条及下条，以便血之先后，分远血近血而异其方治，则绝不可凭信。余初学治病，过信《伤寒》《金匮》之文，以为字字金科玉律，然所遇下血证，有血液与粪便混合者，又有下纯粹血液，不杂些少粪便者。若是者将谓之先便后血欤，先血后便欤，或谓近血色鲜红，远血色黯黑。考之病理，亦殊不尔，何则？出血在直肠者，当属近血，然大便秘结时，所出之血被阻既久，色亦黯黑。出血在小肠者，当为远血，然肠蠕动亢盛时，所出之血随出随下，色亦鲜红。要之，直肠出血，血与便常分离；小肠出血，血与便常混合。小肠之下部出血，血常包粪便之表面。若其人兼下利，则无论何部出血，血与便皆混合而不可判别矣。至血色之鲜黯，由血留肠内之久暂而异，血便之后先，由肠管有无积粪而异。出血虽在小肠，而出血部以下无积粪时，亦得为先血后便。出血虽在直肠，而出血部以下有积粪时，亦得为先血后便。是血色之鲜黯，与血便与先后，皆不足以征出血部之远近也。不宁唯是，黄土汤何以知治小肠出血，赤小豆当归散何以知其治直肠出血，是不特远血近血不足凭其用药亦不可信矣。今以病理药理考之，黄土汤乃治多量之下血，为下血证之止血专药，犹柏叶汤为吐衄证之止血专药。经方当云：下血不止者，黄土汤主之。其有下血不多，所下如赤豆汁或带少许脓者，赤小豆当归散所主，具详方解，以此施治，虽未能十全，亦不失八九。前贤注解，既不敢破经文，又矜秘其理想心得，余为中医之学术前途计，敢以临证之实验，剖析言之，不足去补充经文之缺失，借以助诊病者之实际考证耳。”

所以，强分辨近血、远血并没有意义，中医治病，最重要的是分清阴阳，搞清楚病人的出血是阳明证出血，还是少阴证出血，是里寒证出血，还是阳虚证出血，分清体气，详辨证候，然后依证择方，随症加减，这才是最重要的。

（二）黄土汤的药理与运用

黄土汤的组成：

灶中黄土 60 克，炮附子 25 克，阿胶 25 克，生地黄 25 克，白术 25 克，黄芩 25 克，甘草 25 克。

黄土汤是由伏龙肝、附子、阿胶、生地黄、白术、黄芩、甘草七味药组成的。

伏龙肝的药理

伏龙肝就是久经柴草熏烧的灶底中心的土块，在拆修柴火灶（或烧柴的窑）时，将烧结的土块取下，用刀削去焦黑部分及杂质即得，也就是条文中所说“灶中黄土”的意思。本品性温，味辛，入脾、胃经，功效是温中燥湿、止呕止血，主治呕吐反胃、腹痛泄泻、吐血、衄血、便血、尿血、妇女妊娠恶阻、崩漏带下、痈肿溃疡。现代药理研究表明，本品内服后对胃肠的末梢神经有镇静、麻醉作用，能减少对胃肠黏膜的刺激，而达止呕目的，同时，还有使血管收缩、减少分泌物、收敛止血的作用。

《本草汇言》说："伏龙肝，温脾渗湿，性燥而平，气温而和，味甘而敛，以藏为用者也。故善主血失所藏，如《金匮》方之疗先便后血;《别录》方之止妇人血崩，漏带赤白;《蜀本草》之治便血血痢，污秽久延；杂病方之定心胃卒痛，温汤调服七剂即定。他如脏寒下泄，脾胃因寒湿而致动血络，成一切失血诸疾，无用不宜尔。"

《本草便读》说："伏龙肝即灶心土，须对釜脐下经火久炼而成形者，具土之质，得火之性，化柔为刚，味兼辛苦。其功专入脾胃，有扶阳退阴，散结除邪之意。凡诸血病，由脾胃阳虚而不能统摄者，皆可用之,《金匮》黄土汤即此意。"

综合以上讲解，伏龙肝的功效可以总结为止血和止吐。止血是指伏龙肝善于温中止血，主要用于虚寒血证，对虚寒性的吐衄、便血、崩漏都有效。止吐是指伏龙肝有温脾暖胃、降逆止呕的作用，主要用于脾胃虚寒引发的呕吐、泄泻等。它和干姜相比，都是温中止血、止泻，也都适用于脾胃虚寒、腹痛泻痢、阳虚失血等，但干姜温中散寒的功效相对更强一些。

《经方发挥》说："本方具有明显的温阳健脾止血的作用，并且温阳不伤阴，滋阴而不碍脾，在临床上可以用来治疗由于中焦脾阳虚衰，脾不统血而引起的各种出血证候，如吐血、便血、衄血、下血以及紫癜等证。"

（三）医案点评

案一:《张伯臾医案》

毛某，男，18岁。胃脘痛已十载，每逢冬春发作，一周来胃脘痛，夜间较剧，反酸泛恶，便血色黑，苔白质淡，脉细。脾虚生寒不能摄血，肝虚生热不能藏血，统藏失职，血不归经，下渗大肠而为便血，拟《金匮》黄土汤，刚柔温清，调和肝脾以止血。处方：党参12克，炒白术9克，熟附片9克（先煎），熟地黄12克，炒黄芩9克，阿胶9克（烊冲），仙鹤草30克，灶心土30克（包）。服4剂，大便隐血阴性。

［**点评**］疾病发作时，夜间较剧，这说明阳虚比较严重，而便血色黑、苔

白质淡、脉细等症也说明了这一点。

案二:《经方发挥》

常某，男，38 岁。患鼻出血 10 多年，每年总有数次发作，每发作一次连续出血四五天，每日流量 20 ～ 30 毫升，经服凉血、止血药即愈。近两年来病势略有加重，发作时再服前药，或效或不效，后改为止血针剂，如安络血、仙鹤草素等，当时止血，尔后仍不断复发。1969 年秋天一次鼻出血，血量很大，曾用各种止血药都止不住。当时病人面色苍白，手足厥逆，消化迟滞，脉沉迟无力，舌胖而淡。诊断为中气虚寒，统摄无权。投以黄土汤，1 剂后出血减少，3 剂全止。后用此方加减配制丸药服两三个月，数年来未见复发。

［**点评**］本案和上面柏叶汤治鼻衄案有点相近，但是病人面色苍白，手足厥逆，消化迟滞，脉沉迟无力，舌胖而淡，更多地表现为阳虚。

案三:《赵锡武医疗经验》

院邻赵某，女，婚后初孕，患早期流产出血不止，索方求治，书加味黄土汤。熟地黄 60 克，桂圆肉 30 克，当归 12 克，黄芪 18 克，白术 9 克，附子 9 克，甘草 9 克，黄芩 9 克，鹿角胶 30 克，伏龙肝 12 克。予之数剂而愈，后生一女。二孕又显流产先兆，服前方数剂得保无恙，两女均甚健。

［**点评**］本案中，虽然没有提到病人的病理特点，但是阳虚出血的症状是比较明显的。

第五十四讲　少阴阴虚与阴阳两虚

前面讲过，所谓阳虚，指的是功能性不足，所谓阴虚，指的是物质性不足。对于少阴病来说，它的阳虚方面，即功能性不足方面，主要是指血运不畅而出现的病象；它的阴虚方面，即物质性不足方面，主要是指血虚不足而出现的病象；而阴阳两虚则是指功能性和物质性同时存在着不足。

一、少阴阴虚的病理与症状

少阴阴虚的病理是血虚不足不能濡养脏器与神经所引发的各种症状。

【条文】

邪哭，使魂魄不安者，血气少也。血气少者属于心，心气虚者，其人则畏，合目欲眠，梦远行而精神离散、魂魄妄行。阴气衰者为癫，阳气衰者为狂。

【解读】

这条条文直接点出了少阴阴虚的病理是“血气少”。

因为血虚不足，血与津液就不足以滋养脏器、神经，脑得不到血与津的濡养，就会出现“邪哭”“魂魄不安”“畏”“合目欲眠”和“梦远行而精神离散、魂魄妄行”等症状。

这里面，“邪哭”指的是病人无故悲伤哭泣，如有邪祟所主，这一点和三焦阴虚的甘麦大枣汤证基本一样。

前面讲过，甘麦大枣汤证是“喜悲伤欲哭，象如神灵所作”，它的病理就是津液亏损，不能濡养神经，导致病人出现各种情志病。而这里是因为血虚不足，不能濡养神经而出现的情志病。

“合目欲眠”和少阴病的“但欲寐”近似，这两者都是少阴病，不过，一个是因为血虚不足引起的，一个是因为阳虚不足引起的。

而“魂魄不安”“畏”和“梦远行而精神离散、魂魄妄行”等，指的是病人心虚胆怯、多梦纷纭、神魂不安，这些都是血与津液不能濡养神经而引发的情志病表现。

就是说，阳虚可以引发多梦纷纭之类的情志病，像前面四逆加人参汤治“但欲寐而梦见鬼状”的案例，在这里就是少阴阴虚的情况下，病人出现的“魂魄不安”“魂魄妄行”之类神魂不安的情况。

那么“阴气衰者为癫，阳气衰者为狂”又该怎样理解呢？

对于这个问题，可以说众说纷纭，个人认为，陆渊雷先生的说法应该是最切合实际的。

《金匮要略今释》说：“此条诸证，除癫狂外，皆是神经衰弱。神经衰弱之根本原因，固属多端。然此病之成必以渐，及其日久而不能愈，必因血少，神经阙所营养之故。《金匮》以为血气少，是矣。然谓心主血脉，心主神识，而谓血气少者属于心，则古人之误也。神经衰弱之甚，有发为癔病及疑病者，则甚似癫狂，亦为血气少之故。若真癫狂则别是一病，殆非血少使然矣。又古人辨别癫狂，以潜静者为癫，躁动者为狂。是以《难经》为重阳者狂，重阴者癫。此乃就病状上比较以别为阴阳。若癫狂之病因，固未必为阴阳之偏胜也。”

陆渊雷先生的意思是说，这里所谓的“癫狂”，并不是现在常说的癫狂，而是潜静和躁动的意思，少阴病阴虚血少，神经得不到正常濡养，病人出现安静或是躁动的情志病都是正常的。例如，防己地黄汤证中病人出现“病如狂状，妄行，独语不休”就是因为心血少而引发的情志病。

二、酸枣仁汤证

（一）酸枣仁汤证的病理与症状

酸枣仁汤证的病理是血虚津伤，不能正常地濡养神经。

【条文】

虚劳虚烦不得眠，酸枣仁汤主之。

【解读】

这条条文的病理和症状都很明确，病理是“**虚劳**”，症状是“**虚烦**”“**不得眠**”。所谓的“**虚劳**”，就是贫血虚弱，因为血虚津伤，导致血与津液不足以濡养神经，所以，出现“**虚烦**”“**不得眠**”的症状，也就是说出现了烦躁和失眠。

因为酸枣仁汤证的病理是“**虚劳**”，是血虚津伤，所以，除了烦躁和失眠之外，还有两大类症状：一是血虚津伤的虚劳症状，如口干、口渴、舌红少苔、面色苍白、形容消瘦、食欲不振等；二是神经得不到血与津液濡养的症状，如上面提到的心悸、眩晕、心虚胆怯、多梦纷纭、神魂不安等，临床上也把这一类的失眠称为“阴虚不寐”，这也是条文特别强调“**虚**”的原因。

酸枣仁汤证是虚劳引发的失眠，与胃寒或胃热导致“胃不和则卧不安”的失眠相比，两者病理不同，兼证也就不同。

酸枣仁汤证的兼证是血虚津伤的表现；而胃寒、胃热导致的失眠更多表现为胃肠的症状，如呕吐、下利等，所以，临床上是比较容易辨别的。

《伤寒论临证杂录》说：“黄连阿胶汤和猪苓汤治疗睡眠不安症有时确有疗效，这里，鄙人（张常春）又联想到仲景设立‘不得眠’‘不得卧’‘不能卧’‘卧起不安’的方剂除黄连阿胶汤、猪苓汤外，尚有栀子豉汤、栀子厚朴汤、干姜附子汤、大承气汤和桂枝去芍药加龙骨牡蛎救逆汤，以及《金匮要略》中的百合地黄汤、酸枣仁汤等，对这些方剂如何进行区别使用颇为重要。我们知道，人处逆境或家庭、工作中突发一些忧心的事件，往往想不开，从而常影响睡眠。此外，许多疾病造成身体不适同样也会降低睡眠质量。诸如胃中嘈杂、恶心呕吐、腹痛不辍、胀满难消、日夜咳嗽、端坐呼吸、泻利无度、里急后重等等，谁能睡得稳？因此，鄙人认为，以上栀子豉汤、栀子厚朴汤、干姜附子汤、猪苓汤、大承气汤等都是该方面治本解除病因的方治。只有桂枝去芍药加龙骨牡蛎救逆汤和黄连阿胶汤、百合地黄汤、酸枣仁汤适应真正单纯的睡眠不良症。其中桂枝救逆汤适用于虚寒型失眠，黄连阿胶汤适用于虚热型失眠，百合地黄汤适用于阴亏液涸失眠，酸枣仁汤可通用于各型失眠。”

（二）酸枣仁汤的药理与运用

酸枣仁汤的组成：

酸枣仁 30 克，川芎 10 克，茯苓 10 克，知母 10 克，甘草 5 克。

酸枣仁汤是由酸枣仁、川芎、知母、茯苓、甘草五味药组成的。

酸枣仁的药理

酸枣仁，味甘，性平，归心、脾、肝、胆经，功效是宁心安神、养肝、敛汗，主治虚烦不眠、惊悸怔忡、体虚自汗、盗汗。现代药理研究表明，酸枣仁有强心、镇静、催眠、镇痛、抗惊厥、降温、降压和兴奋子宫、扩张微细血管等作用。

《神农本草经》说：“酸枣仁，酸，平，主心腹寒热，邪结气聚，四肢酸疼，湿痹，久服安五脏，延年。”

《本草汇言》说：“酸枣仁，均补五脏。如心气不足，惊悸怔忡，神明失守，或腠理不密，自汗盗汗；肺气不足，气短神怯，干咳无痰；肝气不足，筋骨拳挛，爪甲枯折；肾气不足，遗精梦泄，小便淋沥；脾气不足，寒热结聚，肌肉羸瘦；胆气不足，振悸恐畏，虚烦不寐等症，是皆五脏偏失之病，得酸枣仁之酸甘而温，安平血气，敛而能运者也。”

《药品化义》说：“枣仁，仁主补，皮益心血，其气炒香，化为微温，借香以透心气，得温以助心神。凡志苦伤血，用智损神，致心虚不足，精神失守，惊悸怔忡，恍惚多忘，虚汗烦渴，所当必用。又取香温以温肝、胆，若胆虚血少，心烦不寐，用此使肝、胆血足，则五脏安和，睡卧得宁；如胆有实热，则多睡，宜生用以平服气。因其味甘炒香，香气入脾，能醒脾阴，用治思虑伤脾及久泻者，皆能奏效。”

《本经逢原》说：“酸枣仁，熟则收敛精液，故疗胆虚不得眠，烦渴虚汗之证；生则导虚热，故疗胆热好眠，神昏倦怠之证。按酸枣本酸而性收，其仁则甘润而性温，能散肝、胆二经之滞，故《本经》治心腹寒热，邪气结聚，酸痛血痹等证皆生用，以疏利肝、脾之血脉也。盖肝虚则阴伤而烦心，不能藏魂，则不得眠也。伤寒虚烦多汗，及虚人盗汗，皆炒熟用之，总取收敛肝脾之津液也。”

《药性论》说：“主筋骨风，炒末作汤服之。”

《本草汇言》：“敛气安神，荣筋养髓，和胃运脾。”

综合以上讲解，酸枣仁的功效可以总结为强心补血、镇静镇痛、温中止汗。

强心补血：酸枣仁既能强心又能补血，就是说既能活血又能补血，即既补心阳又补心阴，所以，酸枣仁能安补五脏，能治疗五脏功能性不足，这就是《神农本草经》中所说的“安五脏”和《本草汇言》所说的“均补五脏”。

镇静镇痛：酸枣仁能镇静，就是说酸枣仁有濡养神经，安神助眠的功效，所以，酸枣仁能治失眠；酸枣仁能镇痛，就是说能通过濡养神经，止各种因为神经失养而引发的疼痛，即常说的“肝气病”；因为酸枣仁能止痛，又能和胃运脾，所以，酸枣仁能治胃痛、止呕吐，即能治“肝气犯胃”之类的疾病；《药性论》中所说的“主筋骨风”也是这个道理。

温中止汗：酸枣仁能安补五脏、和胃运脾，能增强全身器官的功能，所以有止泻、止汗等作用。也正是这个原因，《神农本草经》把酸枣仁列为上品，归入了补益类。

酸枣仁、川芎都有养血补血镇静的功效，所以能治失眠；茯苓健脾生津、濡养神经，也能治失眠；知母能清热、活水运，兼能补液；甘草能安肠补液。所以，酸枣仁汤对于血虚津伤、神经失养引发的失眠、肝气犯胃等疾病都有较好的效果。

在杨作楳先生的《临证录》一书中，还记载着用本方加柏子仁、合欢皮、夜交藤、龙骨、牡蛎、朱砂治梦游症的病案。

关于梦游症，前面讲过，其可以归入卧起不安一类，多是精神压力大、神经过分紧张所致。甘草泻心汤能治胃寒肠热，兼能补津以濡养神经，所以能治梦游。甘草泻心汤和酸枣仁汤都能治失眠，所以，它们都能治因为神经得不到正常濡养而引发的梦游症。

（三）医案点评

案一：《蒲辅周医案》

何某，女，32岁。1936年仲冬，久患失眠，诸药不效。形容消瘦，神气衰减，心烦不寐，多梦纷纭，神魂不安，忽忽如有所失，头晕目眩，食欲不振，舌绛，脉象弦细，两颧微赤。此乃素禀阴虚，营血不足，营虚无以养心，血虚无以养肝，心虚神不内守，肝虚魂失依附，更加虚阳上升，热扰清宫所致。议用养心宁神法，以酸枣仁汤加入人参、珍珠母、百合花、白芍、夜交藤，水煎；另用老虎目睛五分研末冲服。连服13剂，便能酣卧，精神内守，诸症豁然。

［**点评**］本案中，病人形容消瘦，神气衰减，心烦不寐，多梦纷纭，神魂不安，忽忽如有所失，头晕目眩，食欲不振，舌绛，脉象弦细，两颧微赤等症状，都是阴血不足的表现，所以，就用酸枣仁汤。

案二：《古方新用》

邢某，女，38岁，1951年4月18日初诊。病人胃脘疼痛，连及胸胁，剧痛难忍，并伴有呕吐黄绿苦水。脉弦有力。辨证为肝气犯胃，曾用大、小柴胡汤治之无效。考虑到病久即虚，同时病人又伴有失眠症状，故改用本方治之。酸枣仁30克，甘草3克，知母6克，茯苓6克，川芎3克。先煎酸枣仁，后入诸药，再煎，分2次服。2剂。二诊：病人服上药后，胃脘胀痛减轻，呕吐黄水减少，亦不再失眠。继用上方，连服8剂后，病告痊愈。

［**点评**］上面讲过，酸枣仁能治失眠，又能止各种因为神经失养而引发的疼痛，能治胃痛、止呕吐，所以，能治“肝气犯胃”之类的疾病，这个医案就是最好的证明。本案中提到的“病久即虚，同时病人又伴有失眠症状”就是辨证的要点。

案三：《连建伟医案》

杨某，女，44岁，幼儿园教师。1975年4月18日诊。素体肝血不足，面色少华，神疲乏力。近来夜不安寐，心烦眩晕，脉弦细，舌质红苔薄白。《金匮》云：“虚劳虚烦不得眠，酸枣仁汤主之。”今当宗其法，拟酸枣仁汤合四物汤加减养肝之体，调肝之用，缓肝之急。炒酸枣仁12克，知母6克，川芎3

克，辰茯苓12克，生甘草3克，当归身9克，生白芍9克，佛手6克，绿萼梅4.5克（后入），白蒺藜9克，广郁金9克，紫丹参12克。病人服药5剂，夜寐能安，诸恙悉平。

［**点评**］本案中，连先生合四物汤进行加减，也是在本方病理基础下的拓展运用。

三、炙甘草汤证

（一）炙甘草汤证的病理与症状

炙甘草汤证的病理是血虚津伤严重，是酸枣仁汤证的进一步发展。

【条文】

伤寒，脉结代，心动悸，炙甘草汤主之（一名复脉汤）。

【解读】

这条条文说炙甘草汤证的症状是“脉结代”和“心动悸”。

什么是“脉结代”呢？

【条文】

脉按之来缓，而时一止复来者，名曰结。又脉来动而中止，更来小数，中有还者反动，名曰结，阴也；脉来动而中止，不能自还，因而复动者，名曰代，阴也，得此脉者，必难治。

【解读】

结脉是指脉来缓慢而脉搏在搏动期间有间歇中止的现象，而且这种中止无规律性。

代脉，指的是脉来缓慢而有规则的歇止，就是说止有定数，如每跳五次停一次，或每跳三次停一次，甚至有每跳二次停一次的。

脉象结代，最大的原因就是心血不足，血不足以供心搏动，所以就会出现这种间歇性的停止。不仅如此，因为心血不足，所以，病人的脉多不任按。就是说，刚开始用手把脉的时候，会觉得病人脉象尚明朗可辨，而大约过了一分钟，病人的脉象可能会遁去不见，就算是重按也找不到，必须手离开后，过一会儿才能重新找到脉象。

那什么是心动悸呢？

心动悸指的是病人不仅自觉心悸，而且可以察见心前搏动，就是出现“其动应衣”的现象。

出现心动悸的现象，最大的原因也是心血不足。因为心血不足，心脏为满足人体的需要，必须加速运动从而出现虚性兴奋，所以就出现心动悸的现象。心血不足，心脏虚性亢奋的人，不仅自觉心房处怦怦自跃，不能自已，胆气也较平时为虚，不仅受不了意外的惊恐，也受不了别人的高声呼叫，而且经常失眠，这一点和酸枣仁汤证的病理是一样的。

理解了以上两点，那么《千金翼方》中提到炙甘草汤“治虚劳不足，汗出而闷，脉结悸，行动如常，不出百日，危急者十一日死”，以及《外台》中所说的炙甘草汤“治肺痿涎唾多，心中温温液液者”就都能理解了，这二者都是因为虚劳不足引起的。

血与津液严重不足，病人除了出现脉结代、心动悸，以及失眠、虚劳不足、肺痿等症状之外，还可能有盗汗、头眩、经事不调、不欲食、消瘦、大便不畅或便秘、汗出而胸闷等症状。这些都是因为心血不足以营养全身引起的。

另外，这里的脉结代是心血不足引起的，但不是说所有的脉结代都是心血不足引起的。

刘绍武先生说：“临床遇到结代脉，要慎重加以鉴别。例如，不过十岁小儿有蛔虫证者，常见脉结代。抵当汤证者，也有结代脉，但均无心动悸。有无心动悸，是鉴别施用复脉汤的要点。”

（二）炙甘草汤的药理与运用

炙甘草汤的组成：

生地黄 85 克，阿胶 10 克，炙甘草 20 克，麦冬 15 克，大枣 4 枚，桂枝 15 克（烊服），人参 10 克，生姜 15 克，麻仁 15 克。

方后注：上九味，以清酒 470 毫升、水 530 毫升，煎取 200 毫升，纳阿胶烊服，日三次。

炙甘草汤由两组药组成：第一组是补血增液药，就是生地黄、阿胶、炙甘草、麦冬、麻仁、大枣；第二组是强心促血运药，就是桂枝、人参、生姜、黄酒。

比较这两组药物的药量，补血增液药的量要比强心促血运药的量大很多，所以，前贤把它称为“阴药七而阳药三”。就是说，炙甘草汤属于阴阳两补的汤剂，但是更重要的是补阴，因为病理更多的是血与津液严重亏损。前面讲过，阴药是比较难以运化的，特别是那些胃寒不足的人，所以，要在阴药中配以阳药，人体才有足够的力量来运化阴药，从而更大地发挥阴药的作用。就是说，本方以补血为主，以促血运为辅，但是，如果同时出现心血不足之炙甘草汤证和心阳不振的四逆汤证，也可以与四逆汤合用。

柯雪帆教授认为，这个方子对于外感病所引起的脉结代、心动悸，即病毒性感染引起心肌炎后遗症的心律不齐疗效佳，对于其他病引起的心律不齐则疗效相对较差，并认为这是条文之所以冠以“伤寒”二字的原因。

个人认为，病人的病理只要符合血虚津伤、阴阳两虚这个病理，就可以使用炙甘草汤。

对于方中的炙甘草，孙朝宗先生认为是现代的生甘草。之所以称为炙甘草，是因为古今炮制有差异。

《孙朝宗临证方药心得》说：“今人所以认为用炙甘草，原为炙法的古今炮制差异，古人所用炙甘草，实际上是经过烧烤而干燥的生甘草，其性味甘平冲和，故有‘热药用之以缓其热，寒药用之以缓其寒’之说，所以仲景甘草之用，解表用炙，清热也用炙，温中用炙，散风湿也用炙。然而今天的炙甘草，是把甘草一药炒成老黄色，然后再加蜜炒，如此炮制，甘草便失去它的甘平冲和之性，故今有‘生则泻火，熟则温中’之论。由此可知，炙甘草汤中（的甘草）当为生甘草。正如丹波氏曰‘案《名医别录》，甘草通经脉，利血气，《证类本草》《伤寒类要》，治伤寒心悸、脉结代者，甘草二两，水三升，煮一半，服七合，日一服，由是观之，心悸脉结代专主甘草，乃是取乎通血脉、利血气，此所以命方名曰炙甘草汤也，诸家whiten而不释者何。’”

（三）医案点评

案一：《经方实验录》

师曰：律师姚建，现住小西门外大兴街，尝来请诊，眠食无恙，按其脉结代，十余至一停，或二三十至一停不等，又以事繁，心常跳跃不安。此仲师所谓心动悸，脉结代，炙甘草汤主之之证是也。因书经方与之。服十余剂而瘥。炙甘草四钱，生姜三钱，桂枝三钱，潞党参二钱，生地黄一两，真阿胶二钱（烊冲），麦冬四钱，麻仁四钱，大枣四枚。

［点评］本案中，病人既有代脉脉象，又是“心常跳跃不安”的心动悸症状，这就是比较典型的炙甘草汤证。

案二:《临证实验录》

某，男，64岁。心悸20余年，初为“文化大革命”武斗受惊而起，时轻时重，未予认真医治。近症益重，整日悸动不宁，夜寐早醒，精神倦怠，喜温畏寒。胃纳尚可，大便稀溏。一医为心脾两虚，用归脾汤冲服朱砂，连服10剂，不见竿影，遂来求诊。视其皓首苍颜，色暗少华，舌质淡红，舌苔薄白。诊其脉，沉细结，触其腹，无压痛。心电图检查：频发性房性期前收缩。心悸初由惊恐引起，继为气血失养所致。盖年老体弱，阴阳二气俱虚，气血生化不足，无力奉养心神、鼓动血脉运行，故见心悸脉结，失眠神疲。归脾汤可补气益血，而难以滋阴扶阳，是以不效。先贤谓理阳气首推建中，顾阴液须投复脉，综观本案，正宜如此。以其大便溏薄，去麻仁不用，并加白术、茯苓。炙甘草15克，生地黄24克，阿胶15克，桂枝10克，麦冬15克，党参15克，白术15克，茯苓15克，红枣30枚，白酒10毫升（服药时加入），3剂。二诊：心悸虽未发作，然滋阴益阳之举，不可废停，按原方续服3剂，以求长效。

［点评］本案中，病人除心悸之外，阴阳两虚的症状也较明显，而案中的加减，也很值得我们学习。

案三:《诊余集》

常熟西弄徐姓，金陵人，年五十余。因子不肖，动怒兼郁，咳嗽吐痰，延某医治之，进以木香、厚朴、豆豉、牛蒡等，咳更甚，面红，痰沫频吐，起坐不安。前医见其面红烦躁，进以鲜生地、鲜石斛、栀、翘、芩、连等，更甚。吾友仲鸣徐君，偕余往诊之，脉虚大无力，烦躁面赤，舌白底绛，频频吐痰，满地白腻如米饮，虽臭不甚。余曰：燥伤肺金，再进苦寒，中阳阻遏不能，肺无肃化之权，清阳不能上升，肺将痿矣。即用《千金》炙甘草汤原方，取姜、桂之辛散，开中宫阻隔之阳，引酸咸柔润之药下行，化津液，救上之燥；取参、草、枣培土壮气，使土气可以生金；麦冬、麻仁润肺而柔阳明燥金；加薏仁泄上蓄之水下行，肺气清肃下降，津液方能上承。此方为《千金》治肺痿屡效之方，故补入《金匮》。后人用此方，每去姜、桂，畏其辛热也，不知大雨雪之前，必先微温，一派柔腻阴药，赖辛甘之味可能通阳，借其蒸化之权，下焦津液上腾，肺之精也自可下降，去蒸雨施，始有效耳。照方服两帖，痰沫已尽，咳嗽亦止，后服甘凉清润，生黄芪、北沙参、百合、玉竹、川贝枇杷膏、甘草，壮气润肺清热，十余剂而痊愈。今已五六年，强健逾昔。古人之方，不耽后学，人言将古方治今病，如拆旧屋造新房，使后人拟古酌今，非使后学不用古方也。

［**点评**］本案是对炙甘草汤“治肺痿涎唾多，心中温温液液者”这句话最好的讲解，这里“肺痿”的病理就是血虚津伤，“温温液液”是恶心呕吐的意思。

案四:《范文甫专辑》

一妇人，两目皆红而肿，不能见亮光，且痛不可忍，于眼科治疗半个月不愈。余曰：盖虚极，真阳上越也。以炙甘草汤全方，内中用安桂 3 克，5 剂而瘥，50 剂而愈。按：本例目疾红肿，即是“赤痛如邪”，与一般急性外障目疾不同，多发于体虚上火者，绝非上邪实证。此目赤而痛，乃虚火上越所致，故用炙甘草汤滋水涵木，引火归原，刚柔既济，含义甚深。

［**点评**］眼科虽然是一个专科，但是绝大部分的眼病都要根据病人的体气和证候对证选方。很多时候，治眼病的关键是体气，而不是外证。

四、防己地黄汤证

（一）防己地黄汤证的病理

防己地黄汤证的病理是血虚津伤更甚，脑神经得不到濡养，它是炙甘草汤证的进一步发展。

【条文】

病如狂状，妄行，独语不休，无寒热，其脉浮者，防己地黄汤主之。

【解读】

病人出现的症状是“如狂状”“妄行”和“独语不休”，这是血虚津伤不能营养脑神经引发的。因为不是胃肠实热引发的狂病，所以说是“如狂状”；而“妄行”则是精神不受控制的表现；“独语不休”则是指病人低声喃喃自语，与实热出现的狂躁高声呼叫有明显的不同，所以，条文也特地指出“无寒热”，就是为了和血热熏灼神经的大承气汤证做个对比，所以才强调。

因为病理是血虚津伤不能濡养神经，所以，还有可能出现心神不定、入夜不寐、多言善惊、双目直视、如痴如醉、脉多浮数无力、舌红少津、无苔等症状。

（二）防己地黄汤的药理与运用

防己地黄汤的组成：

生地黄 150 克，桂枝 9 克，防风 9 克，防己 3 克，甘草 3 克。

防己地黄汤是由生地黄、桂枝、防风、防己、甘草五味药组成的。

本方中生地黄的剂量远远超过其他的药，所以，生地黄才是这个方子真正的主药，其他的药如桂枝、防风、防己，都是用来辅助生地黄的，因为生地黄药性滞泥。

《兰台轨范》说：“此方他药轻而生地独重，乃治血中之风也，此等法最宜细玩。”

陆渊雷先生说：“渊雷闻之太炎先生云，《素问·病能论》以生铁落饮治阳厥怒狂。本方重用地黄，地黄含铁质，与生铁落饮同意。”

生地黄属于强壮性的补津补血药，对于血虚津伤严重而引发的精神性症状，有非常好的效果，这也是治病求本的原理。因为生地黄的药性相对滞泥，所以，才用桂枝、防风、防己来活血运、水运，消除生地黄的滞泥药性。也正是因为这样，《兰台轨范》才说“此等法最宜细玩”。

《方函口诀》说：“此方治老人男女，因老耄而妄语狂走者，《金匮》虽属于中风，实则失心疯之类也。一老妇，面目手足微肿，心气不乐，对人辄落泪愁伤，用此方而痊愈。”

《方函口诀》里面所说的“老耄”和“失心疯”是指血虚津伤严重的病理。

（三）医案点评

案一:《治验回忆录》

刘君肃一，年二旬。其父叔皆大贾，雄于赀，不幸于1943年次第殂谢，丧停未葬。君因自省休学归，店务猬集，不谙经营，业大败。折阅不知凡几，以致债台高筑，索债者络绎于门，苦孰甚焉！乃只身走湘潭收旧欠，又兴讼，不得直，愤而归。因之忧郁在心，肝气不展，气血暗耗，神志失常，时而抚掌大笑，时而歌哭无端，妄言错语，似有所见，俄而正性复萌，深为赧然，一日数潮而已。医以为癫也，进加味温胆汤，并吞白金丸，曾吐涎少许，症状未少减。吾以事至零陵，君为故人，顺道往访，渠见吾述家事剌剌不休，状若恒人，顷而大哭，继而高歌。其家人恳为治之，此义不容辞也。俟其静，用好言慰解，诊脉细数，舌绛无苔，胸中痞闷，夜不安卧，小便黄短，是为志怫郁而不伸，气横逆而不降，心神耗损，肾水亏乏，火气妄凌，痰涎泛溢，有癫之意不若癫之甚，所谓心风证也。治以益血滋阴安神调气为主。拟《金匮》防己地黄汤加味：生地二两（捣汁兑），甘草二钱，防己二钱，桂枝一钱，加香附三钱，首乌、竹沥各五钱，兼吞安神丸四钱，日服二剂。三日复诊，神志渐清，潮发减少，随进滋阴安神汤（生地、芍药、川芎、党参、白术、茯神、远志、南星、枣仁、甘草、黄连），服后略觉头胀心闷，微现不宁，审由余热未清，难任参术之补，故病情微加。乃改弦更张，趋重清心养神略佐涤痰，早晨服清神汤（黄连、黄芩、柏子仁、远志、菖蒲、枣仁、甘草、姜汁、竹沥），晚进二阴煎（生地、麦冬、枣仁、元参、茯苓、木通、黄连、甘草、灯心、竹叶），每日各一剂，如是者四日，遂热不再潮，人事清悉，诊脉细数而有神，余热似尽，而参术之补，现犹所忌，尚有余焰复燃之虑，处以天王补心丹，以丹易汤（生地、人参改洋参、玄参、丹参、茯神、桔梗、远志、天冬、麦冬、枣仁、柏子仁、五味、当归）送服磁朱丸，补心滋血，安神和胃。嗣即精神健好，食纳增进，又调理半个月，改用栀麦归脾汤，仍吞服磁朱丸，善后补养，再一月而身健复元。吾临归，彼不胜依依之感。

[**点评**] 本案中，病人就是因为血虚不足而引发的神志失常病，也就是条文所说的“如狂状”。

案二:《金匮名医验案精选》

李某，女，33岁，已婚。1978年2月7日入所就诊。病人数年来，眩晕易乏，少眠多梦，时或心悸躁慌。月余前，其疾发作，时而哭啼吵闹，时而昏仆欲绝。经当地诊为癔病，用甘麦大枣汤等十数剂无效。来诊前夜，征象益剧，或张嘴吐舌，称鬼弄怪；或神情恍惚，奔走村外，自言自语。诊查：病人清瘦，面略赤，脉轻取浮，重按细数，舌质红，无苔，唇干，口苦。家属云：“病人常谓项强，头皮紧拘，如绳缚之。”此证显系阴血匮欠，风邪外并，阳热内郁，神明失司而致。处以防已地黄汤。服2剂，神思略定，妄行独语大减。又服3剂，征象若失，头皮发紧及项强等症状亦去。出所时，予朱砂安神丸续服以善后，随访迄今，健康如常。

[**点评**] 本案中，因为病人是血虚不足，所以，用甘麦大枣汤补津效果较差，用防已地黄汤补血则效果明显。另外，病人有“项强”这个表郁的症状，用防已地黄汤就更为对证。

五、八味肾气丸证

（一）八味肾气丸证的病理与症状

八味肾气丸证的病理是血虚津伤兼见血运水运不畅。

【条文】

1. 虚劳腰痛，少腹拘急，小便不利者，八味肾气丸主之。

2. 夫短气有微饮，当从小便去之，苓桂术甘汤主之，肾气丸亦主之。

3. 问曰：妇人病饮食如故，烦热不得卧，而反倚息者，何也？师曰：此名转胞不得溺也，以胞系了戾，故致此病，但利小便则愈，宜肾气丸主之。

4. 男子消渴，小便反多，以饮一斗，小便一斗，肾气丸主之。

【解读】

首先，第1条直接点明病人的病理是“**虚劳**”，前面讲过，“**虚劳**”的病理是血虚津伤。

其次，病人的症状是“**腰痛**”“**少腹拘急**”和“**小便不利**”。

这里面，“**腰痛**”和“**少腹拘急**”都是血虚津伤、血与津液不能濡养神经和经筋所引起的，不能濡养神经就会痛，不能濡养经筋就会出现经筋拘急的情况。而“**小便不利**”也比较容易理解，血虚津伤的人，本来就属于津液不足，加上血运不畅，经肾的水液更加少，所以，自然就小便不利。当然，这指的是一般情况，特殊的情况是身体因为血虚津伤，对小便失去控制，就会出现小便反多、入夜尤甚的夜尿频多症状，甚至会出现第3条所说的“**小便反多，以饮一斗，小便一斗**”的情况，类似的情况前面讲过不少。

最后，方子为什么取名为“**肾气丸**”呢?

《金匮要略今释》说:“古医书所言肾病，多是内分泌疾患，而关系肾上腺者十八九，又以腰部少腹部为肾之领域，肾又与膀胱为表里，故药方能治腰痛少腹拘急小便不利者，名曰肾气丸。”

理解了以上三点，八味肾气丸证的病理和症状就基本清楚了。

《金匮要略》中的附方崔氏八味丸能治“**脚气上入，小腹不仁**”，这里的“**脚气**”指的是肾虚腰重脚肿、小便不利;“**小腹不仁**”指的是少腹拘急或因水湿而软弱无力。

《严氏济生方》说:“加味肾气丸（即本方加车前子、川牛膝）治肾虚腰重水肿，小便不利。”

《严氏济生方》的记载，道理一样。

第2条是指八味肾气丸能治小便不利。

条文之所以拿肾气丸和苓桂术甘汤做比较，是因为这二者有相似的地方，苓桂术甘汤是治阳虚水湿导致小便不利的，而肾气丸则是治阴阳两虚导致水湿积聚而出现小便不利的。

第3条也是治小便不利的，是指小便不利引发的输尿管屈曲捻转。

这里的“**胞**”通“脬”，指的是膀胱，所谓的“**胞系**”指的是输尿管；而“**了戾**”就是缭戾，缭是缠绕的意思。

丹波元简说：“了、缭，并音聊，缭，缠也，绕也，《千金》有‘四肢痿躄缭戾’等文。按此条之证，本是下焦壅滞，不得溺利者，膀胱为之急胀，而胞系遂至缭戾，溺随益闭，以致烦热不得卧，而反倚息，故用肾气丸开其壅滞，利其小便，则膀胱宽豁，而其系复旧也。此证不必下元衰乏，而其用此丸者，专取之利水，故云便利小便则愈。”

第4条所说是特殊的情况，是指血虚津伤和血运不畅，导致身体对水液代谢失去了正常的控制，从而出现上渴下数的情况，即口渴而小便多。

前贤认为这种病是肾气虚衰的表现。肾气虚不能调摄水分，所以小便多；肾阳虚不能蒸腾津液，所以口渴。

《严氏济生方》中有加减肾气丸（即本方去附子加五味子、鹿角、沉香）治“劳伤肾经，肾水不足，心火自用，口舌焦干，多渴而引饮，精神恍惚，面赤心烦，腰痛脚弱，肢体羸瘦，不能起止”的记载，道理一样。

《金匮要略今释》说：“代谢功能发生障碍，如肝脏不能截留动物淀粉，或动物淀粉化糖过速，或脂肪化糖过速，或肾脏功能不能拦截血中糖质，皆足以致糖尿，所以使代谢功能起障碍者，虽因胰岛素之缺乏，余以为内分泌紊乱是其中重要原因。内分泌者，古人所谓肾气也。糖尿病既成，久久不已，则体内所有碳水化合物、蛋白、脂肪诸质，悉以不规则的变化，从小便而下，故饮食无度，而消瘦日加，或竟饮一溲二，则全身营养物有土崩瓦解之势，不可治矣。此糖尿病病理之大概也。”

陆渊雷先生的这段话，从西医学原理讲明糖尿病与“肾气”的关系，就是说，糖尿病是人体对水液代谢失去正常控制而出现的一种病。因为肾脏不能正常控制小便，导致血中的糖和各种营养物质如蛋白质从小便流失，所以出现消食善饮、渴饮无度而又小便数、尿糖有沫、身体消瘦的糖尿病症状。当然，糖尿病有很多种情况，肾气丸所能治也只是阴阳两虚导致的水液代谢失常。所以，《金匮要略今释》说：“饮一斗小便一斗，不足为肾气丸之证候，必有脚肿、阴痿、少腹不仁等证者，乃可与之。”

（二）八味肾气丸的药理与运用

八味肾气丸的组成：

薯蓣 60 克，山茱萸 60 克，生地黄 125 克，牡丹皮 45 克，茯苓 45 克，泽泻 45 克，桂枝 15 克，炮附子 15 克。

八味肾气丸是由生地黄、牡丹皮、茯苓、泽泻、山药、山萸肉、桂枝、附子八味药组成的。

1. 山药的药理

薯蓣，即山药，味甘，性平，归脾、肺、肾经，功效是补脾养胃、生津益肺、补肾涩精，主治脾虚食少、久泻不止、肺虚喘咳、肾虚遗精、带下、尿频、虚热消渴。现代药理研究表明，山药有降血糖、调节机体对非特异刺激反应性、提高免疫能力、刺激小肠运动、促进肠道内容物排空、滋补，以及助消化、止泻、祛痰等作用。

《神农本草经》说："主伤中，补虚，除寒热邪气，补中益气力，长肌肉，久服耳目聪明，不饥，延年。"

《本草正》说："山药，能健脾补虚，滋精固肾，治诸虚百损，疗五劳七伤。第其气轻性缓，非堪专任，故补脾肺必主参、术，补肾水必君茱、地，涩带浊须破故同研，固遗泄仗菟丝相济。诸丸固本丸药，亦宜捣末为糊。总之性味柔弱，但可用力佐使。"

《药品化义》说："山药，温补而不骤，微香而不燥，循循有调肺之功，治肺虚久嗽，何其稳当。因其味甘气香，用之助脾，治脾虚腹泻，怠惰嗜卧，四肢困倦。又取其甘则补阳，以能补中益气，温养肌肉，为肺脾二脏要药。土旺生金，金盛生水，功用相仍，故六味丸中用之治肾虚腰痛，滑精梦遗，虚怯阳痿。但性缓力微，剂宜倍用。"

《本经疏证》说："薯蓣，主伤中，补虚羸，即补中益气力也。而《本经》复言之何故，此盖当连下句读，主伤中，补虚羸，除寒热邪气云者，犹云补伤中而致之虚羸，除伤中而受之寒热邪气也。夫虚必有一处为先，他处乃连类及之者。邪之所凑，虽云其气必虚，然亦有阴阳之分，五脏六腑之异；薯蓣所主之虚之邪，须审定其由伤中伤气，方得无误。不然伤血及他伤亦能致虚羸、成寒热，又何别焉。《别录》所主补虚劳羸瘦，充五脏，除烦热，正与《本经》相印，唯下气、止腰痛、强阴三项为特出。至于头面游风、头风、眼眩，唐以来医家不甚用此味，故无从参其底里，然质之仲景治风气百疾，《本经》除寒热邪气，亦可默会其旨矣。”

《医学衷中参西录》说：“山药，色白入肺，味甘归脾，液浓益肾。能滋润血脉，固摄气化，宁嗽定喘，强志育神，性平可以常服多服。宜用生者煮汁饮之，不可炒用，以其含蛋白质甚多，炒之则其蛋白质焦枯，服之无效。若作丸散，可轧细蒸熟用之。”

又说：“山药之性，能滋阴又能利湿，能滑润又能收涩，是以能补肺补肾补脾胃，故其主治为劳瘵发热，或喘或嗽，或自汗，或心中怔忡，或因小便不利致大便滑泻及一切阴分亏损之证。盖山药用其利湿治带下泄泻，用其滋阴治伤寒、温病、淋浊、消渴，用其滑润治咳嗽，用其收涩治脱证，用其补肾治喘息、淋浊，用其补脾治久泻、久痢，用其补肺治虚痨。”

综合以上讲解，山药的功效可以总结为滋阴、利湿、收涩、补肺、补脾、补肾等。对于血虚津伤，有补津的作用；对于小便不利，有利尿的作用；对于小便过多，又有收涩的作用；能补虚除热，所以，山药是治虚劳的主药之一。对于肾气丸的主治如腰痛、小腹拘急、小便不利或小便反多，以及遗精、糖尿病等来说，山药都是必不可少的药物。

2. 萸肉的药理

山茱萸，即萸肉，味酸，性微温，归肝、肾经，功效是补益肝肾、涩精固脱，主治眩晕耳鸣、腰膝酸痛、阳痿遗精、遗尿尿频、崩漏带下、大汗虚脱、内热消渴。现代药理研究表明，山茱萸有利尿、降压、降血糖、抗菌、消炎、提高免疫能力和抗休克等作用。

《医学衷中参西录》说：“山茱萸，大能收敛元气，振作精神，固涩滑脱。收涩之中兼具条畅之性，故又通利九窍，流通血脉，治肝虚自汗，肝虚胁疼腰疼，肝虚内风萌动，且敛正气而不敛邪气，与其他酸敛之药不同，是以《本经》谓其逐寒湿痹也。其核与肉之性相反，用时务须将核去净。近阅医报有言核味涩，性亦主收敛，服之恒使小便不利，锥破尝之，果有涩味者，其说或可信。凡人元气之脱，皆脱在肝。故人虚极者，其肝风必先动，肝风动，即元气欲脱之兆也。又肝与胆，脏腑相依，胆为少阳，有病主寒热往来；肝为厥阴。虚极亦为寒热往来，为有寒热，故多出汗。萸肉既能敛汗，又善补肝，是以肝虚极而元气将脱者，服之最效。愚初试出此药之能力，以为一己之创见，及详观《神农本草经》山茱萸原主寒热，其所主之寒热，即肝经虚极之寒热往来也。”

《本草经疏》说：“山茱萸治心下邪气寒热，肠胃风邪、寒热头风、风去气来、鼻塞、面疱者，皆肝肾二经所主，二经虚热，故见前证。此药温能通行，辛能走散，酸能入肝，而敛虚热，风邪消散，则心下肠胃寒热自除，头目亦清利而鼻塞、面疱悉愈也。逐寒湿痹者，借其辛温散结，行而能补也。气温而主补，味酸而主敛，故精气益而阴强也。精益则五脏自安，九窍自利。又肾与膀胱为表里，膀胱虚寒，则小便不禁，耳为肾之外窍，肾虚则耳聋；肝开窍于目，肝虚则邪热客之而目黄；二经受寒邪，则为疝瘕，二脏得补，则诸证无不瘳矣。”

《本草新编》说：“人有五更泄泻，用山茱萸二两为末，米饭为丸，临睡之时，一刻服尽，即用饭压之，戒饮酒行房，三日而泄泻自愈。盖五更泄泻，乃肾气之虚，山茱萸补肾水，而性又兼涩，一物二用而成功也。推之而精滑可止也，小便可缩也，三虫可杀也。或疑山茱萸性温，阴虚火动者，不宜多服。夫阴虚火动，非山茱萸又何以益阴生水，止其龙雷之虚火哉。凡火动起于水虚，补其水则火自降，温其水则火自安，倘不用山茱萸之益精温肾，而改用黄柏、知母泻水寒肾，吾恐水愈干而火愈燥，肾愈寒而火愈多，势必至下败其脾而上绝其肺，脾肺两坏，人有生气乎。故山茱萸正治阴虚火动之药，不可疑其性温而反助火也。”

综合以上讲解，萸肉的功效可以总结为补益肝肾、濡养神经，有止痛、利尿、固脱、涩精等效果，对于虚劳引起的腰痛、失精、内热、消渴、水湿甚至水肿，都是必需的药品。

因为萸肉有敛汗固脱的作用，所以，在临床上，个人经常用其治疗汗出过多引起的心悸和经筋挛急疼痛，也取得了非常好的效果。因为汗多则亡阳，所以，就有可能出现心悸的病症，这一点和桂枝甘草汤治汗多亡阳引起的

“叉手自冒心，心下悸，欲得按”道理是一样的。因为萸肉能敛汗，所以能治心悸；而汗多则津液亏损，津液亏损则无法濡养经筋，所以挛急疼痛。萸肉能敛汗，故能治经筋疼痛，这和张锡纯先生所说的“肝虚腿痛”道理是相通的，同样，这一点和用葛根汤类方治痉病、桂枝加附子汤治“四肢微急，难以屈伸”的道理一样。另外，它与芍药甘草汤证的“血虚则筋急”相比，一个是血虚，一个是津伤。

因此，在临床上，如果病人经常汗出淋漓，同时出现心悸或是经筋挛急疼痛，又没有桂枝甘草汤证、玉屏风散证、葛根汤类方证、桂枝加附子汤证或是用了效果不好的话，就要考虑用萸肉或是在方中加入萸肉了。

肾气丸的主药是山药和萸肉，这两味药能滋补肝肾、濡养经筋、除湿止痛、补虚除热，对于虚劳引起的腰痛、少腹不仁、水湿不行有着很好的效果。这两味再加上补血活血凉血的生地黄、牡丹皮，强心活血的附子、桂枝，健脾祛湿且能濡养神经的茯苓，利尿消肿又能固精止遗的泽泻，就成了阴阳双补的肾气丸。

本方能补血行血、补津行水、温养神经、补虚止痛，所以，临床应用非常广泛。对于脾胃虚寒引发的流注、鹤膝，肾气不足引发的牙痛、肾炎、肾结核、肾结石、膀胱结石、膀胱括约肌麻痹、前列腺肥大、腰痛、口渴、小便不利，或失禁和血尿、高血压病、动脉硬化、低血压病、脑溢血、少腹不舒、糖尿病、尿崩、坐骨神经痛、下肢麻痹、腰椎间盘突出、神经衰弱、健忘、遗精、早泄、阳痿、白内障、眼底出血等疾病，只要病理是血虚津伤且阳虚不足的就可以使用。

本方减去附子和桂枝，就是六味地黄丸了，它适用于没有阳虚或是阳虚不严重又有血虚津伤的病理。在临床上，个人常用六味地黄丸来治牙痛、脚后跟疼痛、耳鸣等，效果也非常好。

（三）医案点评

案一:《增评柳选四家医案·尤在泾医案》

肾虚齿痛，入暮则发，非风非火，清散无益，加减八味丸，每服三钱，盐花汤送下。

［点评］本案用八味丸的原因上面讲清楚了，不再重复。

案二:《北方医话》

曾治乔姓女病人，产后4个月，喜吃咸食超常人，每餐必佐食咸菜一大盘，而不嫌其咸，难以控制。否则不能进食，食后口渴不多饮。饮多则面见浮肿，渐感耳鸣、腰酸、膝软，不能操持家务。在当地求治无效，来我院就医。症见：病人面色苍白，颜面浮肿，神倦懒言，语声低微，舌淡，苔白，脉沉缓，两尺按之犹弱。此下元虚损，命门火衰所致。治宜温补肾阳法，方用金匮肾气汤加减：熟地黄20克，山药20克，茯苓15克，泽泻15克，五味子15克，肉桂10克，附子10克，山茱萸15克。5剂，水煎服。服药后，病人食咸菜量已减，每餐可控制在一小盘左右。口渴，饮水量稍增亦未见浮肿，仍腰酸、肢冷，舌淡，苔薄白，脉沉缓。效不更方，原方加用附子15克，肉桂15克，以增强温补之力。3剂后，病人自诉食咸菜量较常人稍多，肢渐转温，耳鸣、腰酸明显好转。查其舌质淡无苔，脉缓，两尺稍有力。再将前方配成料药，炼蜜为丸，嘱早晚各服9克，淡盐水送服。后追访该病人病未复发，能操持家务，吃咸食量一如常人。按：该病人早婚数产，肾气已属不足，此次产后，房室不节，再伤其肾。肾为先天之本，肾阳衰微，命门火衰，失于温养，故腰酸、耳鸣、肢冷、足膝无力、小便清长，诸症丛生。《素问·五脏生成》篇曰："色味当五脏……黑当肾咸。"根据五味归属五脏规律，咸味多入肾经，在肾气蒸化下供应机体需要。本例病人，肾阳衰微，蒸腾气化之力必减，咸味食入虽多，亦不能转输利用，同气相求以补其不足，故嗜咸而又不嫌其咸。究其病因病机，总因肾气虚损所致。故用金匮肾气丸，益火之源，补命门不足，助蒸腾运化之力。命门火旺，诸症消退而收效。此类疾病笔者临证尚未遇到，查考手中书籍，亦未见记载，暂自拟为"嗜咸症"。

［点评］本案中，病人有"饮多则面见浮肿，渐感耳鸣、腰酸、膝软"的症状，就是典型的肾气丸证。

案三:《诊余集》

孟河巢沛三先生，治一横桥开肉铺者，身上流痰十余块，久溃不愈，色紫黑而肉僵硬，不知痛痒，无脓流水，肌肉皆削，胃气索然。病人曰：我戒口多时，胃气惫败，不知能稍食荤腥否？沛三先生曰：思食，胃气尚旺，肉鸭亦可食之。病人曰：若能开荤，死亦瞑目。看其病情，系多服寒凉，气血凝结所致。投以金匮肾气汤，月余，肌肉转红，渐软作痒。至两月后，先生再至横桥，有一人体肥貌丰，叩谢。先生茫然，几不识其人，问其原委，从开荤之后，胃日健旺，一方服六十余剂，疮平肌复矣。所以外症以胃气为本，胃以食所喜为补。若各物禁之，再以寒凉克伐戕胃，或温补壅塞助火。孟子云：尽信书，则不如无书。临证变通，方为上工。余至琴川，有张姓，身上数十孔，大如钱，色黯肉僵，流水无腥秽味，不知痛痒，肌肉瘦削。人皆谓杨梅疮，余曰：寒凉凝结。出前医之方，俱苦参、黄柏、木通、翘、栀、芩、连、土茯苓等类。因戒口极尽，胃气呆钝。余令其开荤，从先生金匮肾气法，十余剂后，服温通气血之品，二十余剂而痊。后遇此者数症，莫不应手，皆食先生之德，故记于此，聊志感仰之意。

[**点评**] 本案表面上非常特殊，但是，仔细品味后就会发现病人的病理是血虚津伤、阳虚不足。

案四：《名老中医之路·习医回忆》

一中年男子，患烦渴引饮，几乎口不能离水，一日夜尽数十碗，小便亦极多，食欲差，进食少，皮枯肌瘦。原来认为是阴虚火盛之消渴症，屡用养阴生津之方无效。先叔父曰："病人舌相不红不光，无易饥多食之象，而脉象沉细，尺脉尤弱，虽有烦渴引饮之症，但非阴虚消渴之病。是宜舍证从脉，改用温肾法。盖肾气虚不能调摄水分，故溺多。肾阳虚不能蒸腾津液，故烦渴。肾火衰则脾运弱，故食少肌瘦而肤枯。方用金匮肾气丸改作汤剂，再加人参、鹿角胶、覆盆子。十日之后，症状趋向缓和。

[**点评**] 本案就是肾气不足引起的消渴、多尿证。

案五：《李继昌医案》

余早年至富民县访友。友留宿，夜阑入寐，闻间壁咳声频频，达旦未止。经询问，方知夜咳者乃一年近七十之老妪，病已半载，屡治罔效。余即登门予以诊治。其症咳多夜间，每卧则痰壅作咳，以致难以入寐。咳时气短难接，痰有咸味，虽屡服化痰止咳之药，总难奏效。脉两寸俱大，两尺则微细欲绝。参其脉证，知此病不单在肺，肾亦病矣，乃肾虚不纳之候。遂以金匮肾气丸加味治之。附片 30 克（开水先煎煮），肉桂 6 克（研末调服），熟地黄 15 克，山茱萸6克，怀山药15克，茯苓15克，粉丹皮9克，泽泻9克，炙麻黄根9克，五味子6克。上方仅服1剂，当晚咳即减半，知药已对证，令其再服5剂，并购金匮肾气丸常服。未及半个月而愈。

[点评] 本案中，肾气丸是用来治夜咳的，病情夜间加重且尺脉微细，这都是阳虚不足的表现，而寸脉相对正常，说明病不在肺，而在血虚津伤、阳虚不固。

六、栝楼瞿麦丸证

（一）栝楼瞿麦丸证的病理与症状

栝楼瞿麦丸证的病理是津伤阳虚。

它和八味肾气丸证相比，后者是血虚津伤阳虚，栝楼瞿麦丸证则是津伤阳虚，这两者有相同的地方，也有不同的地方。

【条文】

小便不利者，有水气，其人苦渴，栝楼瞿麦丸主之。

【解读】

从条文的描述来看，栝楼瞿麦丸证的症状是“小便不利”和“苦渴”，而病理则是“有水气”。

“小便不利”和“苦渴”，这两个症状和八味肾气丸证是一样的。另外，方后注中说“以小便利，腹中温为知”，这就说明栝楼瞿麦丸证还有一个症状，就是小腹冷，这一点和八味肾气丸证的“小腹不仁”是一样的。所以，栝楼瞿麦丸证和八味肾气丸证的病理在津伤阳虚这方面是相同的。

栝楼瞿麦丸证和八味肾气丸证也有不同的地方。八味肾气丸证因为有血虚的病理，所以，病人有腰痛、少腹拘急而痛、痹痛之类的症状，而栝楼瞿麦丸证则没有。

丹波元坚说：“此方用治小便闭宜用肾气丸而其人厌地黄者，甚验。”陆渊雷先生说：“此亦治所谓肾消之方也。消渴病固有小便不多者，古人从证候以立名，故不云消渴，但云小便不利。凡腰肾虚冷，小便不利，合用肾气丸，而不宜地黄之滋腻者，用此方，极效。身半以下水肿，腹冷，小便不利者，亦主之。”

另外，条文直接说栝楼瞿麦丸证的病理是“**有水气**”，“**水气**”，是指水郁不行，水郁不行的共同点是小便不利，而在这里，栝楼瞿麦丸证的病理是津伤阳虚，阳虚导致了水郁不行，津伤又加重了口渴和小便不利，所以，它也属于阴阳两虚的情形，也是虚劳的一种。

尤在泾说：“此下焦阳弱气冷，而水气不行之证，故以附子益阳气，茯苓、瞿麦行水气，观方后云‘腹中温为知’可以推矣，其人苦渴，则是水寒偏结于下，而燥火独聚于上，故更以薯蓣、栝楼根除热生津也。夫上浮之焰，非滋不熄；下积之阴，非暖不消。而寒润辛温，并行不悖，此方为良法矣。欲求变通者，须于此三复焉。”

尤在泾的这段话，也是栝楼瞿麦丸证的病理津伤阳虚导致水气不行。

（二）栝楼瞿麦丸的药理与运用

栝楼瞿麦丸的组成：

薯蓣45克，栝楼根（天花粉)30克，茯苓45克，瞿麦15克，炮附子15克。

方后注：末之，炼蜜丸，以小便利，腹中温为知。

栝楼瞿麦丸是由山药、天花粉、茯苓、瞿麦和附子五味药组成的。

瞿麦的药理

瞿麦，味苦，性寒，归心、肾、小肠经，功效是利尿通淋、破血通经，主治热淋，血淋，石淋，小便不通、淋沥涩痛，月经闭止。现代药理研究表明，瞿麦有利尿、降压以及促进小肠蠕动和杀血吸虫的作用。

《神农本草经》说：“瞿麦，主关格诸癃结，小便不通，出刺，决痈肿，明目去翳，破胎堕子，下闭血。”

《本草经疏》说：“瞿麦，苦辛能破血，阴寒而降，能通利下窍而行小便，故主关格诸癃结小便不通因于小肠热甚者。寒能散热，辛能散结，故决痈肿。除湿热，故明目去翳。辛寒破血，故破胎堕子而下闭血也。去肾家热，故云养肾气。逐膀胱邪逆者，亦泄湿热故也。湿热客中焦，则清浊不分而为霍乱，通利湿热，则霍乱自解矣。”

《本草正》说：“瞿麦，性滑利，能通小便，降阴火，除五淋，利血脉。兼凉药亦消眼目肿痛；兼血药则能通经破血下胎。凡下焦湿热疼痛诸病，皆可用之。”

《本草正义》说：“瞿麦，其性阴寒，泄降利水，除导湿退热外，无他用。《本经》谓其明目去翳，《别录》谓其养肾，则邪热清而真阴复，非通利之品果能养阴也。出刺、决壅、堕胎，其力猛矣。《别录》又称其主霍乱，则湿热内阻，清浊不分者，以为分泄逐湿之用，非主阴寒之霍乱也。《日华》谓其主五淋，月经不通；景岳谓合凉药亦消眼目肿痛，合血药则通经破血下胎，宣导下焦湿热；石顽谓利小便之君药；《日华》又谓其叶主痔漏泻血，捣敷肿毒浸淫疮，无一非清热利导之用，然必实有实热壅滞者为宜。寇宗奭谓专通小肠，心经有热而小肠虚者勿用，辨别最为清澈。石顽亦谓妊娠产后小便不利及脾虚水肿者禁用。按，又有老人虚人气化不利而为癃闭溲少等症，亦非湿热蕴积，治宜宣化气分，五苓、入正，徒耗津液，皆为禁药。”

综合以上讲解，瞿麦的功效可以总结为利尿通淋、通利湿热。

栝楼瞿麦丸的用药和八味肾气丸的用药对比：

1. 虚劳虚热方面

八味肾气丸里面治虚劳的是山药和萸肉；而栝楼瞿麦丸中，因为病人没有疼痛的症状，所以不用温养神经而止痛的萸肉，而是选用了清热生津兼行水气的天花粉和山药搭配。

2. 补血凉血活血方面

八味肾气丸有血虚不足、血虚不行的病理，因此，用了生地黄和牡丹皮；而栝楼瞿麦丸没有这个病理，因此，也就没用这两味药。

3. 津液不足与水运不行方面

八味肾气丸是津伤兼水运不行，所以用了健脾祛湿且能濡养神经的茯苓，利尿消肿又能固精止遗的泽泻。在这方面，栝楼瞿麦丸也是这样的病理，所以用了茯苓和瞿麦。瞿麦利尿通淋除湿热，而泽泻的功效也是利小便、除湿热。但是两者相比，瞿麦在利尿通淋方面要比泽泻强。

4. 强心活血和温阳方面

八味肾气丸选用的是桂枝和附子，而栝楼瞿麦丸只选用了附子一味，这也是因为栝楼瞿麦丸证在血运不畅方面并不严重，更多表现在阳虚方面。

（三）医案点评

案一:《何任医案》

1983 年 2 月 4 日，余治女病人卢某。初诊：口渴、小便短少、自感少腹部寒冷如水浇，月经量少色淡，脉沉苔白而干。诊为上燥热下寒之证，投予栝楼瞿麦丸原方煎汤。方用：天花粉 9 克，茯苓 12 克，山药 12 克，淡附子 4 克，瞿麦 6 克。服 5 剂后，口渴减，少腹寒冷轻，小便已如常矣。再续予原方 7 剂而痊愈。

[**点评**] 本案中，病人的症状是口渴、小便短少、自感少腹部寒冷如水浇，就是典型的栝楼瞿麦丸证。

案二:《山东中医杂志》(1983 年)

余某，72 岁。患小便点滴不通，曾用八正、五苓，以及西药利尿、导尿诸法均不效。病人拒绝手术，经友人介绍余诊。诊见：口渴虽苦而不欲饮，以水果自憩之，小便点滴不通，少腹胀急难忍，手足微凉，舌质胖有齿痕，苔黄腻偏干，脉沉细而数。诊为高龄癃闭，投栝楼瞿麦丸加车前子、牛膝：天花粉 12 克，瞿麦 10 克，茯苓 12 克，山药 12 克，牛膝 12 克，车前子 12 克（包），熟附子 10 克。药服 1 剂，小便渐通，胀急略缓，再 3 剂病去若失。

[**点评**] 本案中，病人一开始用八正、五苓无效是因为医生没注意病人有阳虚这个病理，没有用附子，所以就无效。

《世医得效方》里面有一个方子叫附子散，它是由绵附子、泽泻各一两，灯心七茎组成的，主治小便不通，两尺脉俱沉微，用淋闭通滑之剂不效者。这个方子的原理也是阳虚导致小便不通，和栝楼瞿麦丸的组方原理一样，这也是把栝楼瞿麦丸证列入少阴篇的原因。

第五十五讲　太阴病的病理、症状与类型

一、太阴病的病理与症状

前面讲过，阳明病的病理是“胃实家”，也就是胃肠实热，而太阴病刚好相反，它的病理是“中寒家”，也就是胃肠虚寒；前面也讲过，少阴病是偏于全身的虚寒病，而太阴病则是偏于局部也就是偏于胃肠的虚寒病。因为都是虚寒，所以，它们用药也是相近的。书中也特别强调，治太阴病当以温药，宜服四逆辈，并禁苦寒攻下，下之则变生种种病证。

可见，太阴病的病理就是“中寒家”，也就是胃肠虚寒，它的主要症状就是“胃中寒，则腹胀；肠中寒，则肠鸣飧泄”，就是说，胃肠虚寒的主要症状是腹胀和下利。

【条文】

1. 太阴之为病，腹满而吐，食不下，自利益甚，时腹自痛，若下之，必胸下结硬。

2. 寸口脉弦者，即胁下拘急而痛，其人啬啬恶寒也。夫中寒家，喜欠，其人清涕出，发热色和者，善嚏。

3. 中寒，其人下利，以里虚也，欲嚏不能，此人肚中寒。

4. 寸口脉弱而迟，弱者卫气微，迟者荣中寒。荣为血，血寒则发热；卫为气，气微者，心内饥，饥而虚满不能食也。

【解读】

第 1 条就是太阴病的提纲。

这条条文提到了太阴病最重要的四个症状，就是“腹满”“吐”和“自利”“时腹自痛”。

这里面，“腹满”和“吐”是胃寒的主要表现，而“自利”和“时腹自痛”则是肠寒的主要表现。

1. 腹满

腹满就是腹胀、腹胀满，前面讲过，“胃中寒，则腹胀”，胃寒症状的最主要特点之一就是“腹胀”，也就是腹满。胃寒无法正常磨碎食物，导致食物在胃肠中发酵而产生大量的气体，气体充斥于胃肠之中，因而出现了“腹满”和“食不下”的症状。

这也是第 4 条说的“饥而虚满不能食也”，这里的“虚满”就非常形象地点明了症状的要点所在。

2. 吐

吐就是呕吐，前面讲过，胃热可以导致呕吐，胃寒也可以导致呕吐，胃热的呕吐是功能性亢进引发的，而胃寒的呕吐则是虚而自救。

3. 自利

自利就是下利，前面讲过，“肠中寒，则肠鸣飧泄”，肠寒症状的特点之一就是“肠鸣飧泄”，也就是肠鸣下利的意思。

4. 时腹自痛

时腹自痛是阵发性腹痛的意思，这是肠部虚寒、血运不畅所引起的。

第 1 条理解了，第 2、3、4 条也就理解了。

二、太阴病的由来

太阴病的由来和少阴病的由来一样，即素秉虚弱和伤于药物两种。

【条文】

1. 中寒，其人下利，以里虚也，欲嚏不能，此人肚中寒。

2. 下利腹胀满，身体疼痛者，先温其里，乃攻其表，温里宜四逆汤，攻表宜桂枝汤。

3. 自利不渴者，属太阴，以其脏有寒故也，当温之，宜服四逆辈。

4. 太阳病，当恶寒发热，今自汗出，不恶寒发热，关上脉细数者，以医吐之过也，一二日吐之者，腹中饥，口不能食，三四日吐之者，不喜糜粥，欲食冷食，朝食暮吐，以医吐之所致也，此为小逆。

5. 太阳病吐之，但太阳病当恶寒，今反不恶寒，不欲近衣，此为吐之内烦也。病人脉数，数为热，当消谷引食，而反吐者，此以发汗，令阳气微，膈气虚，脉乃数也，数为客热，不能消谷，以胃中虚冷，故吐也。

6. 伤寒大吐大下之，极虚，复极汗出者，以其人外气怫郁，复与之水，以发其汗，因得哕，所以然者，胃中寒冷故也。

7. 问曰：病人脉数，数为热，当消谷引食，而反吐者，何也？

师曰：以发其汗，令阳微膈气虚，脉乃数，数为客热，不能消谷，胃中虚冷故也。脉弦者，虚也，胃气无余，朝食暮吐，变为胃反，寒在于上，医反下之，令脉反弦，故名曰虚。

三、太阴病的治法

太阴病的治法原理也和少阴病基本一样。

【条文】

1. 太阴病，脉浮者，可发汗，宜桂枝汤。

2. 自利不渴者，属太阴，以其脏有寒故也，当温之，宜服四逆辈。

3. 哕而腹满，视其前后，知何部不利，利之即愈。

4. 病者腹满，按之不痛为虚，痛者为实，可下之，舌黄未下者，下之黄自去。腹满时减，复如故，此为寒，当与温药。

四、太阴病的辨别

太阴病和阳明病的病位基本相同，都是胃肠部位，但是两者的病理是相反的，一个是热，一个是寒，因此临床上两者病位相同，病理相反。

【条文】

1. 阳明病，若能食，名中风，不能食，名中寒。阳明中风，口苦咽干，腹满微喘，发热恶寒，脉浮而紧，若下之，则腹满、小便难也。

2. 阳明病，若中寒，不能食，小便不利，手足濈然汗出，此欲作固瘕，必大便初硬后溏，所以然者，以胃中冷，水谷不别故也。

3. 伤寒发汗已，身目为黄，所以然者，以寒湿在里不解故也，以为不可下也，于寒湿中求之。

4. 伤寒脉浮而缓，手足自温者，是为系在太阴。太阴者，身当发黄；若小便自利者，不能发黄；至七八日，大便硬者，为阳明病也。

5. 伤寒脉浮而缓，手足自温者，系在太阴。太阴当发身黄；若小便自利者，不能发黄。至七八日，虽暴烦下利，日十余行，必自止。以脾家实，腐秽当去故也。

五、太阴病的注意事项

太阴病和阳明病的病位是相同的，所以在治病时，要有意识地分清到底是太阴病还是阳明病，防止出现方向的错误。

【条文】

1. 病人欲吐者，不可下之。

2. 伤寒呕多，虽有阳明证不可攻之。

3. 阳明病，不能食，攻其热必哕，所以然者，胃中虚冷故也，以其人本虚，故攻其热必哕。

4. 阳明病脉迟，食难用饱，饱则微烦，头眩，必小便难，此欲作谷疸，虽下之，腹满如故，所以然者，脉迟故也。

5. 若胃中虚冷，不能食者，饮水则哕。

6. 吐利发汗，脉平，小烦者，以新虚不胜谷气故也。

7. 病人脉已解，而日暮微烦，以病新差，人强与谷，脾胃气尚弱，不能消谷，故令微烦，损谷则愈。

8. 下利后，当便硬，硬则能食者愈，今反不能食，到后经中，颇能食，复过一经能食，过之一日，当愈，不愈者，不属阳明也。

9. 太阴中风，四肢烦疼，阳微阴涩而长者，为欲愈。

10. 太阴病欲解时，从亥至丑上。

六、太阴病的类型

根据太阴病出现的主要症状，可以分为六大类：

1. 腹胀影响水运类，包括桂枝加桂汤证、奔豚汤证。

2. 胃肠虚寒腹痛类，包括桂枝加芍药汤证、桂枝加大黄汤证、大黄附子汤证、小建中汤证、黄芪建中汤证、当归建中汤证等。

3. 胃肠虚寒腹胀类，包括厚朴七物汤证、厚朴生姜半夏人参汤证、旋覆代赭汤证等。

4. 胃肠虚寒呕吐类，包括附子粳米汤证、大建中汤证、理中汤证、吴茱萸汤证等。

5. 胃肠虚寒下利类，包括桂枝人参汤证、赤石脂禹余粮汤证、桃花汤证、诃梨勒散证等。

6. 胃阴不足类，包括麦门冬汤证、薯蓣丸证等。

第五十六讲　奔豚

本讲是腹胀影响水运类，即因为腹胀影响水运，引发水气上冲，出现奔豚证的情况。

一、奔豚的病理与症状

奔豚的病理是胃肠虚寒导致腹腔压力增大而引发自觉气上冲、心悸之类的水液运行失常病。

【条文】

师曰：病有奔豚，有吐脓，有惊悸，有火邪，此四部病，皆从惊发得之。

师曰：奔豚病，从少腹起，上冲咽喉，发作欲死，复还止，皆从惊恐得之。

【解读】

奔豚是一种阵发性、自我感觉气自下往上冲的病。

《临证实验录》说："因惊恐气郁之刺激，致气血逆乱，升降失司，津液遂化为痰饮。痰饮之成，随气升降，无处不到，凌心则心悸失眠，留胃则恶心呕吐，上逆则奔豚跳跃，下注则便稀带多，流窜经络则疼痛不已。"就是说，心悸和气不冲的奔豚证，都是水液的问题。

前面讲过，奔豚证的气上冲是因为腹中矢气太多，增加了腹腔的压力，导致水液运行失常，水液在全身皮下各处瘀滞震动，一处未止，另一处又起，所以，就有了气窜的感觉，就像看电影一样，电影由一帧一帧的图片组成，图片连续播放，我们就感觉人物活了起来。气窜的感觉也一样，其实并没有一种气在窜来窜去，而是水液在皮下此起彼伏的运动，给了我们气窜的感觉，而嗳气、打嗝以及矢气的排出，能使症状得到缓解，是因为它们能使皮下水液的压力减小，压力小了，气窜自然就减轻了。

姜佐景先生曾在《经方实验录》里面提出了一个猜想，说桂枝加桂汤的气上冲奔豚证，是矢气溢入血液所引发。个人认为，奔豚证是因为腹压增高，加上水运不畅，运行失常所引发的。关于这一点，通过刘渡舟教授大量治心悸、气上冲的医案就可以证明。

《金匮要略今释》说："六角重任氏谓奔豚可兼用三黄丸（即惊悸吐衄篇之泻心汤方）或兼用硝石大圆（大黄、芒硝、人参、甘草）。业师姚孟醺先生，尝得此证，一湖南医用丸药下之而愈。录之，见奔豚有可下之证，亦以知为胃肠病矣。"

陆渊雷先生的这段话，也证明了奔豚的病理基础是胃肠病，是胃肠胀气导致腹压增高所引发的疾病。所以，在治疗胃肠虚寒腹胀导致腹腔压力增大而引发自觉气上冲、心悸之类的水液运行失常时，只要消除胃肠虚寒引发腹胀这个真正的病因，奔豚自然也就治愈了。

二、桂枝加桂汤证

（一）桂枝加桂汤证的病理与症状

桂枝加桂汤证的病理是胃肠虚寒导致腹胀，腹压增高导致体内水运失常，出现气上冲的感觉。

【条文】

1. 太阳伤寒者，加温针，必惊也。

2. 烧针令其汗，针处被寒，核起而赤者，必发奔豚。气从少腹上冲心者，灸其核上一壮，与桂枝加桂汤，更加桂二两也。

3. 发汗后，烧针令其汗，针处被寒，核起而赤者，必发奔豚。气从少腹上冲心者，灸其核上一壮，与桂枝加桂汤主之。

【解读】

第 2 条和第 3 条是基本一样的，差别就是第 2 条中有“更加桂二两也”，而第 3 条则多了“发汗后”和“主之”这几个字，不过意思基本一样。

从这 3 条条文可以知道，引发病人出现奔豚的原因有两个：

第一，“温针”使病人受惊，导致水液运行失常。

这就是第 1 条说的内容。

“温针”是古代的一种治病方法，它是在应用针法的同时加以温热刺激的一种疗法。一般是在针入皮下的毫针柄或是针体上用艾绒燃烧加热，使热量通过针体传入体内，达到解表发汗的目的，也是第 2、3 条说的“烧针令其汗”。

当然，这里所说的“温针”而惊也只是导致水液运行失常的一个原因，真正的重点还是在于水液运行失常这个病理。就是说，“温针”而惊可能会引发水液运行失常，其他的原因也可能引发水液运行失常，引起水液失常的原因并不重要，重要的是病理是水液运行失常。

第二，病人本来就是胃肠虚寒导致腹胀，腹胀则导致腹压过高。

前面讲过，胃肠虚寒，饮食入胃就难以消化，导致食物残渣积于肠中，发酵而为矢气，矢气积于肠胃之中，就出现腹胀大、心下痞的症状，矢气不能正常排出，就是腹压增大的原因。

病人本来就有胃肠虚寒、腹胀这个病理基础，加上受惊导致水液运行失常，因此，就出现了奔豚证。

（二）桂枝加桂汤的药理与运用

在正式讲桂枝加桂汤的组成之前，要先探讨一下条文中“加桂”的意思，这里的“桂”，到底是桂枝还是肉桂。

关于这个问题，历来都是有争议的，主要有以下三种看法。

第一，认为“桂”是指桂枝。

说“桂”是指桂枝的理由，主要来自条文。因为条文说：“更加桂二两也。”在方后注中也说：“本去桂枝汤，今加桂满五两，所以加桂者，以能泄奔豚气也。”

因为书中这样记载，临床中也有一定的印证，所以，就有不少医家认为这里的“**桂**”是指桂枝。

持这种看法的医家代表有柯琴、尤在泾和徐灵胎。

第二，认为“**桂**”是指肉桂。

古人认为奔豚证是肾邪上冲，加桂的目的是泄肾气，肉桂气厚下行，桂枝气薄上行，所以，这里的“**桂**”是指肉桂。

这种看法在临床上也同样得到了印证，特别是在用桂枝之后无效，换成肉桂之后就取效的情况下，更让人坚信这里的“**桂**”是指肉桂。

持这种看法的医家代表有方有执、余无言，在《经方实验录》中，曹颖甫先生的医案用的也是肉桂。

第三，认为“**桂**”可以是桂枝，也可以是肉桂。

章虚谷认为：若用于治疗肾邪上冲，宜加肉桂；若用于解太阳之邪，则宜加桂枝。

刘渡舟教授在《经方临证指南》说：“如果从临床应用的角度看，加桂枝和加肉桂，效果基本相同。”

杨殿兴先生在《“桂枝加桂汤”加桂探析》一文中说：“余发现加用桂枝，或加用肉桂仍需辨证选用，桂枝气味较薄，表散之力较大。若寒邪侵袭，心阳受损，表邪不解，选用桂枝可固心阳，解外止冲；而肉桂气味俱厚，温里之力为大，若肾阳已虚，水寒之气上冲明显，必用肉桂无疑。”

持这种看法的医家代表是章虚谷、刘渡舟、杨殿兴。

对于以上三种看法，个人认为，不管“**加桂**”的“**桂**”是桂枝还是肉桂，还是应当回到问题的本身，就是桂枝加桂汤证的病理。

上面讲了，桂枝加桂汤证的病理有两个，一个是胃肠虚寒导致的腹胀，一个是水液运行失常，正是这两个病理导致的奔豚证。所以，个人认为，选用桂枝还是肉桂，要根据病人的病理性质来决定，如果病理是胃肠虚寒、腹胀严重的，就要选用肉桂。

关于这一点，前面在讲桂枝和肉桂的药理以及桂枝汤的运用、五苓散的运用时已经基本讲清楚了，因为肉桂的作用更多的是集中于下焦，用于温肠止泻、消胀祛痰、暖腹止痛。

如果病理表现是水液运行失常较为严重，就要选用桂枝，这一点和苓桂术甘汤治气上冲中用桂枝的原理是一样的，用桂枝可以通过活血运达到利水运的目的。

所以，桂枝加桂汤可以有两个方子，就是：

1. 桂枝加桂枝汤方

桂枝 25 克，芍药 15 克，炙甘草 10 克，生姜 15 克，大枣 4 枚。

2. 桂枝加肉桂汤方

肉桂 10 克，桂枝 15 克，芍药 15 克，炙甘草 10 克，生姜 15 克，大枣 4 枚。

桂枝加桂汤，用桂枝汤促血运、温胃肠、消腹胀。如果病人胃肠虚寒腹胀严重的就加肉桂以温肠除矢气，甚至可以再加半夏、厚朴；如果病人是血运水运不畅的，直接增加桂枝的用量就可以。

日本汉医学家雉间焕说："生平头痛有时发，苦之一二日，或四五日，其甚则昏迷吐逆，绝饮食，恶药气者，每发服此，则速起。或每天阴欲雨头痛者，亦当服之，能免其患也。"

近代名医叶熙春先生则用桂枝加肉桂汤加减，治疗虚寒痛经，并认为本方的疗效比温经汤的疗效显著而且更加稳定。

（三）医案点评

案一：《经方实验录》

周右，住浦东。初诊：气从少腹上冲心，一日四五度发，发则白津出，此作奔豚论。肉桂心一钱，川桂枝三钱，大白芍三钱，炙甘草二钱，生姜三片，大红枣八枚。二诊：投桂枝加桂汤后，气上冲减为日二三度发，白津之出亦渐稀。下得矢气，此为邪之去路，佳。肉桂心一钱半，川桂枝三钱，大白芍三钱，炙甘草三钱，生姜三片，红枣十枚，厚朴钱半，半夏三钱。三诊：气上冲，白津出，悉渐除，盖矢气得畅行故也。今图其本，宜厚朴生姜甘草半夏人参汤加桂。厚朴三钱，生姜四钱，半夏四钱，甘草三钱，党参三钱，桂心一钱，桂枝二钱。

案二：《名老中医之路·余无言先生的治学及其学术经验》

赵姓，女。病后体虚受寒，时有白带，及产后三日，劳作于菜圃中，疲极坐地，因之感寒腹痛，气由少腹上冲，时聚时散，医以恶露未净治之，不效。发则气上冲心，粗如小臂，咬牙闭目，肢厥如冰，旋又自行消散，先试以桂枝汤加桂枝（即桂枝汤原方加重桂枝用量），不效，再以桂枝汤加肉桂，一剂知，二剂已，三剂全平。所加肉桂须选取上品，即顶上肉桂五分，嘱令将肉桂另行炖冲与服。此案一服后大减，而脘腹之积气四散，时时嗳气，或行浊气；继服二剂，其病若失。余以实际经验证明，桂枝加桂汤当加肉桂，盖桂枝气味微薄，表散力大，肉桂则气味俱厚，温里之力为大，此属经验之谈。

［点评］以上两个医案中，病人的病理主要是腹胀，用了肉桂之后，或是“下得矢气”“矢气得畅行”（第 1 案），或是“脘腹之积气四散，时时嗳气，或行浊气”（第 2 案），这些都说明病理主要是肠寒腹胀，所以，肉桂才是最佳的选择。

案三：《经方临证指南》

崔某，女，50 岁。患奔豚，自觉有一股气从下往上窜，行至小腹则胀，上抵心胸则气短心悸，头冒冷汗。少顷气往下行，则诸症随之而消。每次发作时精神特别紧张恐怖，如临死亡，每日发作二三次。平时少腹及腰部有酸疼感，带下多，面色青黄不泽。舌体胖，舌质淡嫩，苔白润，脉弦数但按之无力。辨为心阳虚弱，坐镇无权，以致下焦浊阴乘虚上犯。治疗当温补心阳，而消阴降冲。桂枝 15 克，白芍 9 克，生姜 9 克，大枣 12 枚，炙甘草 6 克，黑锡丹 6 克（用药汤送服）。1 剂药服尽，冲气已止。共进 5 剂而愈。

［点评］本案中，病人更多表现出水液运行不畅方面的症状，如“平时少腹及腰部有酸疼感，带下多，面色青黄不泽。舌体胖，舌质淡嫩，苔白润”等，因此，本方中的“加桂”就用桂枝了。

案四：《叶熙春专辑》

程某，女，26 岁。2 月，上海。经水每每逾期而来，色淡量少，少腹冷痛，得温则舒，四肢不暖，面色苍白，脉来涩迟。证属冲任虚寒，气滞血阻，仿长沙法。桂心 2.4 克（研粉，饭和丸，吞），炙桂枝 5 克，炒白芍 9 克，炮姜 5 克，红枣 5 只，炙甘草 5 克，炙艾叶 5 克（包），酒炒当归 12 克，炒川芎5克，酒炒丹参15克，制香附9克，郁金5克，制川断9克。二诊：前方服后，腹痛减轻，肢冷转暖，脉象迟缓，苔薄白，前方既效，仍守原法出入。桂心2.1克（研粉，饭和丸，吞），炙桂枝5克，炒白芍9克，炮姜5克，炙艾叶5克（包），酒炒当归12克，炒川芎5克，酒炒丹参15克，制香附9克，郁金5克，制川断9克，益母草9克。三诊：两进温通行血，胞宫寒凝，得暖而散，腹痛若杳，脉缓苔白，再拟益气养血。炙桂枝3克，炒白芍6克，红枣5只，炙甘草6克，炙当归9克，炙川芎5克，熟地黄18克，砂仁2.4克（拌），制香附9克，郁金9克，制川断9克，炙黄芪9克，米炒上潞参9克。

按:《金匮》云“妇人之病，因虚积冷结气，为诸经水断绝”。以上三者，均能形成经水之不调。本例病人，为寒客胞宫，血因冷而滞行，以致经来逾期，寒气郁于下焦，故见少腹冷痛。方用桂枝汤复加肉桂，意在助阳逐阴，调和营卫，为寒者热之之法。叶老以此法治虚寒痛经，颇见疗效，此举其一也。

［点评］本案中，桂枝加桂汤的运用，其实是桂枝汤证的拓展，它的病理药理，更多属于桂枝汤证的范畴。

三、奔豚汤证

（一）奔豚汤证的病理与症状

奔豚汤证的病理是胃寒肠热导致的腹胀，腹压升高则导致水运失常，从而出现了气上冲的感觉。

【条文】

奔豚，气上冲胸，腹痛，往来寒热，奔豚汤主之。

【解读】

条文中，奔豚汤证最明显的症状除了“气上冲胸”之外，还有两个症状“腹痛”和“往来寒热”，如果单从这两个症状看，就是小柴胡汤证，实际上也和小柴胡汤证相近。

前面讲过，奔豚证的病理是腹胀引发的水运失常。在这里，“往来寒热”就是典型的水运失常的表现，这是小柴胡汤证；而腹胀和这里的“腹痛”则是胃寒肠热引发的，这是半夏泻心汤证。

前面讲过，小柴胡汤的组成中有半夏泻心汤的成分，就是半夏、黄芩、生姜和甘草，而这也正是奔豚汤的组成部分，因此，奔豚汤证和小柴胡汤证非常相近。

照这样分析，那半夏泻心汤、小柴胡汤，或是柴胡桂枝汤就可以治疗奔豚了，为什么还要用奔豚汤呢？

对于这个问题，如果病人腹痛症状很轻的话，用半夏泻心汤、小柴胡汤或是柴胡桂枝汤都是可以的。但是对于奔豚汤证来说，病人腹痛症状一定是比较严重的。

一般来说，轻微的胃寒肠热的腹痛，用半夏泻心汤就可以了，但是奔豚汤中，除了有葛根、半夏、黄芩、生姜、甘草，还有当归、川芎、白芍，以及甘李根皮。

当归、川芎、白芍，它们是当归芍药散和当归散的组成部分，可以治血虚津伤、血不濡筋的“**腹中绞痛**”和“**腹中诸痛**”；而甘李根皮，它的主治也是胃痛。所以，对于奔豚汤证来说，“**腹痛**”肯定是主要症状之一。

胡天雄先生在《李根白皮清肠胃积热》一文中说：“余往年治一老年妇人胃痛未效，他医投奔豚汤，一服而痛止，方中有李根白皮。近闻曾君允恭言，彼常用李根白皮于桂附理中汤治胃痛甚效。证明李根白皮确能治胃痛。本草称其性味大寒。仲景奔豚汤以与之芩、葛同用，可以推知其作用在清肠胃郁热。观各家本草记载，更为明确。曾君用于桂附理中汤，则以该汤纯属温燥，虚寒性胃痛而夹有郁热者，非此无以清之也。果纯为虚寒，则参、术足以补虚，姜、桂足以祛寒，不必李根白皮之赘疣矣。”

胡天雄先生的这段话，不仅证明了李根白皮是治胃痛的，也证明了奔豚汤证的主症之一就是“**腹痛**”。

所以，如果出现气上冲的奔豚证，同时又有严重的腹痛和小柴胡汤证，那么，就一定是奔豚汤证。

（二）奔豚汤的药理与运用

奔豚汤的组成：

半夏16克，黄芩8克，生姜16克，甘草8克，当归8克，川芎8克，芍药 8 克，甘李根白皮 20 克，葛根 20 克。

奔豚汤是由半夏泻心汤中的半夏、黄芩、生姜、甘草，当归芍药散中的当归、川芎、白芍，以及甘李根白皮、葛根组成的。

甘李根白皮的药理

甘李根白皮，即李根皮，味苦、咸，性寒，归心、肝、肾经，功效是清热、下气、解毒，主治气逆奔豚、湿热痢疾、赤白带下、齿痛、消渴、脚气、丹毒、疮痈。

《本经逢原》说："《药性论》云入药用苦李根皮，而仲景治奔豚气奔豚汤用甘李根白皮。时珍疑为二种，不知仲景言甘，是言李之甘，《药性》言苦，是言根之苦，但宜用紫李根皮则入厥阴血分，若黄李根皮则入阳明气分矣。《别录》治消渴奔豚，《大明》治赤白痢下，《千金》烧存性敷小儿丹毒，甄权治消渴脚气，孟诜治赤白带下，皆取苦咸降逆气也。"

综合以上讲解，甘李根白皮的功效可以总结为清肠胃郁热而止腹痛。

因为甘李根白皮药店中少备，除了自己挖取入药之外，临床上也常用川楝子、天花粉或樗白皮来代替。

（三）医案点评

案一：《遁园医案》

肾水上逆之奔豚，见之最多，以桂枝加桂与之，百发百中。唯肝火上逆之奔豚，病人极少。一日，有妇人前来，云其媳患腹痛，口苦咽干，寒热往来，余曰：可取方往，不必临诊，意谓必小柴胡汤证也。其妇要求过诊，询之痛从少腹上冲胸至咽喉，顷之即止，已而复发如初，脉之弦数，舌苔白。谓曰：此幸临视，否则方虽无妨碍，病必不除。此乃肝火上逆之奔豚，为生平罕见，当用《金匮》奔豚汤，即疏方与之，一剂知，三剂已。

［**点评**］本案中，病人就是气上冲、腹痛和小柴胡汤证三者全部齐全，像这样典型的情况，自然就是奔豚汤证。

案二：《浙江中医院学报》（1982 年）

李某，女，64 岁。1965 年 10 月 24 日初诊。一年前，孙子淹死，婆媳不和，心烦易怒，夜寐梦扰，突发少腹疼痛，有块渐大，觉得气从少腹上冲胸咽，头晕目眩，闷窒难忍，约过半小时，气平块消痛止，每周发作二三次不均，舌苔薄黄，脉弦略数。证属情志刺激致肝气郁滞，化火上冲作奔豚气。治用《金匮》奔豚汤以清热降逆，和血平肝：李根白皮15克（自备，鲜者加倍），生葛根12克，制半夏9克，黄芩9克，生姜5克，杭白芍12克，当归6克，川芎5克，生龙骨15克（先煎），生牡蛎30克（先煎），代赭石15克。先后加减调治月余，共服39剂，诸症消失，奔豚气自服药10剂后再未发作。

案三:《金匮要略汤证论治》

陈某之妻，52岁，农民。因家事烦恼，遂而出现阵发性气从少腹上攻心下，剧痛不可忍，发作时需人重按小腹10多分钟方解。解后即入睡，醒后再发作。往诊时证发中，家属按其小腹，心下闷乱，欲呕，四末冷。舌苔薄质红，脉细，沉取弦。诊为情志不遂，肝郁气滞之奔豚气病。拟方奔豚汤加味：川楝子15克，葛根15克，姜半夏10克，当归6克，川芎8克，芍药30克，生姜3片，黄芩8克，大腹皮15克，延胡索10克，甘草10克。一剂急煎顿服。药后，入夜安睡，翌日神疲，口干头晕，再予柴胡汤一剂，恢复正常生活。半年后医疗队离该村，未再发病，一直正常操持家务。

［**点评**］以上两个医案，病人除了气上冲之外，最重要的症状就是腹中剧痛，这也证明对于奔豚汤证来说，“腹痛”确实是主症之一，这也是方中用了那么多治腹痛药物的原因所在。

第五十七讲　虚寒腹痛

本讲是讲太阴病中胃肠虚寒导致的腹痛。

一、桂枝加芍药汤证和桂枝加大黄汤证

（一）桂枝加芍药汤证和桂枝加大黄汤证的病理与症状

桂枝加芍药汤证和桂枝加大黄汤证的病理是胃肠虚寒、肠寒便滞。

【条文】

本太阳病，医反下之，因而腹满时痛者，属太阴也，桂枝加芍药汤主之。大实痛者，桂枝加大黄汤主之。

太阴为病，脉弱，其人续自便利，设当行大黄、芍药者，宜减之，以其人胃气弱，易动故也。

【解读】

根据条文的描述，病人本来是外则寒郁、里则胃肠虚寒的桂枝汤证，而医生反以苦寒之药攻下，寒凉败胃，导致胃肠功能更加虚寒，胃寒则腹胀，所以有“**腹满**”的症状。

肠寒不利，就可能出现大便不畅以及阵发性的腹痛症状。大便不畅是肠无法正常蠕动所引起的；而阵发性腹痛，是人体功能的自救所引发的，也就是人体为了恢复肠的正常蠕动而加速血运、水运的一种自我修复功能。这一点和用芍药甘草汤治大便不畅而引发的阵发性疼痛的道理一样，因此条文说“时

痛”，也就是阵发性疼痛。

这里的肠滞，不一定是大便硬，但一定是大便不畅，这一点很重要。

而条文中所说的“**大实痛**”，就是肠滞的进一步发展。虽然芍药有通便的功效，但是，对于便硬严重的，白芍的力量还是不足的，就要加用大黄来通便，所以，又在桂枝加芍药汤的基础上再加上大黄，这就是桂枝加大黄汤。

但是因为大黄和芍药药性都比较寒，为防止寒凉败中，所以条文又说：“**胃气弱者，设当行大黄、芍药者，宜减之，以其人胃气弱，易动故也。**”

（二）桂枝加芍药汤和桂枝加大黄汤的药理与运用

桂枝加芍药汤和桂枝加大黄汤的组成：

桂枝加芍药汤方：

桂枝15克，芍药30克，生姜15克，炙甘草10克，大枣4枚。

桂枝加大黄汤方：

桂枝15克，芍药30克，生姜15克，炙甘草10克，大枣4枚，大黄5克。

桂枝加芍药汤，就是在桂枝汤的基础上加大了白芍的用量；而桂枝加大黄汤，就是在桂枝汤的基础上加大了白芍的用量并加了大黄。就是说，桂枝加大黄汤证是桂枝加芍药汤证的进一步发展。

这两个方子除了用于胃肠虚寒、腹痛便滞之外，也可用于痢疾及癥瘕痼癖。

方舆輗说：“其人宿有癥瘕痼癖，因痢疾引起固有之毒，作腹痛者，此方（桂枝加芍药汤）为之主剂。假令因宿食而腹痛，吐泻已后，腹痛尚不止者，此固有之毒所为也，盖桂枝加芍药汤，不仅治痢毒，腹痛甚，或痢毒已解而痛不止之类，皆由固有之毒也，此方主之。若其人有固有之毒，其腹拘挛，或有块，又毒剧痛不止者，桂枝加芍药大黄汤所主也。”

又说：“此方（桂枝加大黄汤），痢疾初起有表证，腹痛而里急后重不甚者，用之，此表证比葛根芩连汤为轻。又，痢疾初起用桂枝汤，而腹痛稍剧者，宜用此方。又用于痢中之调理，其痛剧时，先用以和痛也。”

又说：“曾治一人病痢，用桂枝加芍药大黄汤，其人于左横骨上，约径二寸之际，痛极不堪，始终以手按之，用此方，痢止而痛亦治，是痢毒也。”

（三）医案点评

案一：《临证实验录》

黄某，女，64岁。腹满时痛4年余，久治不愈，今春在省城某医院就诊，经肠镜检查诊为溃疡性结肠炎、肠息肉。病理检查息肉有恶化之兆，行手术切除。术后满痛依旧，多发生于夜间，痛时喜按，或蜷卧亦可得减。胃纳不香，口不干、不苦，不思饮，不泛酸，微嗳逆。大便一二日一行，鸭溏不畅。望其面色萎黄不华，鼻头微青，形体消瘦，舌润微暗，苔白腻。腹诊：腹皮薄弱，腹肌挛急，关元穴处压痛明显。脉来沉弦细弱。证属脾胃虚弱，寒凝血滞。治当温经化瘀，缓急止痛，拟桂枝加芍药汤加味：桂枝10克，白芍20克，炙甘草10克，莪术10克，三棱10克，生姜10片，红枣12枚。3剂，每日1剂，且须重视饮食治疗。二诊：疼痛明显减轻，口中和，多唾涎，此虚寒证也。《沈氏尊生书》中“凡痛必温散，切不可补气，以气旺不通，则反甚之”，系指寒实疼痛而言，虚寒疼痛者，舍温补何以为治？拟原方加吴萸10克，黄芪15克。3剂。三诊：疼痛止，胃纳增，大便一日一行，仍溏不畅，嘱守方续服7剂，隔日1剂。四诊：疼痛再未发作，精神大好，纳化一如病前，大便已成形。舌淡红，苔薄白微腻，脉弦细。改服参苓白术散善后。

［**点评**］本案就是典型的胃肠虚寒，肠寒便滞的情形。

案二：《经方实验录》

庆孙，七月二十七日。起病由于暴感风寒，大便不行，头项痛，此为太阳阳明同病。自服救命丹，大便行，而头痛稍愈。今表证未尽，里证也未尽，脉浮缓，身常有汗，宜桂枝加大黄汤。川桂枝三钱，生白芍三钱，生草一钱，生川大黄三钱，生姜三片，红枣三枚。

［**点评**］本案中，病人是外有桂枝汤证，内有大便不行的肠滞，用桂枝加大黄汤当然是对证的。

案三：《经方临证指南》

李某，男，36岁。患慢性痢疾，多年屡治不愈。大便下利夹有红白黏液，里急后重，每日三四次，伴腹满疼痛拒按。脉弦有力，舌质绛苔黄。此证虽是脾胃气血不和，但又夹有阳明凝滞之实邪，积邪不去，则下利不能止。治当加大黄以通腑气，扫除肠中腐秽。桂枝9克，白芍18克，生姜9克，大枣10枚，炙甘草6克，大黄6克，3剂。嘱一次煎煮顿服。服药后大便畅利，泻下皆黏腻臭秽之物，而后下利日渐轻缓。

［**点评**］本案讲的就是用桂枝加大黄汤治痢疾。

案四:《北方医话》

1970年春，诊60岁老妇徐氏，患“痃症”。始于播种时横骨上缘生一硬物，初未介意，而自下向上发展甚速，5月至脐，7月至鸠尾，直径约3cm，目视之、手触之，均如木棍竖埋于皮中，俯腰不得，入厕颇艰，兼觉腹中如有虫走，似麻非麻，似痒非痒，胃中堵塞，纳少，便结如羊屎。经外科医师与解剖学教师会诊，认为病居肌层，究属何物不详。余曰：痃积。《医宗金鉴》妇科心法要诀所谓“突起如弦痃症名”是也，乃痰食气血与寒气相搏而成。治以消积软坚、温经理气之法，投桂枝加大黄汤加减。药用桂枝15克，白芍50克，大黄15克，芒硝5克，三棱20克，莪术20克，姜黄15克，莱菔子10克，生姜25克，大枣10克，甘草10克。先后加减出入，病人服27剂，肿物消失，别无不适。追访15年，未见异常。余青襟业医，今已垂暮，本病亲经目睹者仅此1例，近世医学刊物亦未见报道。唐代《外台秘要》载“悬于腹，近脐左右，有一条筋脉杠起，大者如臂如筒，小者如笔如指如弦”，即指此症。以此症绝少，余故录之，以备研讨。

［**点评**］本案中所说的“痃积”，就是方舆輗所说的“癥瘕痼癖”。

二、大黄附子汤证

（一）大黄附子汤证的病理与症状

大黄附子汤证的病理是胃肠寒而肠燥结，它是桂枝加大黄汤证的进一步发展。

【条文】

胁下偏痛，发热，其脉紧弦，此寒也，以温药下之，宜大黄附子汤主之。

【解读】

条文中提到了“**发热**”。

人体发热，不外表里两方面出问题，不是表闭了，热里散发不出去，就是里热太盛了，表来不及散发。而在这里，病人的病理是胃肠虚寒，又没有表闭，所以，条文这里提到的“**发热**”症状，应该是在抄写过程出现的错误。

个人怀疑是把麻黄附子细辛汤的条文内容误抄到大黄附子汤的条文中来，事实上，《脉经》里面也有这条条文，其中就没有“**发热**”这两个字，所以，真正的条文应该如下：

胁下偏痛，其脉紧弦，此寒也，以温药下之，宜大黄附子汤主之。

这样一来，整个句子就非常通顺了。

条文明确地说“**此寒也，以温药下之**”，这就直接点明了大黄附子汤证的病理是胃肠寒而肠燥结。因为，只有胃肠寒才需要用“**温药**”，只有肠燥结，才需要“**下之**”。

这就是温下之法，病人长期胃肠虚寒，肠蠕动无力，导致大便变成燥便，积于肠中，不温则胃肠无力，不下则大便不去，所以，就只能用温下的办法了。

那么“**胁下偏痛**”又是怎么回事呢？

这里的“**胁下偏痛**”是大肠寒积引起的，因为最容易出现寒积的地方就是大肠的降结肠和乙状结肠，而降结肠和乙状结肠在人体的右胁部，所以，病人“**胁下偏痛**”主要出现在人体的右侧，也就是右胁部。

当然，这里说的是主要在右胁部，因为大肠还有升结肠、横结肠这两部分，所以，出现下左胁部痛和下腹痛也是正常的。

《方函口诀》说：“此方主偏痛，不拘左右，凡胸下自胸肋至腰痛者，宜用之。乌头桂枝汤，主腹中央痛及于满腹，此方则主胁下痛而牵引他处者也。盖大黄与附子为伍者，皆非寻常之症，如附子泻心汤、温脾汤亦然，凡顽固偏僻难拔之积，皆阴阳错杂，非常例所拘，附子与石膏为伍亦然。”

（二）大黄附子汤的药理与运用

大黄附子汤的组成：

炮附子 15 克，细辛 10 克，大黄 15 克。

大黄附子汤是由附子、细辛、大黄三味药组成的。

这里面，附子强心促血运，温阳逐寒除痛，细辛活水运、温里逐寒止痛，大黄逐肠积、去燥结，三者同用，就成了温下、温通的药剂。

《中医临证要录》说：“大黄附子汤，它是在用附子扶大阳（肾阳）的基础上，通过细辛通末梢，这样就能把附子的热量、能量让肠壁利用，然后使肠壁活动增强，淋巴活动增多，肠蠕动便增强了，最后再用大黄斩关夺门、长驱直入，梗阻就会通了……如服药后，出现腹痛加重，则加生白芍 12 克，以减轻由于肠蠕动增强后导致的腹痛加剧。此对麻痹性肠梗阻或叫功能性肠梗阻效果更好，机械性肠梗阻一般用大承气汤，且应谨记用‘大黄附子汤’时，不能画蛇添足，不能再额外地加入枳实、厚朴等药。”

因为本方治的是肠寒积聚，所以，临床所见，凡是生冷油腻胶结肠间导致神疲面黄、脉迟苔垢的，阴寒痼冷凝阻下焦成痞成痃的，以及年老或体衰而见大便燥难、脉细、手微厥冷的，都可以用大黄附子汤来治疗。

《类聚方广义》说：“此方实能治偏痛，然不特偏痛已也。亦能治寒疝，胸腹绞痛及心胸腰脚，阴囊焮肿，腹中时有水声，而恶寒甚大者。若拘挛剧者，合芍药甘草汤。”

《经方发挥》说“按《金匮要略》载，此方治疗‘胁下偏重，发热脉弦紧，此寒也……’，但除此以外凡是右肋下缘下疼痛（包括腹直肌挛急），投此方大都有效。因本方以寒热并用，作为泻下剂，既有驱逐寒邪的作用，又有清热荡实的作用，对寒热实结之邪，都有一定的效验。”又说：“此方在临床上的运用范围，以治疗右肋下疼痛的效果明显，包括现代医学的胆囊炎以及胆道的一部分功能性疾患。”

《蕉窗杂话》说：“舂米者杵尾误打会阴，常致小便涓滴不通，只出少许血。此症宜桃核承气汤佳。若不效，可用大黄附子汤。此症用附子，乃藤玄之氏屡经试效者。一帖用附子二钱许，则通利极速，至血止为度，又有因证用八味丸者。”

《蕉窗杂话》中大黄附子汤的这种用法，更多是因为大黄、附子、细辛这三味药都有活血化瘀的作用，这一点和芍药甘草附子汤用于治扭伤是一样的道理。

（三）医案点评

案一:《治验回忆录》

钟某，腹痛有年，理中四逆辈皆已服之，间或可止。但痛发不常，或一月数发，或两月一发，每痛多为饮食寒冷之所诱致。自常以胡椒末用姜汤冲服，痛得暂解。一日，彼晤余家，谈其痼疾之异，乞为诊之。脉沉而弦紧，舌白润无苔，按其腹有微痛，痛时牵及腰胁，大便间日一次，少而不畅，小便如常。吾曰:“君病属阴寒积聚，非温不能已其寒，非下不能荡其积，是宜温下并行，而前服理中辈无功者，仅祛寒而逐积耳。依吾法两剂可愈。”彼曰:“吾固知先生善治异疾，倘得愈，感且不忘。”即书大黄附子汤：大黄四钱，乌附三钱，细辛钱半。又曰:“此为《金匮》成方，屡用有效，不可为外言所惑也。”后半年相晤，据云：果二剂而瘥。噫！经方之可贵如是。

［**点评**］本案中，病人肠有寒积，所以大便不畅、饮冷即发，服温热的胡椒末、姜汤就得到缓解；同时，因为病理是肠寒积聚，理中、四逆只治寒不除积，所以也就无效。

案二:《黑龙江中医药》（1989 年）

刘某，男，48 岁，农民。1984 年 10 月 25 日就诊。病人下利两个月不愈，经县医院诊断为慢性痢疾。乃求中医。诊见：痢下赤白，量少不畅，昼夜 10 余次，里急后重，畏寒肢冷，舌质淡，苔白腻，脉沉紧。此乃寒积肠中，气机受阻之证。治宜温中散寒，调畅气机。方用大黄附子汤加味：大黄 10 克，附子 15 克，细辛 3 克，干姜、木香各 6 克，白芍 20 克。水煎服 2 剂，便下赤白较多，便后觉腹部舒适，又 3 剂服尽，便赤白消失，诸症均见明显好转，改用附子理中汤调理逾旬而愈。

［**点评**］本案和桂枝加大黄汤治痢疾的医案对比，两者之间的关系就非常清楚了。

案三:《经方发挥》

王某，男，12 岁。患儿患腹胀，起初是午后胀，以后即整日胀，1 个多月以后，伴阵发性的右肋下疼痛。该父是医师，曾给予对症治疗，症状毫无改善。后腹胀肋痛继续增重，患儿体质也日渐衰弱。以后经历了省、市各大医院及中医研究所等 8 家医院的治疗，诊断意见不能统一，有的医院考虑为肝炎，或肝脓疡，或肝癌，有的医院考虑为胆囊结石或腹膜炎等，经服药打针治疗 2 个月，俱不见效。患儿就诊时已是发病以后 3 个多月。腹胀经市中医研究所服中药治疗已好转（药物不详），唯右肋痛增剧，部位在乳根下距腹中线五分，平均数十分钟发作一次，日夜发作数十次，剧痛难忍，满床打滚，汗出淋漓，面色口唇皖白，两三分钟以后即自行缓解，每于发作以后精神更加疲惫不堪。脉浮数无力，舌淡，苔薄。胃纳尚可，二便正常。投以大黄附子汤 2 剂。附子 6 克，细辛 3 克，大黄 10 克。服药以后其病若失，观察数月概未发作。

按：本例病人，患右肋下疼痛及腹胀，为时已 3 个多月，经过多方诊治，意见不能统一。当患儿就诊时，细按痛点在乳根下距腹中线五分处，结合当时的脉症以及详询患儿，平素饮食不节，嗜食生冷，考虑为寒实内结。经云：“冲脉丽于阳明。”因为胃和冲脉关系至为密切，无不互相影响。饮食寒温失常，日久则寒凝冲脉，阻其经气正常运行，所以发生剧烈疼痛。既为寒实之邪内结，必当温热攻下，以大黄附子汤治之，既能除实，又能祛寒，因之服 2 剂即愈。

根据笔者（赵明锐）的经验，本方治疗右肋下痛，应当以以下三条为运用标准：①疼痛的部位必须是以肋缘下距腹中线五分处为痛的中心点而且有明显的压痛。②不因咳嗽和深呼吸而引起疼痛加剧者。③疼痛发作时拒按。凡符合以上条件者，不论病之新久，刺痛、钝痛、钻顶痛，以及隐者，以此方治之，大部分病人可以获效。以上所指肋下痛之病因病机，必须是寒热实结，方为适应证。由其他原因引起的肋下痛不为本方所治范围。

［**点评**］本案非常特殊，也非常有特点。前面讲过，午后腹胀加重的，就是胃肠虚寒所引起，所以，本案中，病人的腹胀起初是午后胀，以后即整日胀，这就是典型的胃肠虚寒。而肋下偏重则是因为肠中有积引起的。胃肠虚寒，加上肠中有积，这就是典型的大黄附子细辛汤证。

另外，出现右肋下痛可以考虑用大黄附子细辛汤，如果是左肋下痛就可以考虑用萸连汤（左金丸）。

近代名医阎镛说：“20世纪30年代，师张襄甫先生年轻时在汉口，忽患左胁作痛，从胳肢窝下到腰上有肋骨的地方疼痛，便排队候名医诊治。诊后先生处以左金丸，当时不信，以为简单，服后病愈才觉方之神奇。”又说：“经云：寒是疼痛的主要原因，方中用吴萸逐风寒，温中散寒，取其辛温之用，合情合理，为什么又用黄连之苦寒？李时珍曰：两药一热一冷，一阴一阳，寒热并用而无偏胜之害。足见中医药独特的治病思想。”

就个人而言，对于普通的胁痛，更喜欢用旋覆花汤合一贯煎加减，效果也非常好。方用：旋覆花、茜草、丝瓜络、当归、乌梅、川楝子、木瓜、甘草，寒加桂枝，热加黄芩。本方对咳嗽、深呼吸以及体位变化引起的疼痛尤为有效。

案四：《范文甫专辑》

许君，寒包火乳蛾，苦喉痛，喉已白烂，脉紧，舌淡红，苔白。外有风寒，内有郁热，寒不散则火不去也。淡附子3克，生大黄9克，玄明粉9克，半夏9克，生甘草3克，细辛0.9克。二诊：好转。淡附子3克，生大黄9克，玄明粉9克，半夏9克，生甘草3克，细辛0.9克，牛膝9克，板蓝根24克。

按：乳蛾即扁桃体炎，常见单侧或双侧扁桃体红肿、化脓，高热不退。一般认为本病多因肺胃之火上升，风热之邪外乘，风火相搏，或是情志内伤，肝胆之火上攻，痰瘀凝滞所致，治疗常用清火泄热、利咽解毒之法。先生则认为，本病不仅为热毒火盛，寒包火亦不少。自拟大黄附子细辛汤以治之，名曰“家方”，用治苔白，舌质不红，脉紧之乳蛾，每一二剂即收佳效。

［**点评**］本案讲的并不是大黄附子汤条文的证治，而是利用这三味药物的药理进行拓展运用。

案五：《长江医话》

我院盛药师，病已数年，不但四肢厥逆，而且遍体无温，怯寒特甚，虽盛夏炎暑必着棉衣。秋则更甚，终日卧床厚被覆之。食甚少，食后腹胀满不适。长期服中药，求医殆遍，处方多以温补，诸如桂、附、参、芪、干姜之类而无效，乃就诊于余。诊其舌苔薄白，脉象迟弱。以四逆汤合承气汤与之。服1剂后病人前来复诊，得大便3次，精神尚佳。故再以前方2剂与之。服后告余曰："每剂服后各得大便三四次，昨晚食油炒饭一大碗，腹已不胀满，手足渐温，怯寒已减。"便以前方减承气之半，服2剂后尽除恶寒之病，服10余剂而病愈矣。或曰："厥阴病焉有下法，且未闻有厥阴与阳明并病者。"曰："肢逆身冷非厥阴病乎？胃家实非阳明病乎？盖厥阴病复伤于食，结而为实，故食少而满也。胃实则气机受阻而不能输布于身而为热。身寒愈甚而胃结愈固，故虽以温热之药而亦不能减其寒也。下之则阳明通而郁热解，阳气得以敷布，再用四逆之辛温助之，其病自愈矣。

[**点评**]本案中，虽然用的不是大黄附子汤，但是它的病理就是大黄附子汤证，如果用大黄附子汤也当取效。因为案中用的是四逆汤合承气汤，就用药而论，四逆汤合承气汤的药力要较大黄附子汤为强，所以，如果用大黄附子汤之力不逮者，也可以选用四逆汤合承气汤法。

三、小建中汤证、黄芪建中汤证和当归建中汤证

（一）小建中汤证、黄芪建中汤证和当归建中汤证的病理与症状

小建中汤证的病理是胃肠虚寒，血虚津伤；黄芪建中汤证是胃肠虚寒，血虚津伤，气虚不足；当归建中汤证是胃肠虚寒，血虚津伤，血虚不足。

【条文】

1. 虚劳里急，悸，衄，腹中痛，梦失精，四肢酸疼，手足烦热，咽干口燥，小建中汤主之。

2. 男子黄，小便自利，当与虚劳小建中汤。

3. 妇人腹中痛，小建中汤主之。

4. 伤寒二三日，心中悸而烦者，小建中汤主之。

5. 伤寒，阳脉涩，阴脉弦，法当腹中急痛，先与小建中汤。不差者，与小柴胡汤主之。

【解读】

第1条开宗明义就说本病是“虚劳”。

“虚劳”的病理就是血虚津伤，理解了血虚津伤，那么条文中的各个症状就都能理解了。

这里面，“手足烦热”“咽干口燥”是津伤的典型表现，徐灵胎说：“此咽干口燥，乃津液少，非有火也。”“里急”“悸”“衄”“腹中痛”“四肢酸疼”则是血虚津伤，血与津不能濡养经筋所引起的；“梦失精”则是阳虚血少的表现，这一点，前面在讲桂枝加龙骨牡蛎汤证时讲过了。

在这里，要特别强调的是小建中汤证的“手足烦热”。对于这个症状，一开始个人觉得难理解，后来在临床中发现，胃肠虚寒的人经常出现此症状，它的表现和三物黄芩汤证一样，自觉手足心发热，晚上睡觉时，就算天气很冷，手脚很冰，也要把手和脚放到被窝外面，所以，“手足烦热”是小建中汤证的辨证要点之一。

理解了上面的内容，那么，其他各条条文也就清楚了。例如第2条说的也是虚劳；第3条说的是妇女产后的情况，前面讲过，妇女产后的病理状态就是血虚津伤；第4条的内容和第1条内容相近；第5条说的“脉涩”，也是血虚津伤的表现。

理解了小建中汤证的病理，那么黄芪建中汤证和当归建中汤证的病理也就理解了。

【条文】

虚劳里急，诸不足者，黄芪建中汤主之。

《千金要方》中当归建中汤的记载如下：

内补当归建中汤：治妇人产后虚羸不足，腹中刺痛不止，吸吸少气，或苦少腹中急，摩痛引腰脊，不能食饮。产后一月，日得服四五剂为善，令人强壮。

【解读】

黄芪建中汤证的症状和当归建中汤证的症状，其实和小建中汤证的症状是一脉相承的。黄芪建中汤是在小建中汤的基础上加上了补气的黄芪，用于治小建中汤证且气虚不足的；而当归建中汤是在小建中汤的基础上再加上当归补血活血，用于治小建中汤证且血虚不足的。

（二）小建中汤、黄芪建中汤和当归建中汤的药理与运用

小建中汤、黄芪建中汤和当归建中汤的组成：

小建中汤方：

桂枝 15 克，芍药 30 克，炙甘草 10 克，生姜 15 克，大枣 4 枚，饴糖 30 克。

方后注：右六味，以水 450 毫升，煮取 200 毫升，去滓，纳胶饴，更上微火消解，温服。呕家不可用建中汤，以甜故也。

黄芪建中汤方：

桂枝 15 克，芍药 30 克，炙甘草 10 克，生姜 15 克，大枣 4 枚，饴糖 30 克，黄芪 8 克。

方后注：气短胸满者，加生姜；腹满者去枣，加茯苓 8 克，及疗肺虚损不足；补气加半夏 15 克。

当归建中汤方：

当归 20 克，桂枝 15 克，芍药 30 克，生姜 15 克，甘草 10 克，大枣 4 枚。

方后注：若大虚，加饴糖 30 克，汤成纳之，于火上暖令饴消。若去血过多，崩伤内衄不止，加地黄 30 克，阿胶 10 克，合 8 味，汤成纳阿胶。若无当归，以川芎代之。若无生姜，以干姜代之。

小建中汤可以看成桂枝汤合芍药甘草汤再加饴糖。

饴糖的药理

饴糖，味甘，性温，归脾、胃、肺经，功效是补脾益气、缓急止痛、润肺止咳、解毒，主治脾胃气虚、中焦虚寒、肺虚久咳、气短气喘、吐血、口渴、咽痛、便秘。

《名医别录》说："饴糖，主补虚乏，止渴，去血。"

《长沙药解》说："饴糖，补脾精，化胃气，生精，养血，缓里急，止腹痛。"

《本草纲目》说："饴糖，补虚乏，止渴止血。补虚冷，益气力，止肠鸣、咽痛，治唾血，消痰润肺止嗽。健脾胃，补中，治吐血。"

《圣惠方》说："解乌头、天雄、附子毒。"

综合以上讲解，饴糖的功效可以总结为补血生津，是治血虚津伤虚劳病的主药，也是小建中汤的主药。正是因为方中有饴糖以甘温建中、缓急止痛，本方才命名为建中汤。大建中汤的命名也是方子里面有饴糖的缘故。

小建中汤里面，桂枝汤是治胃肠虚寒的，也有治虚劳的功效；而芍药甘草汤是治静脉血运不畅所致腹痛的；饴糖则是甘温建中、缓急止痛的。所以，小建中汤就是治胃肠虚寒、血虚津伤所引发的虚劳里急、腹中疼痛的。

理解了小建中汤的药理，黄芪建中汤、当归建中汤的药理也就清楚了。

因为小建中汤、黄芪建中汤和当归建中汤有活血补血、生津温中的功效，所以，对于虚劳里急、虚劳萎黄、腹中痛兼见寒气下迫，以及妇人里虚、腹中急痛等病都有很好的疗效。

（三）医案点评

案一:《古方新用》

杨某，男，32岁，东北人，西北某工厂工人，1975年4月6日初诊。病人左胁疼痛半年余。疼痛为阵发性，每日发作数次，无明显诱因，也不向其他部位放射。于间歇期间，无不适之感，而疼痛发作时则剧痛难忍。曾做肝胆系B超检查，无阳性发现。舌淡红苔薄白，脉细无力。辨证为荣虚作痛。方用：桂枝9克，甘草6克，白芍18克，生姜9克，大枣4枚，饴糖24克（烊化）。水煎分2次服。3剂。病人服上药3剂后，疼痛缓解，脉转为有力。停药观察数日，再未发作。数月后随访，其病未再复发。

［**点评**］本案是比较典型的小建中汤证，病人"舌淡红苔薄白，脉细无力"，又有阵发性的腹痛且间隔期无不适感，就是典型的血虚津伤腹痛。

案二:《经方实验录》

王右，腹痛，喜按，痛时自觉有寒气自上下迫，脉虚弦，微恶寒，此为肝乘脾，小建中汤主之。川桂枝三钱，大白芍六钱，生草二钱，生姜五片，大枣十二枚，饴糖一两。佐景按：唯吾师以本汤治此寒气下迫之证而兼腹痛者，其效如神。

［**点评**］本案中，病人的症状比较特殊，有"痛时自觉有寒气自上下迫"

的特征。

案三:《经方实验录》

顾右，十月二十六日，产后，月事每四十日一行，饭后则心下胀痛，日来行经，腹及少腹俱痛，病必大下，下后忽然中止，或至明日午再痛，痛则经水又来，又中止，至明日却又来又去，两脉俱弦。此为肝胆乘脾脏之虚，宜小建中加柴、芩。桂枝三钱，生白芍五钱，炙甘草二钱，软柴胡三钱，酒芩一钱，台乌药钱半，生姜五片，红枣十二枚，饴糖三两。佐景按：余初疑本证当用温经汤加楂、曲之属，而吴兄凝轩则力赞本方之得。师曰:《大论》云“伤寒，阳脉涩，阴脉弦，法当腹中急痛，先与小建中汤，若不差者，小柴胡汤主之”。我今不待其不差，先其时加柴、芩以治之，不亦可乎？况妇人之病多属柴胡主治，尔侪察诸云云。翌日据报，病向愈矣。

[点评] 曹颖甫先生在小建中汤中加柴胡、黄芩，其实就是柴胡桂枝汤法，即用柴胡桂枝汤加饴糖温中补虚，这也是随症加减的方法。

在临床运用上，对于虚寒腹痛，一般用香砂六君子汤，如果用之无效，就可以使用黄芪建中汤，如果用了也无效，就要用柴胡桂枝汤加饴糖或是其他药物加减。

案四:《经方大师传教录》

杨某，女，20岁。病者来诊前1年余即发热，全身关节疼痛，并出现皮下结节，偶见散在性红斑，曾在当地某院按“急性风湿病”治疗无效，后经成都某医院疑诊为“红斑性狼疮”，用激素治疗，其发热、关节痛曾暂时缓解，但旋又复发，服药无效，乃回乐山治疗。余（江尔逊）诊时，症见寒战高热（39～40℃），间日一发，如疟状（未查见疟原虫），关节疼痛，数小时后，汗出热退，舌质红，苔黄厚而粗。初以小柴胡汤、龙胆泻肝汤、青蒿鳖甲汤等和解少阳、清泻肝火、养阴透热，终乏效验。揆度良久，始有所悟；此症迁延年余，邪正相搏，旷日持久，难免两败俱伤；而药饵杂投，全不中病，徒伤正气。是正虚为本，邪恋为标矣。其舌红苔厚而粗者，恐为邪恋之证，而非实热之象也。遂宗仲景“阴阳和者必自愈”之旨，改用调和营卫、气血、阴阳之法，而投桂枝汤加味方——小建中汤，连服3剂，寒战、高热竟不复作，黄厚而粗之苔亦消退。乃以此方化裁，调理旬日，其关节疼痛亦瘳。

［**点评**］在《经方大师传教录》中，江尔逊老先生提及数例小建中汤治间日疟之案例，其实，此数个病例都是虚劳而不是疟疾。

《时方妙用》说："其症倦怠少食，或常畏寒，或常发热，或寒热往来，气色日见憔悴，肌肉日见消瘦，即将入痨症之门。"又说："痨字从火，未有痨症而不发热者。世医以苦寒为戒，谓滋阴一法最为妥当，而不知此症多是阴盛为病，滋阴是益其病也。人皆曰阴虚则火动，吾独曰阴盛则火动。"又说："以下诸法，皆退热之良法，学者须当细玩。一仲景法，以小建中汤为主，方中桂枝、生姜宣胸中之阳，即所以除阴火也。后人识见不及古人，虑姜桂之热，只用温补之品。"

江老先生的病案，就是劳病之寒热往来，并非间日疟，所以用治疟的方子无效，用治虚劳的小建中汤却能一方中的。

案五:《临证实验录》

常某，男，38岁，农民，1993年2月9日初诊。脘腹疼痛两年余，加重10余日，多痛于饥饿之际。10余日前，每至子夜为痛而醒，喜温喜压，得食可缓。纳食一般，二便正常，不嗳逆，不吞酸。观其面色萎黄少华，舌淡微红，知其气血失充，闻其语声低微，亦系不足之候，诊其腹，无所苦，六脉弦缓无力，皆一派虚寒证候。《金匮要略·血痹虚劳病脉证并治》云："虚劳里急，诸不足，黄芪建中汤主之。"而夜间疼痛，有瘀滞也。《沈氏尊生书》云："胃病有虚实，总以按痛止者为虚，按之痛者为实。"由是观之，本案虚实相兼，而以虚寒为主，瘀滞次之也。拟黄芪建中汤加味。黄芪30克，桂枝10克，赤芍、白芍各20克，炙甘草10克，五灵脂10克，香附10克，饴糖30克，生姜10片，红枣5枚。3剂。二诊：疼痛止，胃纳增，要求再服，以冀根治。与原方3剂，唯去五灵脂耳。

［**点评**］本案中，病人"语声低微"是典型的气虚表现，所以用黄芪建中汤。

案六:《经方实验录》

宗嫂，十一月十七日，月事将行，必先腹痛，脉左三部虚，此血亏也。宜当归建中汤。全当归四钱，川桂枝三钱，赤、白芍各三钱，生甘草钱半，生姜三片，红枣七枚，饴糖二两（冲服）。

［**点评**］本案中，病人是典型的血虚表现，所以用当归建中汤。

案七：《范文甫专辑》

张康甫妇，新产患虚证，治之者反以攻表出之，犯虚虚之禁。今见舌胀大而色淡，虚证一；脉洪无力，不耐重取，虚证二；大便不通，无气推下，虚证三；口噤，是牙关硬，不能大开，非咬牙之比，其虚证四；遍体麻木，血失濡养之权，气失温煦之力，其虚证五。头痛亦是虚阳上冲。全是虚证，而反以攻表之剂投之，宜乎？故愈医愈剧也。不得已，姑救之。桂枝 4.5 克，白芍 12 克，炙甘草 4.5 克，当归身 9 克，生姜 6 克，红枣 8 枚，化龙骨 9 克，饴糖 2 匙，真阿胶 6 克。

［**点评**］本案中，病人有典型的血虚表现，所以也用当归建中汤。

第五十八讲　虚寒腹胀

本讲是太阴病中胃肠虚寒导致腹胀。

一、厚朴七物汤证

（一）厚朴七物汤证的病理与症状

厚朴七物汤证的病理是胃肠虚寒，导致腹满便滞，它是桂枝加大黄汤证的进一步发展。

【条文】

病腹满，发热十日，脉浮而数，饮食如故，厚朴七物汤主之。

【解读】

病人的症状是“腹满”和“发热十日，脉浮而数”。

这里面，“腹满”是里证，“发热十日，脉浮而数”则是表证，都是胃肠虚寒导致的。

1. 腹满

“腹满”是里证，是胃肠虚寒所导致的腹满和肠滞。它和桂枝汤证的胃肠虚寒、肠蠕动无力因而出现腹胀、便秘，以及桂枝加芍药汤证、桂枝加大黄汤证的腹痛、肠滞一样，只是情况更加严重。因为出现了腹胀和便秘比较严重的情况，所以，治疗也要再进一步，从加芍药，再加大黄，最后变成了加小承气汤。可见，临证时要根据病人腹胀、腹痛、便秘的严重程度，选择相对应的药物进行治疗。

2. 发热

“**发热十日，脉浮而数**”是桂枝汤证的表证。前面讲过，桂枝汤证的病理是里则胃肠虚寒，外则表郁，病人外有表郁，所以发热、脉浮而数。

前面在讲桂枝加大黄汤证时，曾举了曹颖甫先生的一个医案，医案中病人就是“表证未尽，里证也未尽”的情况，与这条条文情况是一样的，所以，这里也是表证发热。

关于这条条文的发热，也有的医家认为“**发热十日，脉浮而数**”是腹满而发热，而不是太阳外感的发热。

对于这种看法，个人认为是不对的。因为这里如果是小承气汤证的腹满发热，它的发热就是阳明病的蒸蒸发热汗出，与桂枝汤证的发热自汗出是完全不一样的。

另外，方后注说:“呕者，加半夏五合，下利者去大黄，寒多者，加生姜至半斤。”从呕、寒加半夏、生姜，以及下利去大黄，证明病理是胃肠虚寒，绝不可能是胃肠实热的小承气汤证。就是说，厚朴七物汤证是太阴病，而不是阳明病，严格地说是太阳太阴合病。

所以，这里的发热是桂枝汤证的外感发热。当然，发热也只是一种可能性，就像桂枝加大黄汤证，有的有表热，有的则没有。

说到这里，可能有人会问，就算表热是太阳病的桂枝汤证发热，可是病人外有桂枝汤证，内有小承气汤证，应该是太阳与阳明合病才对，为什么是太阳太阴合病呢?

对于这个问题，其实也不难回答。所谓的合病与并病，指的是病理，而不是用药。厚朴七物汤证便秘的病理是胃肠虚寒，肠蠕动无力引起的，这里使用小承气汤，只是借用而已，并不是真正的小承气汤证。因此，方后注中才有“呕者，加半夏五合，下利者去大黄，寒多者，加生姜至半斤”的说法。

桂枝汤证的病理是里则胃肠虚寒、外则表郁，严格地说，桂枝汤证也是太阳太阴合病，因此，桂枝汤能治表虚自汗发热，也能治胃肠虚寒泄泻和胃肠虚寒性便秘，就是这个道理。所以，厚朴七物汤证就是桂枝加大黄汤证的进一步发展，它跟桂枝加大黄汤证一样，都是太阳太阴合病，它的治法也同样可以称为表里双解。

（二）厚朴七物汤的药理与运用

厚朴七物汤的组成：

桂枝 10 克，生姜 25 克，厚朴 10 克，大黄 15 克，枳实 20 克，甘草 15 克，大枣 3 枚。

方后注：呕者，加半夏 21 克，下利者去大黄，寒多者，加生姜至 40 克。

厚朴七物汤就是桂枝汤去芍药，再合小承气汤而成。

为什么去芍药呢？

前面讲桂枝加芍药汤和桂枝加大黄汤时讲过，加白芍和大黄的目的是通便消积滞，而厚朴七物汤中已经有大黄、厚朴、枳实这个小承气汤来消胀通便，所以，就不需要芍药。

但是，如果有腹痛的情况，就要加入芍药，这时候，加入芍药的目的不是通便，而是止痛，是减轻由于肠蠕动增强后导致的腹痛加剧。

（三）医案点评

案一：《金匮要略浅述》

潘某，男，43 岁。先因劳动汗出受凉，又以晚餐过饮伤食，致发热恶寒，头痛身重，脘闷恶心。单位卫生科给藿香正气丸一包，不应；又给保和丸三包，亦无效。仍发热头痛，汗出恶风，腹满而痛，大便三日未解，舌苔黄腻，脉浮而滑。此表邪未尽，里实已成，治以表里双解为法。用厚朴七物汤：厚朴 10 克，枳实 6 克，大黄 10 克，桂枝 10 克，甘草 3 克，生姜 3 片，大枣 3 枚，白芍 10 克。嘱服 2 剂，得畅下后即止服，糜粥自养，上症悉除。

[**点评**] 本案就是典型的厚朴七物汤证，病人外有桂枝汤证，内有小承气汤证，是典型的“表邪未尽，里实已成”太阳太阴合病，所以，就要用厚朴七物汤。

案二：《临证指南医案》

某男孩，8 岁。外感风寒，发热头痛，无汗，又内夹食滞，腹中胀痛，大便不通。脉浮紧，舌苔黄白杂腻。大黄 6 克，厚朴 9 克，枳实 6 克，桂枝 3 克，麻黄 3 克，杏仁 3 克，甘草 3 克。服药 1 剂，大便通达，汗出热退而解。

［点评］本案中，病人是外有麻黄汤证，里有小承气汤证，也是太阳太阴合病，它的思路和厚朴七物汤证完全一样，也是表里双解。理解了这点，就会增强对厚朴七物汤的理解和运用。

案三:《老中医医案选编》

关某，男，3个月。其父代诉：日前因不明原因阵发性哭闹，当时腹胀，可能有腹痛，3日不大便，吐奶不止，以后吐出黄色如大便样物，此间未曾进食，症状日益加剧。曾经两个医院诊治，检查腹部可见肠影，腹壁紧张而拒按。经X线腹部单透，发现有液平面6～7个，并充满气体，确诊为完全性肠梗阻，经灌肠、下胃管及对症治疗，不见好转，决定手术治疗。病人家属考虑小儿只3个月，不同意手术，而来中医处诊治。1974年4月5日来诊，患儿面色苍白，精神萎靡，时出冷汗，腹胀拒按，大便不通，脉微，舌苔灰白，系脾阳不运，积滞内停所致。治以行气泄满、温中散寒，用厚朴七物汤治之。厚朴10克，桂枝7.5克，甘草10克，枳实10克，川大黄2.5克，生姜5克。按上方服一次即效，服药后1～2小时内，排出脓块样大便，以后2小时内，共排出3次稀便，随着腹胀消失，腹痛减轻。经10余日治疗，逐渐好转，与健康婴儿无异。

［点评］本案中，病人没有表证，是纯粹的胃肠虚寒导致的腹胀肠滞，选用温中散寒行滞的厚朴七物汤来治疗，也证明了厚朴七物汤证是太阴病，而不是阳明病。

二、厚朴生姜半夏甘草人参汤证

（一）厚朴生姜半夏甘草人参汤证的病理与症状

厚朴生姜半夏甘草人参汤证的病理是胃肠虚寒腹胀。

【条文】

发汗后，腹胀满者，厚朴生姜半夏甘草人参汤主之。

【解读】

条文提到的症状是“腹胀满”。

前面讲过，胃肠虚寒、食积不消则生矢气，矢气积于胃肠之中，就会出现腹胀满的症状，这一点是比较容易理解的。

比较难以理解的是“**发汗后**”的意思。实际上，这里并不是说，因为对病人进行发汗，导致出现腹胀满的症状，而是说，病人本来就是内则胃肠虚寒外则表郁的桂枝汤证或桂枝加人参汤证，用桂枝汤发汗之后，表郁已解，但胃肠虚寒这个原始的病因并没有解除，所以，还有胃肠寒腹胀满的病理和症状，简单点说，就是表解而里未和。

既然是表已解而里未和，那么，就必须温里消胀。这一点和太阳阳明合病的治法原理是一样的。对于太阳阳明合病来说，表解之后就要苦寒攻下，苦寒攻下的方子一般就是承气类汤；而对于太阳太阴合病来说，表解之后，就要温里消胀，而温里消胀的方子就是厚朴生姜半夏甘草人参汤。

（二）厚朴生姜半夏甘草人参汤的药理与运用

厚朴生姜半夏甘草人参汤的组成：

厚朴 40 克，生姜 40 克，半夏 40 克，人参 5 克，炙甘草 10 克。

厚朴生姜半夏甘草人参汤是由厚朴和参、夏、姜、草这个组合组成的。

厚朴的药理是宽肠壁兼温肠，助肠蠕动逐矢气，而参、夏、姜、草这个组合和参、夏、姜、枣、草这个组合一样，是专门用来温胃肠的，桂枝加人参汤、半夏泻心汤、小柴胡汤等用的都是这个组合。

对于这个方子来说，因为重在促进胃肠蠕动而消胀，所以厚朴、半夏、生姜宜重用；人参、甘草则是为助正气而用，二者能补气助胀，要少用。因此，前贤称它是“补三消七”之法，临床在运用这个方子时要注意各药的比例。

（三）医案点评

案一:《临证实验录》

马某，男，43 岁，农民。病结核性胸膜炎，服雷米封等抗结核药治疗。近一周腹胀呕吐，粒米不进。乡村某医，不察证之虚实，不顾“呕多虽有阳明病，不可攻之”之训，认定通则不胀，胀则不通，予以攻下，然泻后腹胀如故。至此，本应接受教训，改弦易辙，另辟蹊径，该医生反认为病重药轻，未泻彻底，又令服酚酞 25 片，憋胀益剧。不得已，病人乘马车进城就诊。面色萎黄，形容憔悴，舌质淡红，舌苔白腻，两手捧腹，口称憋胀欲裂，呕吐清水，口干不欲饮，更不欲食。诊其腹，腹胀如鼓，无压痛，无移动性浊音。切其脉，细缓无力。由脉症观之，此乃脾胃虚弱，运化无力，湿浊之气凝聚不散，痞塞升降之路，故而为胀为呕。从脉象细缓，喜手捧腹看，便知其胀属虚，而非实滞，故屡屡攻下，胀不唯不减反益甚也。治当补中健脾、消胀化湿，待脾运一复，弥漫之浊气自然无存。拟：厚朴 15 克，生姜 10 片，半夏 10 克，炙甘草 6 克，党参 15 克，茯苓 15 克。2 剂。二诊：药后自觉气向下行，虽未解便而腹胀已轻，呕吐亦再未发生。继服 3 剂，腹胀全消，改拟六君子汤调之。

[**点评**] 本案中，病人本来就是胃肠虚寒的太阴病，因为太阴病经常被误认为阳明病，所以《伤寒论》中才有“呕多虽有阳明病，不可攻之”之训，真正的阳明病，有呕同样可以攻下，例如大黄甘草汤证等。本案中，病人本来就是太阴病，苦寒攻下之后胃肠虚寒就更厉害了，腹胀满也就更严重，因此，才需要厚朴生姜半夏甘草人参汤来温里消胀。

案二:《岳美中医案集》

尹某，男性，患腹胀症，自述心下胀满，日夜有不适感，是虚胀症。投以厚朴生姜半夏甘草人参汤：厚朴 12 克，生姜 9 克，半夏 9 克，甘草（炙）6 克，党参 4.5 克。经复诊 1 次，未易方而愈。

按：腹胀一症，有实有虚，实者坚硬，拒按而痛，舌苔黄厚或滑腻，是食积或秽滞，宜小陷胸汤或消导、攻下剂。虚者腹虽胀而按之柔软，且喜按压，按下去也不作痛，即便痛也很轻微，舌无苔或稍有薄白苔，是胃功能衰弱，致使食物有所残留，分解、产气，壅塞于胃中而作胀。这个病例，即主诉腹胀满，且按之不痛，属虚胀，故投以此汤即迅速收到效果。

[**点评**] 岳老这个医案说理清楚，分析入微，是个难得的好案。

三、旋覆代赭汤证

（一）旋覆代赭汤证的病理与症状

旋覆代赭汤证的病理是胃肠虚寒兼有痰饮。

【条文】

伤寒发汗，若吐，若下，解后，心下痞硬，噫气不除者，旋覆代赭汤主之。

【解读】

病人出现的症状是“心下痞硬”和“噫气不除”。

它和生姜泻心汤证的“伤寒汗出，解之后，胃中不和，心下痞硬，干噫食臭，胁下有水气，腹中雷鸣，下利者，生姜泻心汤主之”非常相近，不过生姜泻心汤证的病理是胃寒肠热兼有水饮；旋覆代赭汤证的病理则是胃肠虚寒兼有痰饮，且痰饮要比生姜泻心汤证严重。所以，对于生姜泻心汤证来说，它的症状是“干噫食臭”，而旋覆代赭汤证的症状则是“噫气不除”。

“噫气不除”是指病人噫气连连，声声不绝。这里，“噫气”的意思就是口反食气，也称为嗳气、逆气；这里的“不除”是声声不绝的意思，不是一些医家所说的“病不除”。

临床所见，这一类病人在空腹或饭后的时候，可谓嗳气连连，声声不绝，而且长时不休，虽然不痛苦，但是也不好受，特别是在人群之中，尤为不雅。

（二）旋覆代赭汤的药理与运用

旋覆代赭汤的组成：

代赭石 5 克，旋覆花 15 克，人参 10 克，半夏 21 克，生姜 25 克，大枣 4 枚，炙甘草 15 克。

旋覆代赭汤是由旋覆花、代赭石，以及参、夏、姜、枣、草这个组合组成的。

旋覆花的药理

旋覆花，味辛、苦、咸，性微温，归肺、脾、胃、大肠经，功效是降气消痰、行水止呕，主治风寒咳嗽、痰饮蓄结、胸膈痞闷、喘咳痰多、唾如胶漆、呕吐呃逆、胁下胀满、心下痞硬、噫气不除、大腹水肿。现代药理研究表明，旋覆花有镇咳祛痰、平喘、抗炎、抗菌、杀虫等作用。

《神农本草经》说：“旋覆花，主结气胁下满惊悸，除水，去五脏间寒热，补中，下气。”

《本经逢原》说："旋覆花升而能降，肺与大肠药也。其功在开结下气，行水消痰，治惊悸，祛痞坚，除寒热，散风湿，开胃气，止呕逆，除噫气，故肺中伏饮寒嗽宜之。"

《本草发明》说："旋覆花，消痰导饮、散结利气之味。其云除惊悸者，以去心下水饮，心神自定也。又治目中翳蔑头风，毕竟痰饮结滞而生风热，此能散之，头目自清也。"

《本草汇言》说："旋覆花，消痰逐水，利气下行之药也。主心肺结气，胁下虚满，胸中结痰，痞坚噫气，或心脾伏饮，膀胱留饮，宿水等症。大抵此剂微咸以软坚散痞，性利以下气行痰水，实消伐之药也。《本草》有定惊悸、补中气之说，窃思痰闭心包脾络之间，往往令人病惊，旋覆破痰逐饮，痰饮去则胞络清净而无碍，五志自宁，惊悸安矣。又饮消则脾健，脾健则能运行饮食，中气自受其益而补养矣。又：童玉峰云，若热痰，则多烦热；湿痰，则多倦怠软弱；风痰，则多瘫痪奇症；凉痰，则多心痛癫疾；冷痰，则多骨痹痿疾；饮痰，则多胁痛臂痛；食积痰，则多癖块痞满。其为病状，种种变见，用旋覆花，虚实寒热，随证加入，无不应手获效。"

《本草正义》说："旋覆花，其主治当以泄散风寒，疏通脉络为专主，《别录》治风气湿痹，皮间死肉，通血脉。宗奭去头目风，皆其轻疏泄散之功也。以治风寒喘嗽，寒饮渍肺，最是正法。或谓旋覆花降气，寒邪在肺者，不宜早用，则止知疏泄之力足以下降，而不知其飞扬之性本能上升。且《本经》明谓其温，寇宗奭又以为辛，则疏散寒邪，正其专职。若其开结泄水，下气降逆等治，则类皆沉重下达之义，颇嫌其与轻扬之本性，不甚符合。按《本经》旋覆花一名金沸草，疑古人本有用其茎叶，而未必皆用其花者。考草木花叶之功用，不同者甚多，或升或降，各有取义，亦其禀赋使然，不容混合。且茎则质重，花则质轻，亦物理自然之性，况旋覆花之尤为轻而上扬者乎。乃今人恒用其花，而并不用茎叶，竟以重坠之功，责之轻扬之质，恐亦非古人辨别物性之真旨也，且其花专主温散，疏泄之力亦猛，宜于寒饮，而不宜于热痰，石顽已谓阴虚劳嗽，风热燥咳，误用之，嗽必愈甚，是亦以其轻扬，升泄太过，正与降气之理相反。唯其轻灵之性，流动不滞，自能流通气化而宣窒塞，固非专以升散见长。若但以逐水导湿力治，似不如兼用其茎叶较为近理，《别录》称其根专主风湿，其意可晓然也。”

《滇南本草》说：“祛头目诸风寒邪，止太阳、阳明头疼，行阳明乳汁不通。（治）乳岩、乳痈、红肿疼痛、暴赤火眼、目疾疼痛、祛风明目、隐涩羞明怕日，伤风寒热咳嗽。老痰如胶，走经络，止面寒腹疼，利小便，治单腹胀，风火牙根肿痛。”

《卫生易简方》说：“治唾如胶漆稠黏，咽喉不利。”

综合以上讲解，旋覆花的功效可以总结为降逆消痰、逐水开结，对于那些痰凝气滞、胶结不行的，效果更为明显。

旋覆花与代赭石同用，能降逆除痰，如旋覆代赭汤；与茜草同用，能除胁痛，即肝着病，如旋覆花汤。条文“**肝着，其人常欲蹈其胸上，先未苦时，但欲饮热，旋覆花汤主之**”讲的就是用旋覆花汤治痰饮郁结胸胁部，致胸胁胀闷疼痛，因位置固定，捶打稍减，所以才有“其人常欲蹈其胸上”的说法，因此，临床也常用旋覆花汤加丝瓜络，并合一贯煎来治胁痛。

旋覆代赭汤证的病理是胃肠虚寒而兼痰饮，胃肠虚寒则生矢气和痰饮，矢气积于胃肠则心下痞硬，痰饮与气上冲则噫气不除。所以，方用参、夏、姜、枣、草以温胃肠则“心下痞硬”可消；用旋覆花消痰下气除痰饮，用代赭石降逆气、降痰饮，痰饮得除、逆气得降则“噫气不除”可愈。简单点说，参、夏、姜、枣、草是治胃肠虚寒、心下痞硬的；旋覆花、代赭石是治痰饮气逆、噫气不除的。

因为病理是胃肠虚寒，所以，本方中赭石用量较少，若胃肠有热，则宜重用。又因为旋覆花极轻，布包后放在药锅里常常浮在表面，不利于有效成分的析出，所以，施今墨先生主张旋覆花和代赭石同包同煎。

近代名医陈伯涛说：“凡遇旋覆代赭汤证用本方时必用人参（或以太子参、潞党参代之），借以扶胃降逆，疗效较好，否则胃弱者多嘈杂不堪，胃气健者虽无大碍，然疗效则较差，人参与旋覆花、赭石三者同用，不但增强疗效，且可避免药物若干不良反应。”

《治疗杂话》说：“此方亦治心下痞硬，大便秘，噫气不除者。然三黄泻心汤治热秘，此方治虚秘，须当切记。至于反胃噎膈，则属不治之证，当及其元气尚未大虚时，用顺气和中加牡蛎。若因大便久秘，用大黄甘草通之，虽一时宽快，反伤元气，其大便秘而吐食者，用胃大虚，虚气聚于心下也，此时不宜与大黄剂，若取快一进，反促命期，宜用此方。此非余之创论，周扬俊曰：‘此方治反胃噎食，气逆不降者，神效。’余历试数人，果得小效，然毕竟不治。《伤寒论》云：‘噫气不除。’‘不除’字妙，意谓已用生姜泻心汤，而噫气不除者，为虚气之逆，宜用此方镇坠之。古人用字，一字不苟如此。”

（三）医案点评

案一：《柳选四家医案·尤在泾医案》

因气生痰，痰凝气滞，而中焦之道路塞矣。由是饮食不得下行，津液不得四布，不饥不食，口燥便坚，心悸头晕，经二月不愈。以法通调中气，庶无噎膈、腹满之虑。旋覆代赭汤加石菖蒲、枳实、陈皮。

［点评］本案中，病人“不饥不食”是胃肠虚寒的表现，而“口燥便坚”则是太阴便秘的表现，加上痰凝气滞，所以出现了“喉中痰凝”“心悸头晕”“噎膈”和“腹满”等症状，这些都是旋覆代赭汤证的典型症状表现。

案二：《当代医家论经方》

陈某，5岁，因进冷饮等物过量而致噫气呕逆频频，嗳气高亢，日数十次，少则10多次，伴纳呆，便秘，舌淡红苔薄白，脉细弱，证属中土虚寒，升降失司。投以旋覆代赭汤加公丁香2克，茯苓、白术各6克，方中代赭石为20克。一剂知，三剂病愈。

［点评］本案是旋覆代赭汤证的典型案例，它和上个医案也非常相近。

案三：《经方临证指南》

黄某，女，12岁。曾患脑膜炎，经治疗后已愈，遗有呃逆一证，伴不欲饮食。前医以为温病伤阴，用五汁饮及叶氏益胃汤，反添胃中发凉一症。舌苔白略腻，脉弦无力。此胃脘阳虚，津聚为饮，内夹肝气上逆所致。旋覆花9克，代赭石6克，生姜15克，党参6克，半夏9克，大枣7枚，炙甘草6克。服药3剂后，呃逆止，胃冷除而饮食增。方中又加茯苓15克，陈皮9克调治，4剂而安。

［点评］本案与上案相近，因为病人没有便秘，而且胃寒比较重，所以赭石必须轻用。

案四:《寓意草》

治一人膈气，粒食不入，始吐清水，次吐绿水，次吐黑水，次吐臭水，呼吸将绝。一昼夜，先服理中汤六剂，不令其绝，来早转方，一剂而安。《金匮》有云:“噫气除者，旋覆代赭石汤主之。”吾于此病分别用之者，有二道;一者，以黑水为胃底之水，此水且出，则胃中之津久已不存，不敢用半夏以燥其胃也;一者，以将绝之气止存一系，以代赭坠之，恐其立断，必先以理中分理阴阳，合气易于降下，然后以代赭以建奇勋。乃用旋覆花一味煎汤，调代赭石末二匙与之，才入口，即觉其转入丹田矣，但困倦之极，服补药二十剂，将息二月而愈。

[**点评**] 本案中，病理和药理都一样，只是把旋覆代赭汤的运用分为两步走而已。

案五:《名方广用》

雷某，男，60 余岁。半个月前因急性腹泻而住院。经输液使用抗生素及痢特灵等治疗，7 天后，腹泻基本停止，止泻后第二天出现膈肌痉挛，呃逆不止，连声不绝，持续 10 余天，服中西药多类，未见好转。之后，余一徒弟为其诊治，先后投以半夏厚朴汤、旋覆代赭汤、丁香柿蒂汤也未获疗效。邀余再诊，铜陵此证确系久泻伤胃，中虚呃逆，按理旋覆代赭汤适证无误，何以不效?余审其处方，无须再加，只将其中党参 12 克，改为人参 9 克，令服一剂试之。服药当日呃逆即止。此徒欲寻此理，余云:党参、人参性味虽相通，但主治确不相代，人参补虚之功，党参莫能及也，仲景所以中虚者常用人参，是取其天地阴阳气血之全意，后人所用党参代之，若病无真虚则可，若真虚则莫及。今此老翁呃逆，系中虚为主，故汝之旋覆代赭汤治其不效，而吾之旋覆代赭汤示效当日。古云:精穷方术，必宗其原理;理法方药，必依其证而立。

[**点评**] 本案中，病人里虚严重，所以，必须用人参才有效果。上面案二和案三中用的是党参，这里面，症状轻重不一，选药自然也就不同。

第五十九讲　虚寒呕吐

本讲是胃肠虚寒导致的呕吐。

一、附子粳米汤证

（一）附子粳米汤证的病理与症状

附子粳米汤证的病理是阳虚兼胃肠虚寒有痰饮。

【条文】

腹中寒气，雷鸣切痛，胸胁逆满，呕吐者，附子粳米汤主之。

【解读】

病人的症状是“腹中雷鸣切痛”“胸胁逆满”和“呕吐”。

这三个症状都是比较典型的胃肠虚寒有痰饮的表现，这一点前面讲生姜泻心汤证和小半夏汤证时已经都讲清楚了。

对于附子粳米汤证的病理来说，最大的要点在于阳虚，就是说，病人有四肢厥冷、恶寒不足的阳虚表现。

为什么这么说呢？

首先，条文中提到了“寒气”。

这里的“寒气”是指“寒气不足，则手足逆冷，手足逆冷则营卫不利，营卫不利则腹满肠鸣相逐”。就是说，病人有阳虚不足的病理表现，即有四肢逆冷、恶寒不足的阳虚表现。

《外台秘要》和《千金要方》都说：“仲景论，霍乱四逆，吐少呕多，附子粳米汤主之。”

《方机》说：“附子粳米汤，治腹中雷鸣切痛，胸胁逆满，呕吐者，兼用消块。恶寒或手足厥冷，腹满痛，呕吐者，兼用消块紫圆。”

不论是《外台秘要》《千金要方》，还是《方机》，在关于附子粳米汤证的记载中，都明确地指出病人有四肢厥冷和恶寒不足的阳虚表现。

其次，用“以药测证”的方法来分析一下。

附子粳米汤有附子，这也就说明病人有阳虚不足的表现，所以，出现四肢逆冷、恶寒不足是在情理之中的。这一点和附子泻心汤证病人出现“心下痞而复恶寒”的“恶寒”是一样的道理。

（二）附子粳米汤的药理与运用

附子粳米汤的组成：

炮附子5克，半夏21克，大枣3枚，粳米15克，甘草5克。

附子粳米汤是由附子和半夏、大枣、粳米、甘草组成的。

这里面，附子强心促血运，半夏温胃阳以活血运、行水运、逐水饮，用甘草、大枣、粳米补胃肠津液，所以，对于阳虚胃肠虚寒有痰饮引发的腹痛、肠鸣、呕吐、四肢逆冷有着确切的疗效。简单点说，有小半夏汤证，又有阳虚的表现，就可以用附子粳米汤。

《证治要诀》说：“若胃寒甚，服药而翻者，宜附子粳米汤加丁香十粒，砂仁半钱；大便秘者，更加枳壳半钱。”又说：“若胃中寒甚，呃逆不已，或复呕吐，轻剂不能取效，宜附子粳米汤加炒川椒、丁香，每服各三十五粒。”

《类聚方广义》说：“若痛剧及于心胸者，合大建中汤，奇效，疝家留饮家多有此证。”

《类聚方广义》的这个说法，也很容易理解，附子的主治是阳虚，干姜的主治是里寒，所以，如果病人里寒痛剧，就要合以干姜治里寒的大建中汤。

（三）医案点评

案一：《治验回忆录》

彭君德初夜半来谓：“家母晚餐后腹内痛，呕吐不止。煎服姜艾汤，呕痛未少减，且加剧焉，请处方治之。”吾思年老腹痛而呕，多属虚寒所致，处以砂半理中汤。黎明彭君仓卒入，谓服药痛如故，四肢且厥，势甚急迫，恳速往。同诣其家，见伊母呻吟床笫，辗转不宁，呕吐时作，痰涎遍地，唇白面惨，四肢微厥，神疲懒言，舌质白胖，按脉沉而紧。伊谓：“腹中雷鸣剧痛，胸膈逆满，呕吐不止，尿清长。”凭证而论，则为腹中寒气奔迫，上攻胸胁，胃中停水，逆而作呕，阴盛阳衰之候。《灵枢·五邪》云：“邪在脾胃……阳气不足，阴气有余，则寒中肠鸣腹痛。”又《金匮》叙列证治更切，“腹中寒气，雷鸣切痛，胸胁逆满呕吐，附子粳米汤主之。”尤在泾对此亦有精辟论述：“下焦浊阴之气，不特肆于阴部，而且逆于阳位，中虚而堤防撤矣。故以附子补阳驱阴，半夏降逆止呕，而尤赖粳米、甘草培令土厚而合敛阴也。”其阐明病理，绎释方药，更令人有明确之认识。彭母之恰切附子粳米汤，可以无疑矣。但尚恐该汤力过薄弱，再加干姜、茯苓之温中利水以宏其用。服两帖痛呕均减，再二帖痊愈。改姜附六君汤从事温补脾肾，调养十余日，即健复如初。

［**点评**］本案中，病人除了有“腹中雷鸣剧痛，胸膈逆满，呕吐不止”的胃肠虚寒兼痰饮证，又有“唇白面惨，四肢微厥，神疲懒言”的阳虚证，附子粳米汤就是对证的方药。而方中再加干姜，是温里祛寒，这就是大建中汤的方意；再加茯苓，是增强健脾祛水饮的功效。

案二:《张仲景药法研究》

杨某，女，38 岁。病人腹痛肠鸣已有月余，曾用西药治疗无疗。据主诉，一个月前因受凉而觉腹部阵痛，夜间较甚，继而发现干呕，有时吐涎水，腹中雷鸣，脐周疼痛，绵绵不止。查其面色萎黄，腹部平软，肝脾不大，痛时喜按，问其大便正常，饮食略减，无吞酸呃逆。舌淡苔白，脉沉细而缓。乃脾阳不足，寒气上逆，遂投附子粳米汤原方：附子（炮）10 克，粳米 9 克，半夏 9 克，甘草 6 克，大枣 3 枚。服药 3 剂疼痛全止，呃逆减轻，原方继投 2 剂而愈。

［**点评**］本案和上个医案相比，病人的症状表现其实一样，只是相对较轻而已。它同样具备了腹痛、肠鸣、呕吐的胃肠虚寒有痰饮症状，舌淡苔白、脉沉细而缓的阳虚症状。

案三:《新中医》(1978 年)

杨某，女，39 岁。气郁久痢，元阳下陷，泄泻不觉，胸满，食纳很差，身体消瘦。用《金匮》附子汤加味：制附子 9 克，半夏 9 克，粳米 1 杯，甘草 15 克，大枣 10 枚，赤石脂 30 克。1 剂泻止。此方为业师戴益生经验有效方。

[**点评**] 本案中，用附子粳米汤治久痢，其方法来自《临证指南医案》。

《临证指南医案》里面有一个医案说："痢，某君，自利不渴者，属太阴。呃忒之来，由乎胃少纳谷，冲气上逆，有土败之象，势已险笃。议《金匮》附子粳米汤：人参、附子、干姜、炙甘草、粳米。"

这两个医案都是用附子粳米汤加味治久痢，一个是用附子粳米汤加赤石脂，一个是用附子粳米汤合大建中汤加减。这里出现久痢的病理也是胃肠虚寒有痰饮，只不过是痰饮上冲则呕吐，痰饮下攻则下利而已，而胃肠虚寒和阳虚的病理则是相同的。

二、大建中汤证

(一)大建中汤证的病理与症状

大建中汤证的病理是里寒严重特别是胃肠虚寒严重而引发呕吐。

【条文】

心胸中大寒痛，呕不能饮食，腹中寒，上冲皮起，出见有头足，上下痛而不可触近，大建中汤主之。

【解读】

条文中提到了病理是"**心胸中大寒痛**"和"**腹中寒**"。

就是说，它的病理是里寒严重特别是胃肠虚寒严重，症状则是"**呕不能饮食**"和腹部"**上冲皮起，出见有头足，上下痛而不可触近**"。

胃肠虚寒严重，导致胃肠痉挛、腹部疼痛，病人出现呕吐或是干呕，这是非常正常而且容易理解的；而条文所讲的症状，则属于那种特别严重的情况，所以，称之为"**大寒痛**"。因为里寒胃肠虚寒特别严重，所以，胃肠痉挛也就特别严重，腹痛、呕吐的症状也特别严重。因为胃肠痉挛严重，所以出现了腹部"**上冲皮起，出见有头足**"的症状；腹痛症状严重，就表现为"**上**

下痛而不可触近”，即腹部拒按；呕吐症状严重则表现为“呕不能饮食”，即呕吐剧烈或干呕剧烈。

大建中汤证和附子粳米汤证相比，病理都是胃肠虚寒，腹痛、呕吐或是下利是相同的。但是，附子粳米汤证兼有阳虚痰饮，有腹中雷鸣、手足厥冷的症状，用药就选用附子和半夏。大建中汤证则偏于里寒严重，所以，用药就选用干姜、川椒和人参。因为这两者病理非常相近，所以经常两方合用，像上面举过的《临证指南医案》医案就是一个例子。

（二）大建中汤的药理与运用

大建中汤的组成：

川椒 5 克，干姜 30 克，人参 15 克。

方后注：水 400 毫升煮取 200 毫升，去滓，内胶饴 100 毫升，煮取 150 毫升。如一炊倾，可饮粥 2 升，后更服，当一日食糜，温覆之。

大建中汤是由川椒、干姜、人参和饴糖组成的。

《类聚方广义》说：“小建中汤治里急拘挛急痛，此方治寒饮升降，心腹剧痛而呕，故治疝瘕腹中痛者，又治夹蛔虫者。稻叶克礼云：大建中汤证，腹皮蠕蠕而起，如有头足，状若囊裹树枝而推动。痛发时大寒痛，呕不能食，上下痛处不可近手，或大便秘，或心胸大寒痛，上冲者。又云：时如蛇，又如鳗，游行腹中，痛处似头，又似尾，苦楚不堪，诸药无效。其余所患，则因人而异，皆非此方不治；又云：或平时腹平稳，发则腹皮动如波浪，或平时按腹无异状，发则忽有块游走，上下往来，痛不可近手。又时有如小囊之物，忽去无踪，及复来进，痛即难忍，觉在腹中，忽又在背，又来腹中。”

《方函口诀》说：“此方与小建中汤，方意大异。然以有胶饴一味，建中之意自明。治寒气腹痛，莫如此方。盖以大腹痛连胸，而有呕，或腹中凝结如块，为目的。故诸积痛甚，蠕蠕然如自下而上者，用之有妙效。”

《类聚方广义》的这段话中，提到了大建中汤可以用来治蛔厥病，实际上，大建中汤中川椒、干姜、人参就是乌梅丸的组成部分，加上饴糖味甜能安蛔，所以，大建中汤可以用治蛔厥是非常正常的。

有的医家认为“上冲皮起，出见有头足，上下痛而不可触近”是腹中蛔虫因触扰而动所引起的，是“蛔虫性肠梗阻”的表现，并且认为“**心胸中大寒痛，呕不能饮食**”是“胆道蛔虫病”的表现，据此认为大建中汤证的条文就是蛔厥的条文。

这种说法就有点过了。大建中汤的确可以用来治蛔厥病，但病理和乌梅丸证一样，胃肠虚寒，容易使寄生在肠中的蛔虫出现惊扰上窜，增强了腹痛、呕吐及腹部痉挛的症状表现，并不能认为这就是蛔厥的表现，因为就算没有蛔虫的扰动，胃肠虚寒严重，同样可能出现类似的症状，因此，《类聚方广义》说“又治夹蛔虫者”，这个“夹”字非常准确地点明了问题之所在。

（三）医案点评

案一:《刘保和教授医案》

韦某，男，40岁，农民。1964年10月15日诊。病人下午在农田劳动，当时天气较寒冷，又在地里吃煮熟的凉红薯，傍晚即发腹痛，以致未干完活儿即被迫回家，便后腹痛仍未停止。自用热敷及喝姜糖水，痛曾稍减，但至夜间21点，腹痛更甚，遂急召余至其家诊治。见病人正在炕上来回翻滚，呻吟不止，地上并有呕吐物。余遂令解衣，检查腹部，见其胃脘部及脐周时有条状凸起及蠕动，触之痛甚，病人以手护其腹，拒绝再按。诊其脉弦紧而迟大，舌淡润苔白腻。当时因距医院较远，且正在夜间，病人又要求迅速止痛，来不及取药，因思《金匮》云:“心胸中大寒痛，呕不能饮食，腹中寒，上冲皮起，出见有头足，上下痛而不可触近，大建中汤主之。”盖此方恰与本证相应，且病人为体壮农民，方中人参可以不用，余药均可就地取材，遂拟花椒10克，干姜10克，水煎取汁200毫升，冲入红糖30克，顿服。病人服药后20分钟，腹痛见轻，凸起于腹皮的条索状物消失，又过10分钟，腹痛完全消失，病人喝热稀粥一碗，痛未再发。

［**点评**］本案非常鲜明地再现了大建中汤证的条文，病理、症状非常清楚。

案二:《广东中医》(1959年)

钟某，女性，67岁。平素健康，病已2天。症见胸及腹剧痛，呕吐涎沫，不能食，舌苔白，脉弦迟。诊为上中二焦阳气虚，阴寒上乘所致，拟大建中汤温中祛寒为治：干姜 30 克，川椒 18 克，防党参 30 克，饴糖 30 克，清水两盅半，煎至一盅，去滓，纳饴糖令溶化，温服。二诊：胸腹痛减半，呕吐，仍吐涎沫，稍能食，脉弦迟已减，仍拟大建中汤加半夏降逆去涎沫。处方：干姜 36 克，川椒 24 克，防党参 30 克，饴糖 30 克，清半夏 18 克。煎法与服法同上，连服 2 剂痊愈。

[**点评**] 本案中，病人就是典型的胃肠虚寒导致的腹痛和呕吐，用大建中汤来治，因为有痰饮，所以就加用半夏，这一点和附子粳米汤用半夏的原理一样。

案三:《金匮要略浅述》

杨某，男，6 岁。患蛔虫性肠梗阻，脐腹疼痛，呕吐不能食，吐出蛔虫一条。其父正拟护送进城就医，适我自省城归里，转而邀我诊视。患儿面色萎黄而有虫斑，身体瘦弱，手足清冷，按其腹部有一肿块如绳团状，舌苔薄白，脉象沉细。此中气虚寒，蛔虫内阻。治以温中散寒，驱蛔止痛。用大建中汤加味：党参 10 克，川椒 3 克，干姜 3 克，饴糖 30 克，槟榔 10 克，使君子 10 克。嘱服 2 剂。因患儿哭闹不休，进城买药，缓不济急，乃先用青葱、老姜切碎捣烂，加胡椒末拌匀，白酒炒热，布包揉熨腹部，冷则加热再熨，肠鸣转气，腹痛渐减。此时药已买到，急煎成汤，分小量多次服一剂，呕吐已止，再剂腹痛消失，并排出蛔虫一百多条。后用当归生姜羊肉汤，加盐少许佐餐，治其贫血。

[**点评**] 本案是用大建中汤来治蛔厥病的案例，其实病理都是相同的。

三、理中丸证及人参汤证（理中汤证）

（一）理中丸证及人参汤证（理中汤证）的病理与症状

理中丸证和人参汤（理中汤）证的病理是胃肠虚寒、气虚津伤水滞。

【条文】

1. 大病差后，喜唾，久不了了，胸上有寒，当以丸药温之，宜理中丸。

2. 霍乱，头痛，发热，身疼痛，热多饮水者，五苓散主之，寒多不用水者，理中丸主之。

3. 胸痹，心中痞气，气结在胸，胁下逆抢心，胸满，枳实薤白桂枝汤主之，人参汤（理中汤）亦主之。

【解读】

第1条有4个要点：

第一，条文给了一个前提条件就是“大病差后”，“大病差后”就是大病初愈。大病初愈的人，不仅血虚津伤，还经常胃寒虚寒、胃口不开，所以，病人的病理就是胃肠虚寒、血虚津伤了。

第二，条文说病人的症状是“喜唾，久不了了”。“喜唾”，就是口水特别多，经常吐口水，这也是胃肠虚寒有痰饮的表现，这和半夏干姜散证的“吐涎沫”、吴茱萸汤证的“吐涎沫”，以及甘草干姜汤证的“吐涎沫而不咳”的病理是一样的，都是《金匮要略》中所说的“上焦有寒，其口多涎”。

第三，条文说“胸上有寒”。这里的“胸上有寒”是“上焦有寒”的意思，也就是上焦有寒饮的意思，而这个寒饮的来源就是胃肠虚寒。

第四，因为病理是大病初愈，血虚津伤且胃肠虚寒有痰饮，所以条文就给出了治法，即“当以丸药温之，宜理中丸”。理中丸合人参汤，也就是理中汤，它是由人参、白术、干姜、甘草组成的，可以看成由甘草干姜汤加上补气生津的人参、补气祛湿的白术组成的。人参和白术是治气虚津伤有痰饮的，而甘草干姜汤是治里寒有痰饮的。

因为病理是胃肠虚寒，所以，在方后注特地强调“腹中未热，益至三四丸”。就是说，要吃到腹中觉热，就是胃肠虚寒的病根去了，才能真正取得效果。

理解了以上4个要点，理中汤证的病理、症状和药理、运用就基本清楚了。

第2条的前提是“霍乱”。

【条文】

1. 问曰：病有霍乱者何？答曰：呕吐而利，名曰霍乱。

2. 问曰：病发热，头痛，身疼，恶寒，吐利者，此属何病？答曰：此名霍乱，自吐下，又利止，复，更发热也。

3. 伤寒，其脉微涩者，本是霍乱，今是伤寒，却四五日，至阴经上转入阴，必利，本呕，下利者，不可治也。欲似大便而反矢气，仍不利者，属阳明也，便必硬，十三日愈，所以然者，经尽故也。

【解读】

根据这3条条文的描述，“霍乱”的症状特点就是“呕吐而利”，而且比较剧烈。

《肘后方》说：“凡所以得霍乱者，多起于饮食，或饱食生冷物，杂以肥美酒脍，而当风履湿，薄衣露坐，或夜卧失覆之所致也。”

这段话简单点说就是病人过食生冷，又吃了难以消化的东西，加上受寒湿的侵袭，导致胃肠虚寒又夹里湿，从而引发的吐泻交作。

这种得病的状况和桂枝汤证非常相似，这也说明，古代所说的霍乱其实就是胃肠虚寒，是太阴病，这一点和条文所说的“师曰：霍乱属太阴，霍乱必吐利，吐利不必尽霍乱”是一样的。

《诸病源候论》说：“霍乱者，由人温凉不调，阴阳清浊二气相干乱之时，其乱在肠胃之间者，因遇饮食而变，发则心腹绞痛。其有先于心痛者，则先吐，先腹痛者，则先利，心腹并痛者，则吐利俱发。夹风而实者，身发热，头疼体痛，而复吐利。虚者，但吐利，心腹并痛而已。亦有饮酒食肉，腥脍生冷过度，因居处不节，或露卧湿地，或当风取凉，而风冷之气归于三焦，传于脾胃，脾胃得冷则不磨，不磨则水谷不消化，亦令清浊二气相干，脾胃虚弱则吐利，水谷不消则心腹胀满，皆成霍乱。霍乱，言其病挥霍之间便致缭乱也。”

这段话和《肘后方》其实是一样的，不过更加详细地说明了霍乱的病理就是胃肠虚寒。

有一点要补充的是，如果病人兼有表热的话，那就是桂枝人参汤证，这个后面再讲。

《王修善临证笔记》说：“霍乱一证，因风寒暑饮而成。卒然挥霍缭乱，阴阳乖隔。邪在上，但吐而不利；邪在下，便利而不吐；邪在中，吐利交作。吐而不利，无大热者，以藿香正气散主之。利而不吐，暑热者，以六一散或五苓散去桂加黄连滑石主之。如上吐下泻，均按藿香正气散，加苍术、车前子健脾而利湿。又有阴寒霍乱，四肢厥逆或吐或泻，或肚腹疼痛，大汗淋漓，脉见无力者，急以加味附子理中汤主之，迟则不及救矣。此经久辄效。”

《王修善临证笔记》书中还有另一个治疗方法，说：“余当年外出，途中遇几位学生搀一青年，约十八九岁，肚腹疼痛，吐泻大作，不能行走。问有补救否？余曰：随身不带针药，无如之何。适逢一肩挑贸易者至，余问有针否？答曰有。遂出缝纫针一包，余拈取一根，急向病人左手中指二间横纹中轻轻一刺，挤出黄水如豌豆粒一点，须臾而安。此法得一老者相传，男左手，女右手，试之甚验，故录之。”

关于霍乱，在讲五苓散证、四逆加人参汤证时都已简单介绍过了，这里面，五苓散证的病理是阳虚水郁引起的吐泻交作，四逆加人参汤证的病理则是胃肠虚寒严重引起的吐泻交作。吐泻交作的病理，一个是水郁，一个是里寒。下面，从水郁、里寒、津伤三个方面，对理中汤证、五苓散证、四逆加人参汤证做个对比：

1. 水郁。因为有水郁，五苓汤中有白术，理中汤中也用白术。

2. 里寒。四逆加人参汤证是里寒严重，所以用四逆汤，而理中汤证里寒相对较轻一点，所以用甘草干姜汤。这里面相差的只是附子，如果阳虚严重，理中汤中也可以加入附子，方后注也说：腹满者，去术，加附子 5 克。

3. 伤津。吐泻交作的结果就是伤津严重，所以，理中汤和四逆加人参汤都用人参来补气生津。就是说，这里人参是用于吐泻交作之后津伤的，是一种补救的措施。这一点和第 1 条的病理假设是在大病初愈后的血虚津伤不一样，不过，虽然病理有先后的不同，但病理的实质一样，都是气虚津伤。

第 3 条前面已经讲解过了，这里的“*心中痞*”不仅是水饮盛的表现，也是胃寒生水饮的体现，所以才有“*人参汤亦主之*”的说法。

（二）理中丸及人参汤（理中汤）的药理与运用

理中丸及人参汤（理中汤）的组成：

理中丸方：

人参 45 克，白术 45 克，干姜 45 克，炙甘草 45 克。

方后注：捣筛，蜜和为丸，如鸡子黄许大，以沸汤数合，和一丸，研碎，温服之，日三四夜二服。腹中未热，益至三四丸，然不及汤。

人参汤（理中汤）方：

人参 15 克，白术 15 克，干姜 15 克，炙甘草 15 克。

方后注：若脐上筑者，肾气动也，去术，加桂 20 克；吐多者，去术，加生姜 15 克；下多者，还用术；悸者，加茯苓 10 克；渴欲得水者，加术，足前成 25 克；腹中痛者，加人参，足前成 25 克；寒者，加干姜，足前成 25 克；腹满者，去术，加附子 5 克。

日三服，服汤后，如食倾，饮热粥，微自温，勿发揭衣被。

理中丸及人参汤（理中汤）的组成是人参、白术、干姜、甘草四味药。它是甘草干姜汤加上补气生津的人参、补气祛湿的白术组成的，理解这一点，它的加减也就明白了。

这里面，若脐上筑者，肾气动也，去术，加桂 20 克，加桂是为了减少气上冲，这是桂枝加桂汤证和苓桂术甘汤证的病理和药理；吐多者，去术，加生姜 15 克，去白术加生姜，是因为生姜能温胃止呕，这和桂枝汤、小半夏汤等用生姜同理；下多者，还用术，是因为下利严重，里有水饮；悸者，加茯苓 10 克，是因为水气上冲、水气凌心引起心悸，所以加茯苓，这与苓桂术甘汤用茯苓同理；腹中痛者，加人参，足前成 25 克，是因为血虚津伤引起腹痛，所以加人参，这和桂枝新加汤加人参同理；寒者，加干姜，足前成 25 克，里寒严重，就增加干姜的用量；腹满者，去术，加附子 5 克，腹满去白术，因为白术有补气祛湿的作用，对于胃肠虚寒、消化能力不足的，白术有壅满的弊端，这在临床上很常见，经常有胃肠虚寒的人服用白术之后出现腹胀满的情况，用苍术就没有这个弊端，所以，对于胃肠虚寒而气不虚的，是不能用白术的，但可以用苍术。这里加附子，是因为腹满的多有阳虚的症状，如果没有阳虚的症状，增加干姜的用量就可以了。因为干姜对于胃肠虚寒引起的腹胀满有着非常好的效果。这一点和四逆汤中干姜、附子同用同一个道理，阳虚的用附子，里寒的用干姜，阳虚里寒的就附子、干姜同用。

《继志堂医案》说："理中太阴极妙之方，如以中宫之阳气不舒，用干姜者，取其散；少腹之阳气下陷，用炮者，取其守。其变换在大便之溏与不溏。

湿甚而无汗者，用茅术；湿轻而中虚者，用冬术；其变换在舌苔之浊与不浊。此本方之变换也。设脾家当用理中，而胃家有火，则古人早定连理一方矣！设气机塞滞，古人早定治中一方矣！设脾当用理中，而其人真阴亏者，景岳早有理阴煎矣！其肾中真阳衰者，加附子固然矣，其衰之甚者，古人又有启峻一方矣！此外，加木瓜则名和中，必兼肝病，加枳实、茯苓，治胃虚夹食。古人成方，苟能方方如此用法，何患不成名医。”

曹仁伯先生的这段话，对灵活运用理中汤有非常好的指导意义。

门纯德老中医说："素日面色苍白，四肢不温，胃中隐隐作痛，泛吐酸水者，与本方加黄连6克，几剂可愈。余以为黄连与干姜配伍，一苦一辛，一寒一热，升降中寒，共为平胃制酸之上药，临床多年，用之即效。"

门老先生的这段话，直接地点明理中汤的主药就是干姜，理中汤就是甘草干姜汤加味。

关于理中汤中哪味药是主药，历代医家也有不同的看法，主要有三种：一是以成无己为代表的，认为人参是主药；二是以李东垣为代表的，认为干姜是主药；三是以汪琥为代表的，认为寒多者以干姜为主药，虚气者以人参为主药，要根据病情而定。实际上，根据上面对理中汤证病理和药理的分析及讲解，干姜才是理中汤真正的主药。

如果给伤寒六病每个病分别选主方的话，那么，太阳病自然是桂枝汤和麻黄汤，阳明病就是白虎汤和承气汤，少阳病就是小柴胡汤和五苓散，少阴病是四逆汤和甘草干姜汤，太阴病就是理中汤和麦门冬汤。

（三）医案点评

案一:《伤寒论方医案选编》

林某，男，60岁。六月中旬，恣食生冷之品，患吐泻病，四肢厥冷，头汗淋漓，面黑唇白，目眶下陷，上吐食物，下泻液样便，不臭而腥，腹雷鸣不痛，两足抽筋不息，脉象微细欲绝。断为寒性吐泻，亟宜大剂温中回阳，拟理中汤加味主之：党参15克，焦术9克，干姜9克，炙甘草3克，炮附子9克，油桂3克，半夏9克，伏龙肝30克，连服3剂，即获痊愈。

［**点评**］本案中，病人是典型的胃肠虚寒兼气虚津伤水滞，恣食生冷之

后，出现“上吐食物，下泻液样便”的胃肠虚寒症状；吐利过甚，津液大亏，所以出现“目眶下陷”的症状；气虚不足，所以出现了“头汗淋漓”的症状；同时，还有典型的阳虚症状，就是“四肢厥冷”和“脉象微细欲绝”，所以在方中加了附子；除此之外，病人腹中雷鸣，所以又加了半夏；泻利过甚，所以又加了肉桂和伏龙肝。

案二:《新中医》(1976 年)

林某，女，23 岁。急性胃肠炎后喜唾涎沫。病人于一年前饮食不洁引起吐泻，诊断为“急性胃肠炎”，经治疗痊愈。此后凡吃生冷油腻食物则胃脘隐痛不适，时伴作呕、反胃、嗳气，喜唾涎沫。本次因节日加菜，呕吐腹泻发作，经中西医结合治疗泻呕均止，唯感疲乏头晕纳差，口中唾液特多。此属病后脾胃虚寒，本来投以理中汤即可，但病人煎药不便，故改用附桂理中丸 10 个，早晚各 1 丸。服药第二天即觉唾液明显减少，胃口好转，但口干喜饮，嘱其继续用药，或可改用淡盐水送服。5 天后 10 个药丸服完，病状亦消除。

[**点评**] 本案讲的就是第 1 条条文的内容，事实上，如果病人一开始就用理中汤，也许就没有后来用理中丸的机会。

案三:《伤寒论与临证》

王患，男，7 个月，1990 年 9 月 18 日初诊。代述：患腹泻一周余，病起于喂养不当，始见呕吐一次，继则下利，大便稀薄，日行五六次。外院诊断：小儿腹泻。住院治疗一周，病情未见缓解，自动要求出院，前来中医门诊求治。现症：腹泻频作，稀水便中夹有不消化之物，时有粪水从肛门流出，两目微陷，面色苍白，手足清冷，形体消瘦，神疲倦怠，腹软，时时欲睡，指纹淡而不显，苔薄白，舌质淡，心、肺未闻异常。证属脾肾阳虚，固摄失司而致腹泻。治以温中散寒止利。方用：党参 8 克，炒白术 8 克，干姜 2 克，炙甘草 3 克，炒薏苡仁 10 克，神曲 10 克，茯苓 10 克。水煎服，进药 3 剂，诸症皆减。二诊守方治疗一周，大便正常。追访一年，未见复发。

[**点评**] 本案是比较典型的胃肠虚寒下利。

案四:《伤寒论十四讲》

余在青年时期，一次因食生冷而致脾寒作泻，乃就医于某老中医。诊毕授以理中丸，嘱曰：白天服 3 丸，夜间服 2 丸。余服药一日，下利依旧，腹中仍疼胀，乃问于老医，故不效耶？曰：腹犹未热？答：未觉。曰：第服之，俟腹热则病愈矣。后果然腹中发热而病愈。当时颇奇其术之神，后学《伤寒论》理中丸的方后注，方知出仲景之手，而更叹老中医学识之博。

［**点评**］本案中，病人腹胀、腹泻，这些都是干姜的主治，而腹中觉热，也是干姜的功效体现。

案五:《冉雪峰医案》

宋某，患胸膺痛数年，延余诊治。六脉沉弱，两尺尤甚，予曰：此为虚痛，胸中为阳气所居，经云上焦如雾，然上天之源，在于地下，今下焦虚过时，两尺沉弱而迟，在若有若无之间，生阳不振，不能化水为气，是以上焦失其如雾之常，虚滞作痛。治此病宜摆脱气病套方，破气之药，固在所禁，顺导之品，亦非所宜。盖导气始服初有效，久服愈导愈虚，多服一剂，即多加虚痛。胸膺为阳位，胸痛多属心阳不宣，阴邪上犯，脉弦，气上抢心，胸中痛，仲景用瓜蒌薤白汤泄其痞满，降其喘逆，以治阴邪有余之证。此证六脉沉弱，无阴邪盛之弦脉，胸膺作痛即非气上撞心，胸中痛之剧烈，与寻常膺痛迥别，病在上焦，病源在下焦，治法宜求之中焦。盖执中可以运两头，且得谷者为后天之谷气充，斯先天之精气足，而化源有所资生。拟理中汤加附子，一启下焦生气，加吴茱萸，一振东土颓阳。服 10 剂后，脉渐敦厚，痛渐止，去吴茱萸，减附子，又服 20 余剂而愈，数月不发。次春赴乡扫墓，因外感牵动又作，体质素弱，真气未能内充，扶之不定，而况加以外邪，嗣后再发，再治再愈，治法如前，与时消息，或温下以启化源，或温上以宣化机，或温中以生生之本，又或申引宣发，合下下而进退之。究之时仍微发，未能除根，盖年逾八八，肾气就衰，未能直养无害，经进一步筹划，觉理中加附子虽曰对症，而参、术呆钝，徒滞中焦，桂、附刚烈，反伤阴液，因借镜虚劳而悟仲景小建中汤刚中之柔，孙处士复脉汤柔中之刚，纯在凌空处斡旋，不以阳求阳，而以阴求阳，直于阴中生出阳来。丸剂常饵，带病延年。克享遐龄，于此盖不无帮助。

［**点评**］本案把理中汤的好处和弊端都讲清楚了。

四、吴茱萸汤证

（一）吴茱萸汤证的病理和症状

吴茱萸汤证的病理是胃肠虚寒兼痰饮，是理中汤证的进一步发展。

【条文】

1. 若胃中虚冷，不能食者，饮水则哕，吴茱萸汤主之。

2. 少阴病，吐利，手足逆冷，烦躁欲死者，吴茱萸汤主之。

3. 干呕，吐涎沫，头痛者，吴茱萸汤主之。

4. 呕而胸满者，吴茱萸汤主之。

5. 食谷欲呕者，属阳明也，吴茱萸汤主之。得汤反剧者，属上焦也。

【解读】

第1条明确指出吴茱萸汤证的病理是“胃中虚冷”，因为胃肠虚寒，所以“不能食”；因为胃肠虚寒则腹中胀满则有痰饮，所以，又出现了“饮水则哕”的症状。

第2条直指病是“少阴病”，前面讲过，太阴病也是少阴病，所以，这里说少阴病也没有错，更准确的说法应该是太阴病。

而条文中所提到的症状，即“吐利，手足逆冷，烦躁欲死”，这三个症状和茯苓四逆汤证是非常相近的，也说明这两者的病理是非常相近的，不过，吴茱萸汤证偏于里寒，而茯苓四逆汤证偏于阳虚。

第3条的“干呕”“吐涎沫”和第4条的“呕而胸满”、第5条的“食谷欲呕”，这些症状都是胃肠虚寒引起的。

说到这里，可能就会有人问，这些症状都是干姜的主治，可是吴茱萸汤中并没有干姜，这是为什么呢?

实际上，吴茱萸温里寒的效果比干姜更好，所以说吴茱萸汤证是理中汤证的进一步发展，而且，吴茱萸汤证的呕吐症状要比理中汤证剧烈，呕吐时，胃肠痉挛压迫三焦，导致遍身漐漐汗出，甚至出现脉数而疾，因此也会被误认为是蒸蒸汗出的胃热呕吐。

因为呕吐症状剧烈，所以，吴茱萸汤中用了生姜，这一点和理中汤证呕吐严重就加生姜的道理一样。同时，因为吐、利伤津严重，所以，方中也用了人参，这一点和理中汤用人参是一样的道理。

前面讲过，临床上经常黄连与干姜同用，而黄连与吴茱萸同用的道理也一样，而且更常用。黄连与吴茱萸同用，就是萸连汤（左金丸），它的功效也和黄连、干姜同用相似，主要用于肝火犯胃、嘈杂吞酸，呕吐胁痛、霍乱转筋等病，特别是对于左胁作痛，即从胳肢窝下到腰上有肋骨的地方疼痛的，用萸连汤效果非常好，临床也有合四逆散治兼见胸满胁痛、咳喘等症的；又常合桔梗汤治胃痉挛或神经痉挛、支气管痉挛而出现喘息等症的。不仅如此，临床运用上，对于胃肠虚寒的，也经常用理中汤加吴茱萸。

如果这些内容能融会贯通，那么理中汤证、吴茱萸汤证的病理和药理就基本掌握了。

至于第2条的“**头痛**”，和阳明病头痛一样，都是因为胃有神经上连于脑。胃肠热盛可能引发头痛，胃肠虚寒，同样可以引发头痛。胃肠寒则血运不畅，脑神经不得濡养，所以条文说“**烦躁欲死、头痛**”。就是说有头眩晕、烦躁、头痛等症状，而且这些症状多在夜间发作或是夜间较为严重，因此前贤把这种头痛称为“虚寒痰凝头痛”，它和胃热出现的头晕、胀痛、烦躁症状有点相近，但病理是相反的。

至于第5条的“**属阳明也**”，这里的“**阳明**”指的并不是病的属性，而是指病的位置，就是病在胃肠的意思。与葛根汤证条文“太阳与阳明合病者”中的“阳明”一样，都是指胃肠这个病位。

《伤寒论后条辨》说：“食谷欲呕者，纳不能纳之象，属胃气虚寒，不能使谷下行也。曰阳明者，别其少阳喜呕之兼半表、太阳干呕之属表者不同，温中降逆为主。”

程应旄的这段话，讲的就是阳明是指胃肠这个病位，它和少阳是指半表半里、太阳是指表一样，是代表不同的病位。因此，吴茱萸汤证就是太阴病，并不是一些医家说的是厥阴病。

（二）吴茱萸汤的药理与运用

吴茱萸汤的组成：

吴茱萸（洗）15克，生姜30克，人参15克，大枣4枚。

吴茱萸汤是由吴茱萸、生姜、人参、大枣四味药组成的。

吴茱萸的药理

吴茱萸，味辛、苦，性热，归肝、脾、胃、肾经，功效是温中止痛、理气燥湿，主治呕逆吞酸、厥阴头痛、脏寒吐泻，脘腹胀痛、经行腹痛、五更泄泻、高血压、脚气、疝气、口疮溃疡、齿痛、湿疹、黄水疮。现代药理研究表明，吴茱萸有强心、止痛、止呕、止泻、消炎、健胃、利尿、降压、抗菌等作用。临床上也常用吴茱萸研末醋调外敷涌泉穴，用以降逆止呕、治高血压病及口舌生疮、口腔溃疡，研末置神阙穴（肚脐）治高血压及小儿腹泻、消化不良，研末调凡士林治湿疹、黄水疮、神经性皮炎。

《神农本草经》说："吴茱萸，辛，温，有小毒，主温中下气，止痛，除湿血痹，逐风邪，开腠理，咳逆寒热。"

《本草纲目》说："茱萸，辛热能散能温，苦热能燥能坚，故所治之证，皆取其散寒温中，燥湿解郁之功而已。咽喉口舌生疮者，以茱萸末醋调，贴两足心，移夜便愈。其性虽热，而能引热下行，盖亦从治之义，而谓茱萸之性上行不下行者，似不然也。有人治小儿痘疮口噤者，啮茱萸一二粒抹之即开，亦取其辛散耳。"

《本草经疏》说："凡脾胃之气，喜温而恶寒，寒则中气不能运化，或为冷实不消，或为腹内绞痛，或寒痰停积，以致气逆发咳，五脏不利。吴茱萸，辛温暖脾胃而散寒邪，则中自温、气自下，而诸证悉除。其主除湿血痹、逐风邪者，盖以风寒湿之邪，多从脾胃而入，脾胃主肌肉，为邪所侵，则腠理闭密，而寒热诸痹所从来矣，辛温走散开发，故能使风寒湿之邪，从腠理而出。中恶腹痛，亦邪恶之气干犯脾胃所致，入脾散邪，则腹痛自止矣。"

《本草汇言》说："吴茱萸，开郁化滞，逐冷降气之药也。方龙潭曰，凡患小腹、少腹阴寒之病，或呕逆恶心而吞酸吐酸，或关格痰聚而隔食隔气，或脾胃停寒而泄泻自利，或肝脾郁结而胀满逆食，或疝瘕弦气而攻引小腹，或脚气冲心而呕哕酸苦，是皆肝脾肾经之证也，吴茱萸皆可治之。”

《朱氏集验方》说：“中丞常子正苦痰饮，每食饱或阴晴节变辄发。头痛背寒，呕吐酸汁，即数日伏枕不食，服药罔效。宣和初为顺昌司禄，于太守蔡达道席上，得吴仙丹方服之，遂不再作。每遇饮食过多，腹满，服五十丸便已，少顷小便作吴萸气，酒饮皆随小水而去。前后服药甚众，无及此次用吴萸汤泡七次，茯苓等分为末，蜜丸梧子大，每熟水下五十丸。”

《冉雪峰本草讲义》说：“吴萸气温似附子，并不过乎附子；味辛似干姜，并不过乎干姜；臭香似肉桂，并不过乎肉桂。然其主治，彻上彻下，彻内彻外，几若较姜附桂为优者，独何与？附子气厚而味不及，干姜味厚而气不及，肉桂更温润而醇，辛甘而缓，得气之清，愈清愈佳，故清化清醇为上品，猛浪力厚者次之。吴萸则气味俱厚，又个特殊香臭，其臭亦厚，温中回阳，不及姜、附，而冲寒宣郁，则另成一格。大抵温而过而生而固，当推姜、附；温而走而宣而冲，当推桂、萸。桂是臭清芳，为浊中之清；萸臭浓厚，为清中之浊。一为血中气药，一为气血药。故化清阳，桂较超越；面开浊阴，则萸实优异。……尤有进者，吴萸大辛大温，又有特殊臭气，自当属冲动神经药及芳香神经药。中下阳微欲绝，固重姜、附。若阳未绝而独阴寒之气冲脑，或阳欲绝而不能上达于脑，因之晕瞀痉厥，类似西说脑贫血，此时用姜附温中下以固本，未为不是。但若不用吴萸冲动，直除脑部凝寒，借其冲激之力，开通道路，以输灌气血于脑，虽效犹缓，安能救危亡于顷刻。予治武昌周鸿顺磁器店内东尸厥，已停堂中，焚化楮帛，备衣棺入殓，因似断未断微息久未绝，苦央余治。竟以吴茱汤一方生之，遐迩惊传，以予能生死人，吴萸之丰功可见矣。作急先锋，扫荡群阴，立马吴山第一峰，实胜任快愉。可见吴萸与姜、附、桂并驱中原，未易轩轾，在医林善将将者，驾驭之何如耳。而吴萸真正之全体功能，乃大白于天下后世。”

综合以上讲解，吴茱萸既能温中散寒、消胀止痛，又能燥湿祛痰、除呕止利，集干姜、附子、肉桂、半夏的功效于一体，所以，吴茱萸能治胃肠虚寒引起的呕吐、腹泻、腹胀、腹痛、头痛、痰饮以及阴性高血压等。

岳美中先生说：“吴茱萸一药，在临床经验上，其治咽头至胃之黏液样白沫壅盛，有殊效。”

岳美中先生所说的，也是胃肠虚寒所引发的较为严重的痰饮病，也就是条文说的“吐涎沫”。

在临床上，吴茱萸汤主要用于胃肠虚寒引发的各种症状，如呕吐、腹泻、腹胀、腹痛、头痛、痰饮以及阴性高血压等病。

不过，在使用时要注意吴茱萸的味道极苦，药煎成后要等候稍变冷再服用，如果乘热服用，胃受苦味的刺激，反而可能会引发呕吐。同时，使用本方时，人参一般用红参，它的功效要比党参好很多。对于呕吐严重的，生姜不可或缺。

（三）医案点评

案一:《治验回忆录》

刘翁镜人，年古稀，体矍铄，有卢同癖，时时吐清涎，每届天候转变，遂发头痛，而以颠顶为烈，服温药则愈。近因家务烦劳，头痛较增，咳剧涎多，不热不渴，畏寒特甚，杂服诸药罔效。昨来迎诊，切脉细滑，舌润无苔，口淡乏味，症同上述。若从其头痛吐涎畏寒等象观测，由于阳气不振，浊阴引动肝气上逆之所致。正如《伤寒论》所谓:“干呕吐涎沫头痛者，吴茱萸汤主之。”且其年高体胖，嗜酒增湿，胃寒失化，水泛成痰，外表虽健，而内则虚寒痰凝也。治以吴茱萸汤温中补虚，降逆行痰，颇为适合病情。党参八钱，吴茱萸二钱，生姜五钱，大枣五枚。连进三帖，头痛吐涎渐减，而小便清长，较昔为多，此缘阴寒下降，阳气上升，中焦得运，决渎复常耳。药既见效，原方再进四帖，诸证尽失。改用六君子汤加干姜、砂仁温脾益气，善后调理。

［点评］本案中，病人头痛、咳剧涎多、畏寒特甚，这是比较典型的吴茱萸汤证。

案二:《冉雪峰医案》

周某，38岁。体质素弱，曾患血崩，平日常至余处治疗。此次腹部不舒，就近请某医诊治，服药后腹泻，病即陡变，晕厥瞑若死，如是者半日许，其家已备后事，因族人以其身尚微温，拒入殓，且争执不休，周不获已，托其邻居来我处请往视以解纠纷，当偕往。病人目瞑齿露，死气沉沉，但以手触体，身冷未僵，扪其胸膈，心下微温，恍惚有跳动意，按其寸口，在若有若无间，此为心体未全静止，脉息未全绝之症。族人苦求处方，姑拟参附汤：人参 3 克，附子 3 克，煎浓汁，以小匙微微灌之，而嘱就榻上加被。越二时许，诊其寸口，脉虽极弱极微，亦较先时明晰。予曰：真怪事，此病可救乎？及予扶其手自肩部向上诊察时，见其欲以手扪头而不能，因问："病人未昏厥时曾云头痛否？"家人曰："痛甚。"因思仲景头痛欲绝者，吴茱萸汤主之。又思前曾患血崩，此次又腹泻，气血不能上达颠顶，宜温宣冲动，因拟吴茱萸汤一方：吴茱萸三钱，人参钱半，生姜三钱，大枣四枚。越日复诊，神识渐清，于前方减吴茱萸之半，加人参至三钱。一周后病大减，和内补当归建中汤、炙甘草汤等收功。

[**点评**] 本案中，病人腹泻、头痛、晕厥，也是典型的吴茱萸汤证。

案三：《经方发挥》

杨某，男，42 岁。偶尔食不适时即呕吐，吐出未消化之食物及夹杂不少黏沫，吐出量并不多，为此未引起足够的重视，如此延续了将近十年。近一年来病情加重，发展为每日饭后隔 1 ～ 2 小时，即频频呕吐不休，天气寒冷时尤其严重。曾用过不少止呕和胃健胃药品，未曾获效。现手足厥逆，消化迟滞，脉沉而迟。治以吴茱萸汤：吴茱萸 12 克，人参 6 克，生姜 30 克，大枣 5 枚。服药 3 剂后，呕吐减十之五六，继服 3 剂，呕吐又复发到原来程度。经询问情况才知道因当时未找到生姜，而以腌姜代替，不令无效反而又使病情反复。后配以生姜再进 4 剂，呕吐减十之七八，饮食增加，手足厥逆好转。宗此方化裁，共服 20 余剂，呕吐停止。观察 1 年，未见复发。

[**点评**] 本案也是比较典型的吴茱萸汤证，而没有生姜则效果不佳，其道理前面讲过了。

案四：《当代医家论经方》

提到高血压，人们多会想到肝阳上亢，肝风内动，滋阴潜阳，柔肝息风。此实其一也。另有一类高血压，全无阴亏热象，而是一派阳虚风动，肝脾肾不足之证，应从温肝扶阳以息阴风论治。如我（万友生）在 20 世纪 60 年代初治一高血压病人，头晕沉重麻木，肢麻无力，神疲怯寒，胃寒隐痛，口淡出水，小便清白，大便溏多结少，面晦胞肿，舌暗淡润滑，脉弦劲而迟。初予吴茱萸汤加旋覆花、代赭石温肝平逆潜降息风，血压下降，诸症大减。后一度改为附桂八味，即感不适，血压复升如初，遂坚持前方，先后共 18 剂，吴茱萸用量达 25 克，党参 30 克，生姜 30 克，红枣 90 克，旋覆花、代赭石各 25 克。我体会，本方温中有降，是治肝之阴风内动高血压病良药。后我的学生在临床上也发现此类高血压为数不少，他们用大剂四逆合吴茱萸汤取效，值得借鉴。

［**点评**］本案中，病人的高血压，就是阴性的高血压。对于阴性高血压，一般用真武汤，效果也非常好。本案中，之所以用吴茱萸汤取效，是因为病人有较为典型的吴茱萸汤证。

第六十讲　虚寒下利

本讲重点是胃肠虚寒导致的下利。

一、桂枝人参汤证

（一）桂枝人参汤证的病理与症状

桂枝人参证汤的病理是里有理中汤证，外有桂枝汤证，是白虎加桂枝汤证的反面。

【条文】

太阳病，外证未除，而数下之，遂协热而利，利下不止，心下痞硬，表里不解者，桂枝人参汤主之。

【解读】

前面讲过，要先解表后才能攻里，表未解不能攻里，而在这条条文中，病因就是“外证未除，而数下之”。就是说，太阳表证没有解除，医生却用了苦寒攻下的法子，导致出现里寒下利而表热未除的情况，所以称为“协热而下利”，这里的“协”是夹的意思，“热”指的是表热，而不是里热，是内寒而夹表热的意思。

“利下不止”和“心下痞硬”指的是胃肠虚寒引发的下利和腹胀，这本来就是人参汤证，即理中汤证，解表用桂枝汤，温里用人参汤（理中汤），所以就用理中汤加桂枝，就成了桂枝人参汤。

这种用药的方法和白虎加桂枝汤证正好相反，白虎加桂枝汤证是里则胃肠热盛的白虎汤证，外则表郁的太阳桂枝汤证，即太阳阳明合病；而桂枝人参汤证则是里则胃肠虚寒的理中汤证；外则表郁的桂枝汤证，即太阳太阴合病。要注意的是，这里的“利下不止”是寒利，不是葛根芩连汤证的热利。

（二）桂枝人参汤的药理与运用

桂枝人参汤的组成：

桂枝 20 克，人参 15 克，干姜 15 克，白术 15 克，炙甘草 20 克。

桂枝人参汤就是人参汤（即理中汤）加桂枝，所以，也可以称为理中汤加桂枝，这样一来，就跟白虎加桂枝汤对应起来。

理解了桂枝人参汤的药理，它的运用自然也就清楚了。

（三）医案点评

案一:《新中医》（1963 年）

1959 年，余（沈炎南）带领学生到揭阳县防治麻疹，设简易病床数十张，收治病情较重之病孩。内有一女孩，3 岁许，疹子已收，身热不退，体温 39℃，头痛恶寒与否不得而知，下利日 10 余次，俱为黄色粪水，脉数无歇止，舌质尚正常。遂诊断为疹后热毒不净作利。与葛根芩连汤加石榴皮。服后体温反升至 39.5℃，仍下利不止。嗅其粪味无恶臭气，沉思再三，观病孩颇有倦容，乃毅然改用桂枝人参汤，仍加石榴皮，一服热利俱减，再服热退利止。

［**点评**］本案中，病人“其粪味无恶臭气”就是寒利的表现，身热不退则是外有表证的表现，所以，这就是桂枝人参汤证。

案二:《经方临证指南》

陈某，女，19 岁。外感风寒已四五天，头身尽痛，发热恶寒，大便作泻，每日四五次，腹中绵绵作痛，曾服藿香正气散无效。脉浮弦而缓，舌苔薄白而润。此太阳病，外证未除，协热而利，当用桂枝人参汤主之。党参 10 克，干姜 10 克，白术 10 克，炙甘草 6 克，桂枝 12 克。先煮理中汤，后下桂枝，昼夜分温三服，两剂而愈。

［**点评**］本案中，病人下利且腹中绵绵作痛，是比较典型的胃肠虚寒下利的表现，“舌苔薄白而润”是比较典型的太阳表病症状，理解了这两点，其他

就没问题了。

二、赤石脂禹余粮汤证

（一）赤石脂禹余粮汤证的药理与症状

赤石脂禹余粮汤证的病理是肠虚严重导致滑脱不禁。

【条文】

伤寒，服汤药，下利不止，心下痞硬，服泻心汤已，复以他药下之，利不止。医以理中与之，利益甚。理中者，理中焦，此利在下焦，赤石脂禹余粮汤主之。复不止者，当利其小便。

【解读】

病理是苦寒误下，导致的下利不止。苦寒误下，就会导致胃肠虚寒出现下利，胃寒肠热的用半夏泻心汤类方，胃肠俱寒的用理中汤，这本来是正确的治法，可是医生在用半夏泻心汤汤类方后，见病没有好，又再攻下，一误再误，导致胃肠虚寒严重出现了滑脱不禁的“利不止”。这时候，用理中汤并没有大错，只是药力不足而已，因为肠寒滑脱，药入胃肠之后，便直趋而出，不能吸收，反而加重胃肠负担，出现了“利益甚”。

针对这种情况，最紧要的已经不是温胃肠，而是涩肠固脱了，所以，才有治“利在下焦”的赤石脂禹余粮汤，当然，也可以理中汤和赤石脂禹余粮汤合用。

至于条文的“复不止者，当利其小便”说的是利小便实大便的方法，对于肠寒严重出现滑脱的病理来说，肯定不是正确的治法。利小便实大便这个方法，是针对类似于水泻之类病理的。

久利则伤津，津液不足就会出现小便不利，所以，在这里，小便不利是“果”不是“因”，“复不止者，当利其小便”这种治法就是倒果为因，就是说，本来就因为久泻出现了津液亏损，津液亏损才会小便不利，现在再来利小便，就会导致津液更加亏损，这肯定是不对的。

桃花汤证条文就有“小便不利，下利不止”，可见，这里的“小便不利”，就是“下利不止”引起的。因此，“复不止者，当利其小便”这句话应该是后人添加进去的，利小便而实大便，虽然是止泻的一个方法，但也不是什么地方都可以用的。因此，正确的条文应该如下：

伤寒，服汤药，下利不止，心下痞硬，服泻心汤已，复以他药下之，利不止。医以理中与之，利益甚。理中者，理其中焦，此利在下焦，赤石脂禹余粮汤主之。

就是说，最后这一句“复不止者，当利其小便”应该去掉。

（二）赤石脂禹余粮汤的药理与运用

赤石脂禹余粮汤的组成：

赤石脂 90 克，太一禹余粮 90 克。

赤石脂禹余粮汤只有两味药，就是赤石脂和禹余粮。赤石脂功效是温肠止泻、收敛止血。

禹余粮的药理

禹余粮，味甘、涩，性平，归脾、胃、大肠经，功效是涩肠、止血、止带，主治久泻、久痢、妇人崩漏带下、便血。

《本草求真》说：“禹余粮功与石脂相同，而禹余粮之质，重于石脂，石脂之温，过于余粮，不可不辨。”

综合以上讲解，禹余粮的功效和赤石脂的功效基本一样的，不一样的是赤石脂性温，禹余粮性平。

理解了禹余粮的药理，赤石脂禹余粮汤的药理也就清楚了。本方用赤石脂和禹余粮直达肠部，温肠涩肠止泻痢，肠得温则功能正常，得涩则滑脱自止，所以能治“利在下焦”的肠滑脱泄泻。

《幼科发挥》说：“下利自大肠来者，则变化尽成屎，但不结聚，所下皆酸臭，宜禹余粮方（即本方）。”

《内科摘要》说：“赤石脂禹余粮汤，治大肠腑发咳，咳而遗屎。”

对于《内科摘要》的说法，陆渊雷先生说：“旧说有五脏六腑之咳，皆以其兼见证而分隶于腑脏，因咳遗屎，可见直肠滑脱。本方治其滑脱，非治其咳也。”

《百疢一贯》说:“有滑肠之证，续自下利，肠胃失其常职者，此非有病毒，以脐下微痛为目的，宜赤石脂禹余粮汤。”

《类聚方广义》说:“赤石脂禹余粮汤，治肠澼滑脱，脉弱无力，大便黏稠如脓者。若腹痛干呕者，宜桃花汤。又二方合用，亦妙。”

以上的文献记载基本都相同，都是说赤石脂禹余粮汤的功用是治肠寒滑脱。

（三）医案点评

案一:《医案选编》

陈某，男，67 岁，1960 年诊。病者年近古稀，曾患泄泻，屡进温补脾肾诸药，缠绵日久，泄泻不止。症见形瘦面憔，懒言短气，脉息细弱，舌淡苔白。病根系久泻滑脱，治应固涩。方用赤石脂禹余粮汤合四神丸、五味异功散加减。处方：赤石脂 24 克，禹余粮 18 克，肉豆蔻 9 克，党参 15 克，白术 9 克，茯苓 9 克，陈皮 3 克，炙甘草 3 克，巴戟天 9 克。上方服 5 剂显效，续服 5 剂，诸恙均撤。后予参苓白术散 15 剂，嘱隔日一剂，恢复正常。

［**点评**］本案中，赤石脂禹余粮汤合四神丸、五味异功散加减的方法运用，就是赤石脂禹余粮汤合理中汤的思路。

案二:《新编伤寒类方》

陈某某，男，56 岁。病人 10 年前因便秘努责，导致脱肛，劳累即坠，甚至脱出寸许，非送不入，继而并发痔疮，经常出血，多方治疗不愈。按脉虚细，舌淡，体形羸瘦，肤色苍白，精神委顿，腰膝无力，纳食呆滞，大便溏滑。证属气虚下陷，脾肾阳微，以赤石脂、禹余粮各 15 克，菟丝子、炒白术各 9 克，补骨脂 6 克，炙甘草、升麻、干姜各 4.5 克。服 3 剂后，直肠脱出能自缩入，粪便略调，继服 3 剂，肠脱未出肛口，大便正常，食欲增加。后随证损益，继服 6 剂，脱肛完全治愈。同时，如黑枣大的痔疮缩小为黄豆大。一年后复诊，见肤色润泽，精神饱满，询知脱肛未复发。

［**点评**］本案和上案的病理一样，用药也相似。

三、桃花汤证

（一）桃花汤证的病理与症状

桃花汤证的病理是肠寒不运导致的久痢，气虚不摄导致的出血，它是赤石脂禹余粮汤证的进一步发展。

【条文】

1. 少阴病，下利，便脓血者，桃花汤主之。

2. 少阴病，二三日至四五日，腹痛，小便不利，下利不止，便脓血者，桃花汤主之。

【解读】

这两条条文的开头都直指“少阴病”，就是说病理是胃肠虚寒引发的“下利”与“便脓血”。

下利与便脓血同见，前面讲过，这是白头翁汤证，但是白头翁汤证指的是热利且有里急后重的症状，而这里却是寒利，也没有里急后重的症状。

所以，这里面，腹痛与胃肠虚寒有关，与“便脓血”也有关，而“小便不利”则是因为久痢伤津引起的，这一点和利小便而实大便的原理相反，是因为大便泄泻导致小便减少。

陆渊雷先生说：“此条似痢疾，又似伤寒，注家不敢质言，唯山田谓便脓血三条，并系今之痢疾，绝非伤寒。余谓桃花汤既治痢病，又治伤寒，山田说非是。其证候为虚寒而带血，多滑脱失禁，少里急后重。盖传染性赤痢，虽属杂病，亦是急性热性病，其药法亦不离伤寒矩矱，故其虚寒者，亦得称少阴，而伤寒之寒利，滑脱带血者，亦得称脓血也。利至滑脱，则所下者非复稀粪，多胶黏之物，故谓之脓，此即后人所谓之肠垢，乃黏液及肠黏膜之上皮细胞等混合而成。亦有下真脓者，作秽褐色，其臭如鱼腥刺鼻，所谓坏疽性粪便是也。桃花汤治肠窒扶斯之肠出血，余早有此理想，1930年之秋，得实验而效。盖肠窒扶斯病人，患肠出血者，以西医统计，不过百分之四，乃到百分之七，本不多见，故自来治伤寒者，皆不论列。而桃花汤之一部分效用，为之湮没不彰，可慨也。肠出血多见于肠窒扶斯之第二、第三、第四星期，正值阳明时期，肠将出血，则突变为少阴证，颜面失色，四肢厥冷，脉数疾面弱，罹此者多不救，甚则血未及排出而死，亦有绝无外证，猝然而死，死后解剖，始知其死于肠出血者。余所治，系三十余岁妇人，先服单方签方等不愈，往诊时，腹微痛，下溏粪及黏液，杂以鲜红血星，舌苔非常垢腻，脉非常沉数，手足微冷，胸腹有白色小水疱，细视始见，俗所谓'白疮'也，与桃花汤加附子、阿胶，增干姜与三钱，两服血止，调治十日，杖而后起。此病虽无细菌诊断，以证明其为肠窒扶斯，然询其经过证候，全是中医所谓湿温证，知是肠窒扶斯无疑。肠出血少见，余所治，迄今（1940）不足十人，附记于此。"

陆渊雷先生的这段话，讲明"**便脓血**"其实就是肠垢，肠虚寒严重的情况下，气不统血，同样可能出现肠出血的情况。

刘渡舟教授说："桃花汤是专门为治疗少阴虚寒下利，久病入络，由气分深入血分，以致脾肾阳虚，气不摄血的下利便脓血证而设。根据临床观察，本证一般具有以下两个临床特点：①大便稀溏，滑脱不禁，脓血杂下，但血色晦暗不泽，其气腥冷不臭，无里急后重及肛门灼热感；②伴见腹痛绵绵而喜温按；③由于久痢而伤津液，所以往往小便不利，服药后，大便止而小便利，脓血除则腹痛止，是属于温涩固脱，治病求本之法。此外，本方对久痢、久泄，凡属虚寒滑脱者，皆可应用。"

刘渡舟教授的这段话，把桃花汤证的病理、症状和运用都讲清楚了。

（二）桃花汤的药理与运用

桃花汤的组成：

赤石脂 45 克，干姜 5 克，粳米 15 克。

方后注：上三药煎汤，送服赤石脂末 6 ～ 9 克，日三服。若一服愈，余勿服。

桃花汤是用赤石脂、干姜、粳米三味药煎汤送服赤石脂末。

之所以送服赤石脂末，是因为要利用赤石脂末直达肠部，达到收涩、止血、收口生肌、固脱的目的。赤石脂不仅能治出血，又能治溃疡不敛，能制酸，又能保护消化道黏膜，止胃肠出血，所以，赤石脂就是桃花汤的主药。

《伤寒宗印》说："石脂色如桃花，故名桃花汤，或曰即桃花石。"

就是说，桃花汤中的桃花，指的是赤石脂；而这里用干姜的目的是温里去寒，温中止血；用粳米的目的是保护胃肠，缓解赤石脂对胃肠的刺激。

《汉方诊疗之实际》说："此方虽能用于下黏液和血便，但多用于发病后，日久炎症大部分消失，唯有肠缠绵不愈，长期下利不止者，同时又无里急后重，不发热，腹部软弱者。《百百汉阴》用于血利热解大半，下部缠绵不愈，且难治者有效。40岁尼姑，患血利，经久治不愈，昼夜七八行，肠已处于虚脱之状，用之获得奇效。"

章次公先生在《药物学》中说：赤石脂之涩，功效卓著，故脾虚洞泻，与下利便脓血，本品为必用之药。然痢症用本品，有必当遵守之条件凡二：①痢症初起，里急后重者，不可用，所谓痢症初起无止法；②肠膜糜烂破溃，所下之血色鲜红，或便脓，脓色晦暗，其人脉细神惫者，可用。总之，无论泄泻痢疾，当其初起时期，本品在所当禁。

（三）医案点评

案一：《经方临证指南》

程某，男，56岁。患"肠伤寒"住院治疗已40多天，仍大便泻下脓血，血多而脓少，每日三四次，伴腹痛阵发，手足发凉，神疲体倦，饮食减少。其人面色夭然不泽，舌体胖大质淡，脉弦缓。此为脾肾阳虚，寒伤血络，下焦失约，属少阴虚寒下利，便脓血无疑。但因久痢之后，不仅大肠滑脱不禁，而且气血亦为之虚衰，所以治疗当以温涩固脱兼益气生血。赤石脂30克（一半研末冲服，一半入汤剂煎煮），炮姜9克，粳米9克，人参9克，黄芪9克。服三剂脓血止，再服三剂大便转常，腹中安和，饮食增进。转用归脾汤加减，巩固疗效而收功。

［点评］本案中讲的就是桃花汤证的表现，而病情好转之后，选用归脾汤，就是说，桃花汤证是归脾汤证的进一步发展。

案二：《江西医药杂志》（1965年）

倪某，男，51岁。1959年9月3日诊。病人下利已久，便下白垢，清彻不多，有时随矢气而出，难以自禁，精神倦怠，里急后重不甚，舌苔白，脉细。拟温中固涩法，投以桃花汤。处方：赤石脂30克，干姜9克，粳米1撮，诃子肉（煨）3 枚。服 2 剂痢止，后以异功散调理治愈。

［点评］本案中，病人除了久痢，还夹有气利，所以，就合用了诃黎勒散。

四、诃黎勒散证

（一）诃黎勒散证的病理与症状

诃黎勒散证的病理是胃肠虚寒下利且肠中积气。

【条文】

气利，诃黎勒散主之。

【解读】

条文很简单："气利，诃黎勒散主之。"

尤在泾说："气利，气与屎俱失也。"就是说，下利的时候，矢气和大便一起出来。

那为什么会出现下利的时候，矢气与大便一同出来呢？

胃肠虚寒，食物进入胃肠之后，因为消化不良，导致食物残渣积于胃肠之中发酵成为矢气，积于胃中则心下痞，积于肠中则成为矢气，所以，下利时，气随便出，称为"气利"。

因为是肠中矢气，所以，病人的症状就会出现上面倪少恒先生医案中提到的"便下白垢，清彻不多，有时随矢气而出，难以自禁"的情况。

《金匮要略今释》说："赤痢、直肠炎等病，肠中多炎性渗出物及脓汁，又以肛门括约肌挛缩，不能排泄通畅，久留腹中，发酵而成气体，如厕则气体与黏液杂下如泡沫，所谓泄如蟹渤者也。"

陆渊雷先生这里所说的"气体"指的是大便上面有泡沫，这是痢疾最常见的症状，应该不是"气利"所指的"气"，"气利"的"气"指的是气随大便出的矢气，而不是大便上的泡沫。

（二）诃黎勒散的药理与运用

诃黎勒散的组成：

诃黎勒（煨）10 枚。

方后注：为散，粥饮和，顿服。

诃黎勒散只有诃黎勒一味药。

诃子的药理

诃黎勒，即诃子，味苦、酸、涩，性温，归肺、大肠经，功效是涩肠止泻、敛肺止咳、利咽开音，主治久泻、久痢、久咳、失音。涩肠止泻宜煨用，敛肺清热、利咽开音宜生用。现代药理研究表明，诃子所含鞣质有收敛、止泻作用，除鞣质外，还含有致泻成分，这一点跟大黄相似，是先致泻而后收敛。除此之外，诃子水煎剂（100%）除对各种痢疾杆菌有效外，且对绿脓杆菌、白喉杆菌作用较强，对金黄色葡萄球菌、大肠杆菌、肺炎球菌、溶血性链球菌、变形杆菌、鼠伤寒杆菌均有抑制作用；诃子素对平滑肌有罂粟碱样的解痉作用。

《医学入门》说："梵语云诃黎勒，俗名诃子。味苦，微酸。无毒。沉而降，阴也。苦多酸少，能泻肺敛肺而不能补。故但通利津液，泻气上逆，胸膈结满，消痰除烦。治久咳、火伤肺郁、胀满、喘嗽，开胃调中，涩肠脏，止水道、久痢、气痢、久泻肛痛、霍乱，消食下气，除冷气心腹胀满。又治奔豚肾气，胎漏胎动，气喘胀闷，产后阴痛，和蜡烧熏及煎汤熏洗。一切崩中带下，肠风泻血并治，盖有收涩降火之功也。气实者最效，气虚及暴嗽初泻不可轻用。六棱黑色肉浓者良。水泡，面包煨熟，去核，或酒浸蒸去核，焙干。子未熟时风飘堕者，谓之随风子，曝干收之。治痰嗽咽喉不利，含三数枚，殊胜。"

寇宗奭说："诃黎勒，能涩便而又宽肠，涩能治利，宽肠能利气，故气利宜之。调以粥饮者，借谷气以助肠胃也。"

《金匮要略今释》说："诃黎勒治气利，唐以前医书无所见。苏颂《图经》称张仲景，乃在要略既出之后，即据要略为说，故林亿等等疑本方非仲景方也。此药主消痰下气，乃通利药，《近效》云大便涩，《广济》云利多减服，明其有微利之效。今人以为收涩药，殆非。据实验所得，其主成分为没食子酸及单宁酸，入胃能凝固胃中之胃蛋白酶及蛋白质，又能收缩胃黏膜而减少其分泌，此即所谓消痰矣。入肠能收缩肠黏膜及其微血管，使分泌减而下利差，又以其通利之力，排除肠中容物，使不至停留发酵，此所以治气利数。"

综合以上讲解，诃子既有通利的作用，又有止泻的作用，既有杀菌的作用，又有宽肠排气类似于厚朴的作用，所以，诃子是治痢疾、气利的对证药物。

（三）医案点评

案一：《浙江中医药杂志》（1980 年）

杨某，男，38 岁。1957 年秋，患痢疾已 3 天，小腹疼痛，里急后重，每次多排出少量粉冻样肠垢，纯白无血，有时则虚坐努责，便之不出，自觉肛门嵌顿重坠，昼夜不已。前医曾予芍药汤加减，一剂后病情加剧。邀诊：舌苔白滑，脉沉带紧，询之知发病后未见寒热现象，似属气痢。乃试用《金匮》诃黎勒散：诃子 10 枚，煨，剥去核研末，用米粥汤一次送服。隔一小时许，当肛门窘迫难忍之时，经用力努挣，大便迅即直射外出，从此肛部如去重负，顿觉舒适，后服调理脾胃之方而康复。

［点评］本案中，病人大便难以排出，又有肠垢、肛门窘迫难忍，这些都是比较典型的诃黎勒证。

案二：《连建伟医案》

陈某，男，14 个月，1987 年 11 月 25 日诊。患儿时常水泻，有时一日六七行，每随矢气而泻出，舌苔薄白，此气利也。拟《金匮》诃黎勒散方加健脾益气止泻之品。方用：煅诃黎勒肉 3 克，党参 3 克，茯苓 5 克，炙甘草 2 克，炒陈皮 2 克，炒山药 6 克，扁豆衣 5 克，莲肉 5 粒。12 月 6 日傍晚，其母陪亲戚来我家治病，谓患儿服此方 2 剂，泻利即止。

［点评］本案中，病人水泻随矢气而泻出，水泻是胃肠虚寒兼内有湿阻，所以，就是用诃子合健脾益气止泻药。

第六十一讲 胃阴不足

本讲是胃阴不足以及太阴病的阴阳两虚。

一、麦门冬汤证

（一）麦门冬汤证的病理与症状

麦门冬汤证的病理是胃阴不足引发的呕逆和咳逆上气，它是理中汤证的反面。

【条文】

大逆上气，咽喉不利，止逆下气者，麦门冬汤主之。

【解读】

条文提到了两个症状，一个是“大逆上气”，一个是“咽喉不利”。

“咽喉不利”比较容易理解，前面讲过，人体的咽喉是需要津液最多的部位，人体津液不足，最容易出现问题的病位就是咽喉。麦门冬汤证的病理是胃阴不足，胃阴不足就会导致全身津液不足。所以，它表现在咽喉部的症状就是“咽喉不利”，即咽喉自我感觉干燥不利、咽中堵闷、口干口渴；肠部津液不足，就会表现为尿黄、便秘；胃阴不足、胃津大伤就会出现胃功能虚性亢进，从而出现干呕、口干渴、欲得凉饮、不纳食，久则肌肉萎缩而羸瘦等症状。条文中“大逆上气”中的“大逆”也包括了呕逆，不仅如此，因为长期得不到营养，所以外形多表现为瘦削；因为是津液大亏，所以就会出现皮肤干燥、舌红少苔等症状。所以，“大逆上气”，也就是“咳逆上气”，这也比较容易理解。

关于“大逆上气”“咳逆上气”“咳而上气”“上气”，讲葶苈大枣泻肺汤、续命汤、小青龙汤、厚朴麻黄汤、泽漆汤、皂荚丸、射干麻黄汤、越婢加半夏汤等方证的时候都讲过，简单点说就是咳嗽、喘息，它的病理，基本都是痰饮壅肺或者痰饮上冲所导致的咳逆上气。而在这里，病理则是津液不足、肺不得津养所导致的久咳、咯痰不爽、呛咳、喘息、喘促。

（二）麦门冬汤的药理与运用

麦门冬汤的组成：

麦冬 140 克，人参 8 克，半夏 21 克，粳米 20 克，大枣 2 枚，甘草 5 克。

麦门冬汤是由麦冬和参、夏、米、枣、草组成的。

麦冬的药理

麦门冬，就是麦冬，味甘、微苦，性微寒，归心、肺、胃经，功效是养阴生津、润肺清心、益胃生津，主治肺燥干咳、虚痨咳嗽、津伤口渴、心烦失眠、内热消渴、肠燥便秘、咽干口燥。现代药理研究表明，麦冬有镇静、催眠、抗心肌缺血、抗心律失常、抗肿瘤、促进胰岛细胞功能恢复、增加肝糖原、降低血糖等作用；适量麦冬，开水浸泡，每天多服几次，能有效缓解口干渴的症状。

《本草正义》说：“麦冬，其味大甘，膏脂浓郁，故专补胃阴，滋津液，本是甘药补益之上品。凡胃火偏盛，阴液渐枯，及热病伤阴，病后虚羸，津液未复，或炎暑燥津，短气倦怠，秋燥逼人，肺胃液耗等证，麦冬寒润，补阴解渴，皆为必用之药。但偏于阴寒，则唯热炽液枯者，最为恰当，而脾胃虚寒，清阳不振者，亦非阴柔之品所能助其发育生长。况复膏泽厚腻，苟脾运不旺，反以碍其转输而有余，而湿阻痰凝，寒饮停滞者，固无论矣。《本经》《别录》主治，多就养胃一层立论，必当识得此旨，方能洞达此中利弊。不然者，拘执伤饱支满，身重目黄等说，一概乱投，自谓此亦古人精义所在，岂不益增其困?《别录》又以麦冬主痿蹶者，正是《内经》治痿独取阳明之意。胃主肌肉，而阳明之经，又自足而上，阳明经热，则经脉弛缓而不收，胃液干枯，则络脉失润而不利，补胃之津，而养阳明之液，是为治痿起废之本。但亦有湿流关节，而足废不用者，则宜先理其湿，又与滋润一法，遥遥相对，不知辨别，其误尤大。《别录》又谓其定肺气，而后人遂以麦冬为补肺主药，盖以肺家有火，则滋胃之阴以生肺金，亦是正法，参麦散一方，固为养胃保肺无上妙品。然肺为贮痰之器，干燥者少，湿浊者多，设使痰气未清，而即投黏腻，其害已不可胜言，而麦冬又滋腻队中之上将，或更以沙参、玉竹、二母等柔润甘寒之物辅之，则盘踞不行，辟为窟宅，而清肃之肺金，遂为痰饮之渊薮矣。麦冬本为补益胃津之专品，乃今人多以为补肺之药，虽曰补土生金，无甚悖谬，究其之所以专主者，固在胃而不在肺，寇宗奭谓治肺热，亦就肺家有火者言之，柔润滋液，以疗肺热叶焦，亦无不可，《日华》谓主肺痿，固亦以肺火炽盛者言之也。然又继之曰吐脓，则系肺痈矣。究之肺痿、肺痈，一虚一实，虚者干痿，实者痰火。麦冬润而且腻，可以治火燥之痿，不可治痰塞之痈，且肺痈为痰浊与气火交结，咯吐臭秽，或多脓血，宜清宜降，万无投以滋腻之理。即使如法清理，火息痰清，咳吐大减，肺气已呈虚弱之象，犹必以清润为治，误与腻补，痰咳即盛，余焰复张，又临证以来之历历可据者。而肺痿为肺热叶焦之病，若但言理法，自必以补肺为先务。然气虚必咳，咳必迫火上升，而胃中水谷之液，即因而亦化为痰浊。故肺虽痿矣，亦必痰咳频仍，咯吐不已，唯所吐者，多涎沫而非秽浊之脓痰，是亦止宜清养肺气，渐理其烁金之火。使但知为虚而即与粘腻滋补，则虚者未必得其补益，而痰火即得所凭依，又致愈咳愈盛，必至碎金不鸣，而不复可救，此沙参、玉竹、麦冬、知母等味，固不独脓痰肺痈所大忌，即虚痰之肺痿，亦必有不可误与者。《日华》又谓麦冬治五劳七伤，盖亦《本经》主伤中之意，养胃滋阴，生津益血，夫孰非调和五脏之正治。然以为服食之品，调养于未病之先则可，若曰劳伤已成，而以阴柔之药治之，又非阳生阴长之旨。且劳损之病，虽曰内热，然亦是阴虚而阳无所附，补脾之气，助其健运，尚能击其中坚，而首尾皆应。徒事滋润养阴，则阴寒用事，而脾阳必败，不食、泄泻等证，必不可操券以俟，越人所谓过中不治之病，又皆阴柔之药以酿成之矣。”

《本经疏证》说：“麦门冬，其味甘中带苦，又合从胃至心之妙，是以胃得之而能输精上行，肺得之而能敷布四脏，洒陈五腑，结气自尔消熔，脉络自尔联续，饮食得为肌肤，谷神旺而气随之充也。香岩叶氏曰，知饥不能食，胃阴伤也。太阴湿土，得阳始运，阳明燥土，得阴乃安，所制益胃阴方，遂与仲景甘药调之之义合。《伤寒论》《金匮要略》用麦门冬者五方，唯薯蓣丸药味多，无以见其功外，于炙甘草汤，可以见其阳中阴虚，脉道泣涩；于竹叶石膏汤，可以见其胃火尚盛，谷神未旺；于麦门冬汤，可以见其气因火逆；于温经汤，可以见其因下焦之实，成上焦之虚。虽然，下焦实证，非见手掌烦热，唇口干燥，不可用也；上气因于风，因于痰，不因于火，咽喉利者，不可用也；虚羸气少，不气逆欲吐，反下利者，不可用也；脉非结代，微而欲绝者，不可用也。盖麦门冬之功，在提曳胃家阴精，润泽心肺，以通脉道，以下逆气，以除烦热，若非上焦之证，则与之断不相宜。”

综合以上讲解，麦冬的功效可以总结为补胃阴、滋津液，并通过养肺胃之阴，达到生津润肺的目的，又通过润肺恢复肺的正常功能，达到通调水道的目的，这也是《成方切用》中用一味麦冬治一身洪肿的原因。

麦门冬汤就是温养胃肠的参、夏、姜、枣、草中的生姜换成麦冬，并且加上粳米。

生姜是治呕逆的，不过是治胃寒有痰饮的呕逆；而这里，麦冬则是滋阴养胃止呕逆的。如果能理解生姜和麦冬的区别，那么，麦门冬汤的药理和运用就基本清楚了。

本方证和竹叶石膏汤证相比，竹叶石膏汤证的病理是热盛津伤，所以是阳明病，它是热盛导致的津伤，所以，在清热的同时滋补津液；而本方证的病理是津伤，并没有胃热，就算是有热，也是津伤而引发的虚热，所以，以滋阴为主，因此，麦门冬汤证是太阴病。

徐灵胎说：“此竹叶石膏汤去竹叶、石膏，加大枣也，专清肺胃之类，若火逆甚，仍为竹叶石膏为妙。”

《类聚方广义》说：“麦门冬汤，治消渴身热，喘而咽喉不利者，加天花粉。大便燥结，腹微满者，兼用调胃承气汤。”

《方函口诀》说：“此方治大逆上气，咽喉不利，盖无论肺痿、顿咳、劳嗽、妊娠咳逆，有大逆上气之状者，用之大效。故此四字，简古有深旨也。此方加石膏，治小儿久咳，及咳血，皆有妙验。又治老人津液枯槁，食物难咽，似膈症者，又治大病后饮药，咽中有喘气，如竹叶石膏汤之虚烦者，则皆咽喉不利之余旨矣。”

因为本方的功效是滋养肺胃滋液，所以，对于肺胃津液不足引起的各种疾病，如慢性胃炎、胃与十二指肠溃疡、食管炎、肺心病、肺结核、百日咳、神经官能症等，只要病人具备了津液严重亏损的病理，就可以用麦门冬汤进行加减治疗。

（三）医案点评

案一：《张仲景方剂学》

杨某，女，44岁。素患“慢性咽炎”。近2个月来，咽中堵闷，干燥不利，咯痰不爽，口干欲得凉润，尿黄便秘，脉细略滑数，舌质嫩红有裂纹，苔薄黄，中心无苔，曾服养阴清热剂如玉女煎、增液汤而效不佳。证属肺胃阴伤，虚火上炎，宜麦门冬汤。处方：麦冬70克，清半夏10克，党参12克，山药15克，生甘草10克，大枣12枚。服3剂，诸症悉减，再3剂缓解。以麦冬泡水代茶饮，巩固疗效。

［**点评**］本案就是典型的津伤引发的“咽喉不利”。

案二：《连建伟医案》

李某，女，75岁，1981年1月22日初诊。高年形瘦体弱，素来不禁风寒，不耐劳作。稍受外感则每易发热咳嗽，稍有劳累则必定气喘息促。半月前因外感发热咳嗽，未得及时治疗，迁延时日，至今虽外邪自解，但口干舌燥，气喘息促，咳嗽频繁，吐出大量白色涎沫。面色萎黄，纳食少进，口淡乏味，精神疲惫，卧床不起。脉虚缓，舌质淡红少苔。此属肺痿之证，气阴两伤，治拟《金匮》麦门冬汤培土生金，以降冲逆。处方：麦冬12克，党参12克，制半夏6克，炙甘草10克，大枣7枚，茯苓10克，粳米1把（自加）。1月25日复诊：服药3剂，纳食增加，口干、咳嗽大有转机，精神好转，已能起床活动。然仍面色萎黄，脉缓右关虚大，苔薄而略干。脾气大虚，胃阴亦伤，再用前方加山药12克，炙黄芪10克。服7剂后，诸证悉除，已能操持家务。

［**点评**］本案就是典型的津伤引发的“大逆上气”。

案三：《来春茂医话》

马某，男，5岁，住昭通东进公社小龙洞。1962年4月12日由其父母带来门诊。他家一共有四个小孩，均先后染百日咳，并告称附近亦有数家感染。患儿出现明显的阵发性痉挛性咳嗽，连续咳逆数十声，咳时涕泪交流，弯腰曲背，颈静脉怒张，并发出似公鸡啼叫似的哮吼声，两眼巩膜出血。当即处麦冬15克，法夏6克，沙参15克，粳米15克，大枣6克，甘草3克，加天冬15克，生石膏15克，杏仁6克，白茅根15克，侧柏叶10克，服4剂。复诊时症状减轻，加减继服6剂，基本治愈。其余三姐妹病情大抵如此，仍以麦门冬汤随症加减治愈。

［**点评**］本案也属于津伤引发的“大逆上气”。

二、薯蓣丸证

（一）薯蓣丸证的病理与症状

薯蓣丸证的病理是血虚津伤、阴阳两虚。

【条文】

虚劳诸不足，风气百疾，薯蓣丸主之。

【解读】

条文直指病理是“虚劳诸不足”。就是说，是典型的血虚津伤、阴阳两虚、阴虚不足。血虚津伤，就出现头晕、目眩、耳鸣、心悸、失眠、精神恍惚等症状。阳虚不足，就表虚不固，易感外邪，所以称为“风气百疾”。

（二）薯蓣丸的药理与运用

薯蓣丸的组成：

薯蓣30份，麦冬7份，大枣100枚（为膏），生地黄10份，阿胶7份，甘草28份，神曲10份，豆黄卷10份，白术6份，茯苓5份，柴胡5份，杏仁6份，桔梗5份，人参7份，防风6份，桂枝10份，当归10份，川芎6份，白蔹2份，芍药6份，干姜3份。

方后注：末之，炼蜜为丸，如弹子大，空腹酒服一丸，百丸为剂。

薯蓣丸是多个方子组成的，这里面有炙甘草汤、苓桂术甘汤、当归芍药散、甘草干姜汤、柴胡桂枝干姜汤、桔梗汤等，简单点说，就是属于阴阳两补的类型，而且滋阴类方相对多一点。

本方重用山药、麦冬、大枣补胃液；用甘草、蜂蜜补肠液；用生地黄、阿胶补血液；用神曲、豆黄卷、白术、茯苓健脾利湿消食；用柴胡、杏仁、桔梗活三焦水运，祛三焦水滞；用人参、防风、桂枝、当归、川芎活动脉血运兼解表；用芍药、白蔹活静脉血运；用干姜温脏器活血运，使胃肠渐健，血与津渐足，血运、水运渐通而虚劳自愈。

岳美中先生对本方十分推崇，他认为本方“调理脾胃，气血两补，内外并治”“不寒不热，不攻不泻，不湿不燥，故可常服而无弊”。

（三）医案点评

案一:《经方发挥》

冯某，女，36岁，教师。患心悸、失眠、头晕、目眩数年，耳鸣，潮热盗汗，心神恍惚，多悲善感，健忘，食少纳呆，食不知味，食稍不适即肠鸣腹泻，有时大便燥结，精神倦怠，月经愆期，白带绵绵，且易外感，每感冒后即缠绵难愈。已经不能再坚持工作，病休在家，数年来治疗从未间断，经几处医院皆诊断为“神经官能症”。病人病势日见增重，当时面色皖白，少华，消瘦憔悴，脉缓无力，舌淡胖而光无苔。综合以上脉症，颇符合诸虚百损之虚劳证，投以薯蓣丸，治疗3个月之久，共服200丸，诸症消除而康复。

［**点评**］本案中，病人“心悸、失眠、头晕、目眩数年，耳鸣，潮热盗汗，心神恍惚，多悲善感，健忘，食少纳呆，食不知味”等都是典型的血虚津伤表现；而“易外感，每感冒后即缠绵难愈”则是典型的阳虚不足表现，所以，就是比较典型的薯蓣丸证。

案二:《连建伟医案》

贾某，女，63岁，陕西省府谷县墙头乡尧峁村农民。1986年8月13日初诊。自诉10余年来左侧膝盖酸麻疼痛且肿大，口渴，两尺脉细，右关虚大，舌光红无苔。此属脾肾不足，气阴两亏，兼夹风气，治拟补虚祛风，仿仲景薯蓣丸法。方用：山药18克，党参12克，白术6克，茯苓12克，炙甘草6克，当归6克，白芍12克，熟地黄12克，川芎6克，独活5克，桑寄生12克，怀牛膝12克，杜仲10克，麦冬15克，桂枝3克。8月17日复诊，前方仅服

4 剂，左膝酸麻疼痛即大见好转，然膝仍肿大，口渴已不甚。两尺脉细，右关虚大，舌红少苔，效不更方，再予前方加阿胶 6 克，养血滋阴。嘱其多服，以善其后。

［点评］本案中，病人“口渴，两尺脉细，右关虚大，舌光红无苔”就是典型的血虚津伤表现；而“左侧膝盖酸麻疼痛且肿大”则是风湿的表现，理解了这一点，本案就是阴阳两虚的薯蓣丸证了。

麦门冬汤证和薯蓣丸证的病理、症状与药理运用这一讲讲完了，太阴篇就全部讲完，伤寒六病的方证也算全部讲完了。

第六十二讲　厥阴病的病理、症状与转归、治法

本讲是伤寒六病的第六个模块——厥阴病。厥阴病非常特殊，它是少阴病的进一步发展，属于最危重的少阴病。

一、厥阴病的病理与症状

厥阴病的病理是指那些积虚既久、人体全身各项功能特别低下的病症，属于生死边缘状态。就是说，厥阴病是少阴病的进一步发展，是指少阴病和太阴病得不到正确医治，病情变得更加危险的一种病理状态。

【条文】

1. 伤寒，脉微而厥，至七八日，肤冷，其人躁，无暂安时者，此为脏厥，非蛔厥也，蛔厥者，其人当吐蛔，今病者静，而复时烦，此为脏寒。

2. 凡厥者，阴阳气不相顺接，便为厥。厥者，手足逆冷也。伤寒先厥，后发热而利者，必自止，见厥复利。病者手足厥冷，言我不结胸，小腹满，按之痛者，此冷结在膀胱关元也。

3. 伤寒，热少厥微，指头寒，默默不欲食，烦躁数日，小便利，色白者，此热除也，欲得食，其病为愈，若厥而呕，胸胁烦满者，其后必便血。

【解读】

厥阴病就是条文的“脏厥”“脏寒”和“冷结在膀胱关元”。

它的病理就是阳虚里寒严重，是少阴病的进一步发展，所以，病人出现的症状比少阴病的症状要严重。除了有少阴病“**脉微而厥**”“**肤冷**”“**见厥复利**”“**小腹满，按之痛**”以及“**小便利，色白**”“**便血**”等症状之外，还有“**其人躁，无暂安时**”的危险症状，这些都是少阴病的危险证候。

讲少阴病的时候讲过下面这4条条文：

1. 少阴病，恶寒身蜷而利，手足逆冷者，不治。

2. 少阴病，吐利躁烦，四逆者死。

3. 少阴病，四逆恶寒而身蜷，脉不至，不烦而躁者，死。

4. 少阴病，脉微细沉，但欲卧，汗出不烦，自欲吐，至五六日，自利，复烦躁，不得卧寐者，死。

这4条条文描述的症状跟厥阴病的这3条条文的描述非常相近，所以，厥阴病就是少阴病的进一步发展。

二、厥阴病的由来

厥阴病的由来和少阴病的由来一样，最大的原因就是误治，就是说，病理是少阴病，正确的治疗方法是温里救逆，可是，因为医生辨证错误，反而以清热或是攻下的方法进行治疗，虚其所虚，导致病情进一步的发展，就变成了厥阴病，这就是祝味菊先生所说的“少阴误清”。

【条文】

1. 师曰：病人脉微而涩者，此为医所病也。大发其汗，又数大下之，其人亡血，病当恶寒，后乃发热，无休止时，夏月盛热，欲著复衣，冬月盛寒，欲裸其身，所以然者，阳微则恶寒，阴弱则发热，此医发其汗，令阳气微，又大下之，令阴气弱，五月之时，阳气在表，胃中虚冷，以阳气内微，不能胜冷，故欲著复衣。十一月之时，阳气在里，胃中烦热，以阴气内弱，不能胜热，故欲裸其身。又阴脉迟涩，故知血亡也。

2. 伤寒脉迟，六七日，而反与黄芩汤彻其热，脉迟为寒，今与黄芩汤，复除其热，腹中应冷，当不能食，今反能食，此名除中，必死。

3. 微则为咳，咳则吐涎，下之则咳止，而利因不休，利不休，则胸中如虫啮，粥入则出，小便不利，两胁拘急，喘息为难，颈背相引，臂则不仁，极寒反汗出，身冷若冰，眼睛不慧，语言不休，而谷气多入，此为除中，口虽欲言，舌不得前。

【解读】

这3条讲的就是“少阴误清”导致病人出现亡阴、亡阳危重证候的情况，都是真寒假热的厥阴病症状。

对于第1条，只要理解了“春夏养阳、秋冬养阴”的原理，自然就能理解。

第2、3条的“除中”，就是常说的回光返照现象。

《伤寒质难》说：“坏病者，坏于药误也。药误而医者不知，故成为坏病也。譬如伤寒以出表为顺，自汗畅适，正是佳证。医惧伤液，即与甘凉，闭其腠理，塞其窗牖，初机已误，热度自然上升，医谓温邪化火，重与清泄，烦渴既平，延入少阴，昏寐沉静，犹以为有得。迨夫厥阴之复，正气萌动，趋势向表，阳伸者当见厥逆，表阻者当发战汗，医言方书有云，热久必伤阴，液竭则动风，于是大投阴腻滋清之剂，冀邀万一之幸，彼方自诩防微杜渐之功，讵知再生之动机未现，而革命之曙光先斩。驯至奄奄一息，随而殒命，事之可慨，无逾于此。亦有睿智之士，以为邪机应有出泄之路，滋清方中佐以宣透，如生地与豆豉同用，葛根与黄连为伍，意欲迎其来复。若此医治，失多得少，战汗代之发痦，又以格于阴腻之药，痦发而多不畅，于是有连发白痦数次而转机者，自谓出死入生，劳苦功高，传之于书，引为奇迹，不知其所以成之者，即其所以害之也。伤寒不药，三旬可愈，药之三旬，而仍辗转床褥，险象百出者，何贵其有医药也！伤寒过程不必皆历厥阴，处治得当应有厥逆、战汗、发痦之必要。彼能制造厥逆，犹能收拾厥逆者，已是上工，但能种因于前，而不能弭患后者，品斯下矣。”

《伤寒质难》的这段话，把因为药误而形成厥阴病的整个过程清清楚楚地写了出来。

三、厥阴病的转归与治法

厥阴病有两个转归：一个是向坏的方向转归，就是因为亡阴或亡阳而导致死亡；另一个转归，是向好的方向转归，就是逆转，即因为救治及时或身体功能的自我救助，病情向太阳、少阳、阳明或少阴、太阴病方向转归，然后依据病情正确选方救治。

（一）向坏的方向转归

【条文】

1. 问曰：寸脉沉大而滑，沉则为实，滑则为气，实气相搏，血气入脏即死，入腑即愈，此为卒厥，何谓也？

师曰：唇口青，身冷，为入脏，即死，如身和，汗自出，为入腑，即愈。

2. 问曰：脉脱，入脏即死，入腑即愈，何谓也？

师曰：非为一病，百病皆然。譬如浸淫疮，从口起流向四肢者，可治，从四肢流来入口者，不可治；病在外者，可治，入里者，即死。

3. 问曰：经云："厥阳独行"，何谓也？

师曰：此为有阳无阴，故称厥阳。脉浮而洪，身汗如油，喘而不休，水浆不入，体形不仁，乍静乍乱，此为命绝也。又未知何脏先受其灾，若汗出发润，喘不休者，此为肺先绝也。阳反独留，形体如烟熏，直视摇头，此心绝也。唇吻反青，四肢漐漐习者，此为肝绝也。环口黧黑，柔汗发黄者，此为脾绝也，溲便遗失、狂言、目反直视者，此为肾绝也。又未知何脏阴阳前绝，若阳气前绝，阴气后竭者，其人死，身色必青；阴气前绝，阳气后竭者，其人死，身色必赤，腋下温，心下热也。

【解读】

这3条讲的是前面讲过的亡阳、亡阴的死证。

至于第2条"譬如浸淫疮，从口起流向四肢者，可治，从四肢流来入口者，不可治”讲的是因为误治，使得一个普通的皮肤病变成了厥阴死证。

【条文】

浸淫疮，从口流向四肢者，可治；从四肢流来入口者，不可治。浸淫疮，黄连粉主之。

【解读】

《诸病源候论·浸淫疮候》说：“浸淫疮，是心家有风热，发于肌肤，初行甚小，先痒后痛而成疮，汁出浸溃肌肉，浸淫渐阔及遍体，其疮若从口出，流散四肢者轻，若从四肢生，然后入口则重，以其渐渐增长，因名浸淫也。”

就是说，浸淫疮指的是因湿热邪毒而引发的肌肤浸淫成疮，所以方用黄连清热燥湿、甘草清热补津兼修复溃疡。

浸淫疮只是普通的皮肤病，但是，如果误治也能变成厥阴死证。

袁随园说，“良医之所以不治疥癣，以其无伤大体故也。如必攻治之，恐转为心腹之忧也”，并举了一个毒药敷疥病致死之案例来证明“入里者即死”。

医案说：“己卯秋，一男孩患疥疮，自以俗方水银、硫黄、斑蝥、蜈蚣等药敷身，疥虽见效，而内病起矣，证见遍体浮肿、气促热炽，病日以重，治之不效而殇。盖肺主皮毛，脾主肌肉，疥虽小恙，实属湿热之为患，今复以燥热毒烈之药外敷，以助其虐，使湿热无从透达，内窜于肺故喘促，转入于脾则浮肿，从皮肤肌肉而进入内脏，遂死。”

（二）向好的方向转归

厥阴病向好的方向转归分为两种情况：一种是自愈；一种是逆转。

第一种转归是自愈。

【条文】

1. 问曰：病有战而汗出，因得解者，何也?

答曰：脉浮而紧，按之反芤，此为本虚，故当战而汗出也。其人本虚，是以发战。以脉浮，故当汗出而解也。若脉浮而数，按之不芤，此人本不虚，若欲自解，但汗出耳，不发战也。

2. 厥阴中风，脉微浮，为欲愈，不浮，为未愈。厥阴病，渴欲饮水者，少少与之，愈。

【解读】

第1条讲的“战而汗”，是阴阳相争、邪正决战的结果。条文说的“其人本虚，是以发战”指的是病人的病理状态，是厥阴病阶段的血虚津伤状态。

《伤寒质难》说：“奄奄垂死之人，促其下意识为生命之斗争，扶乘他痛，决命争首，经冀一线之生望，此为利也。病自无抵抗而转为抵抗，非经剧烈之斗争，不克出死而入生。斗争愈烈，症状愈显。厥逆痉挛，躁热战汗，此求生之强力表现也。而病家不察，以为有变，医家不察，以为药误，众口烁金，是非莫白，此为害也。”

《伤寒质难》的这段话，讲的是进入厥阴病阶段之后，人体功能做最后抵抗而出现的战汗情况。

在《伤寒论》中，为了和厥阴病的战汗做比较，书中还有3条条文：

【条文】

1. 问曰：病有不战而汗出解者，何也？

答曰：脉大而浮数，故知不战，汗出而解也。

2. 问曰：病有不战、不汗出而解者，何也？

答曰：其脉自微，此以曾经发汗、若吐、若下、若亡血，以内无津液，此阴阳自和，必自愈，故不战、不汗出而解也。

3. 脉浮而迟，面热赤而战惕者，六七日当汗出而解，反发热者差迟，迟为无阳，不能作汗，其身必痒也。

【解读】

这3条关于战汗的条文中，第1条只是普通的表病，因为病人里不虚，所以“不战而汗出解”；第2条讲的是“阴阳自和，必自愈”；第3条讲的是桂枝麻黄各半汤类的情况，这些前面都讲过了。

向好的转归的第2条条文，里面的“厥阴中风”指的是厥阴与太阳合病，更准确地说是少阴与太阳合病，所以，当病人出现“渴欲饮水”时，就是病理已经转变，里寒已去，阳热渐生，所以，才会有“渴欲饮水”的情况出现。

所以，出现这种好的现象之后，要“少少与之”，不能一下喝得太多，喝得太多反而加重胃肠的负担，导致病情出现反复。

为了特别强调要“少少与之”，书中还有2条条文专门讲这个问题。

【条文】

1. 凡得时气病，至五六日，而渴欲饮水，饮不能多，不当与也，何者？以腹中热尚少，不能消之，便更与人作病也。至七八日，大渴，欲饮水者，犹当依证与之，与之常令不足，勿极意也。言能饮一斗，与五升，若饮而腹满，小便不利，若喘若哕，不可与之，忽然大汗出，是为自愈也。

2. 凡得病，反能饮水，此为欲愈之病，其不晓病者，但闻病饮水自愈，小渴者，乃强与饮水，因成其祸，不可复数。

【解读】

这里面，条文的“以腹中热尚少，不能消之”，就是一下子喝太多水，加重胃肠负担的意思；而“便更与人作病”，就是导致病情出现反复的意思。

第二种转归是逆转。

《伤寒质难》说：“正邪相争，抵抗不足者危，毫无抵抗者死，突起而为最后之抵抗，病势虽险，已露生命之曙光，此为利也。正气受命于危急之秋，悉索敝赋，以从事死生之争，兴奋过度，难以自制，症状险恶，变化万千，即使回生，收功不易，此为弊也。”

又说：“厥阴伤寒逆转太阳者，不药而自愈，其逆转阳明者，得凉则安，其逆转少阳者，得助则生，失助则死，逆而不转者死，既转而治疗不当者亦死。厥阴去路五条，生死各半，医疗之道，如持权衡，稍有偏倾，即成坏症。《经》云‘气之胜者也，微者危之，甚者制之，气之复者，和者平之，暴者夺之，以平为期，’此之谓也。”

又说：“厥阴伤寒逆转太阳者，正气来复，重入新生之道，此时一切紧张症状依次平息，体工自为适度调整，汗出溱溱，高热渐退，苔垢剥落，神志安静，纳欲初启，思饮汤粥，啜汤而汗出，通身轻快，病人遂知厌恶药物，一番煊烂复归于平淡，此可勿药而愈也。”

又说：“厥阴伤寒逆转阳明者，其人体力未伤，因于疲药，郁极而扬，药误愈久，暴动愈厉，不转则已，转则气亢而热张，如虎出柙，如马脱缰，嚣狂猛乱，遏制无从，此时予羚、知、膏，如冷水灌顶，顿地清凉，可恢复原来之理智，从事正常之抵抗，则病可愈。时医惯于敷衍，轻清到底，阴伤则风动，气逆则厥冒，此时用三甲复脉，亦有一药而效者，此盖厥阴逆转阳明之类也。医见轻清日久，仍以峻寒收功，遂谓温病始终是热，濒死虚脱亦不敢任用温药，卒之所谓热入心包者，泰半不救，亦可悯也，夫厥阴逆转阳明，失凉则死者，亢则害也，得凉则生者，承乃制也，亢热已和，仍用清凉，则是胜利之后，又逢大灾，虽不即死，真元大伤矣，吾见伤寒病后多有骨销形毁，毛瘁发落，瘦怯莫能自支，经年累月，而犹弱不禁风者，厥阴逆转之后处理不当之咎也。”

又说：“厥阴伤寒逆转少阳者，病经逆转而宿障未去也。伤寒逆极发厥，厥后郁未散则烦乱不解，积垢未下则晡热不休，胸有痰饮、络有凝瘀，皆足妨碍调节。是故热甚而衄，有因血散而瘥者；滞壅成热，有因攻下而愈者；痰阻成痞，服疏得即解；积瘀成痈，因毒溃而消。病之当愈不愈者，余障未除也，障去则愈也。”

又说：“逆者，顺之反也，转者，捩转之谓也，逆转者，逆极而转也，疾病至于极处转换另一个趋势，谓之逆转。逆转之方式不一，因人而殊，或为战汗，振振鼓栗；或为厥逆，戴眼反折；或发疹瘖，躁乱烦懑；或发高热，谵妄痉挛。一切证候，由沉寂而忽见发扬，此为逆转之兆，亦即生死关头。逆而转者生，逆而不转者死，转而处治不当者亦死。譬如战汗，战而汗不出者多死，此力不足也；其一战不达，再战不彻，三战汗大出，随之以脱，此力不济也；亦有因于药误，势欲作战而不能者，或虽汗而汗出不彻者，此处治不当也。须知厥阴逆转不过有回生之望，非谓一厥可愈也。是故伤寒发厥，厥而不回者死；烦懑发瘖，郁而不宣者危；热汗无制者殂；痉挛不休者殃。此逆极而不能转，故多死也。伤寒逆转本为一种盲目之反抗，故既转之后，每每不能保持其平衡，或者过于亢进，或者一蹶不振，处理不当，便成坏病。大概厥阴逆转之后，证见阳多者，反之则死；气逆渐和者生，复之过者死。仲景曰：‘厥阴病，热多厥少者生，厥多热少者死，厥回脉徐出者生，厥回脉暴出者死。’此之谓也。”

《伤寒质难》的这几段话，把厥阴病逆转的各种情形都讲清楚了。

理解了厥阴病的病理与转归，厥阴病的治法也就基本清楚了。对于厥阴病，当病情表现为严重的少阴病时，它的治法，就是根据它表现出来的少阴病病证，然后依证选方；而当病情出现各种向好的方向逆转时，就要根据逆转的情况和病人的体气与证候，选择适当的方子进行治疗。

四、厥阴病的注意事项

【条文】

1. 发热而厥，七日，下利者，为难治。

2. 诸四逆厥者，不可下之，虚家亦然。

3. 伤寒发热，下利，厥逆，躁不得卧者，死。伤寒发热，下利至甚，厥不止者，死。

4. 伤寒五六日，不结胸，腹濡，脉虚，复厥者，不可下，此为亡血，下之死。

5. 伤寒六七日，不利，便发热而利，其人汗出不止者，死，有阴无阳故也。伤寒脉促，手足厥逆者，可灸之。

6. 伤寒六七日，脉微，手足厥冷，烦躁，灸厥阴，厥不还者，死。

【解读】

病情到了厥阴病的阶段，因为它是属于少阴病的最严重情况，本来就是生死参半，所以，它的注意事项跟少阴病是一样的，理解了少阴病的注意事项，厥阴病的注意事项也就清楚了。

后 记

钱钟书先生在《围城》的序中说，他是在忧世伤生中锱铢积累地把书写完了。对于我来说，也算是锱铢积累地把《伤寒六病讲稿》写完了。这几年来，因为工作比较忙，所以只能利用午休和业余的时间，一点一点地把书稿赶了出来。

现在回头看一下自己学医的经历，也是感慨颇多的。我从小学五年级的时候开始接触中医书籍，从初中开始就陆续地进行学习，并做了一些很小的运用，高中的时候正式接触《伤寒论》，《伤寒论》序言中有一段话说："怪当今居世之士，曾不留神医药，精究方术，上以疗君亲之疾，下以救贫贱之厄，中以保身长全，以养其生，但竞逐荣势，企踵权豪，孜孜汲汲，唯名利是务；崇饰其末，忽弃其本，华其外而悴其内，皮之不存，毛将安附焉？卒然遭邪风之气，婴非常之疾，患及祸至，而方震栗，降志屈节，钦望巫祝，告穷归天，束手受败。赍百年之寿命，持至贵之重器，委付凡医，恣其所措，咄嗟呜呼！"这段话深深地打动了我，也影响了我的人生观，成为我学医的动力。

大学四年，除了完成正常的学业，其余的时间大都花在学习中医上；毕业后，正常生活和工作之余，时间也大部分花在学习中医上，这种对中医的爱好和学习投入的状态，颇有一点鲁迅先生所说"躲进小楼成一统，管他春夏与秋冬"的味道。

2010 年，我把自己多年来学习中医的一些心得和经验写成了《经方直解》一书，在曾伟峻先生、周艳杰编辑等朋友的帮助下得以出版，2015 年再版。现在，又锱铢积累地写了《伤寒六病讲稿》，主要是随着自己这些年对于中医的学习和实践，发现了《经方直解》中有很多不足的地方。最重要的是，希望用讲解的方式，把世人觉得神秘、玄乎的中医，讲得清楚明白，让人既容易掌握，又能正确运用，就像《毛泽东选集》一样，把深奥的哲学问题讲得通俗易懂，更希望中医能因此得到更多人的理解和掌握，从而为自己、为家人、为朋友、为社会更好地服务。

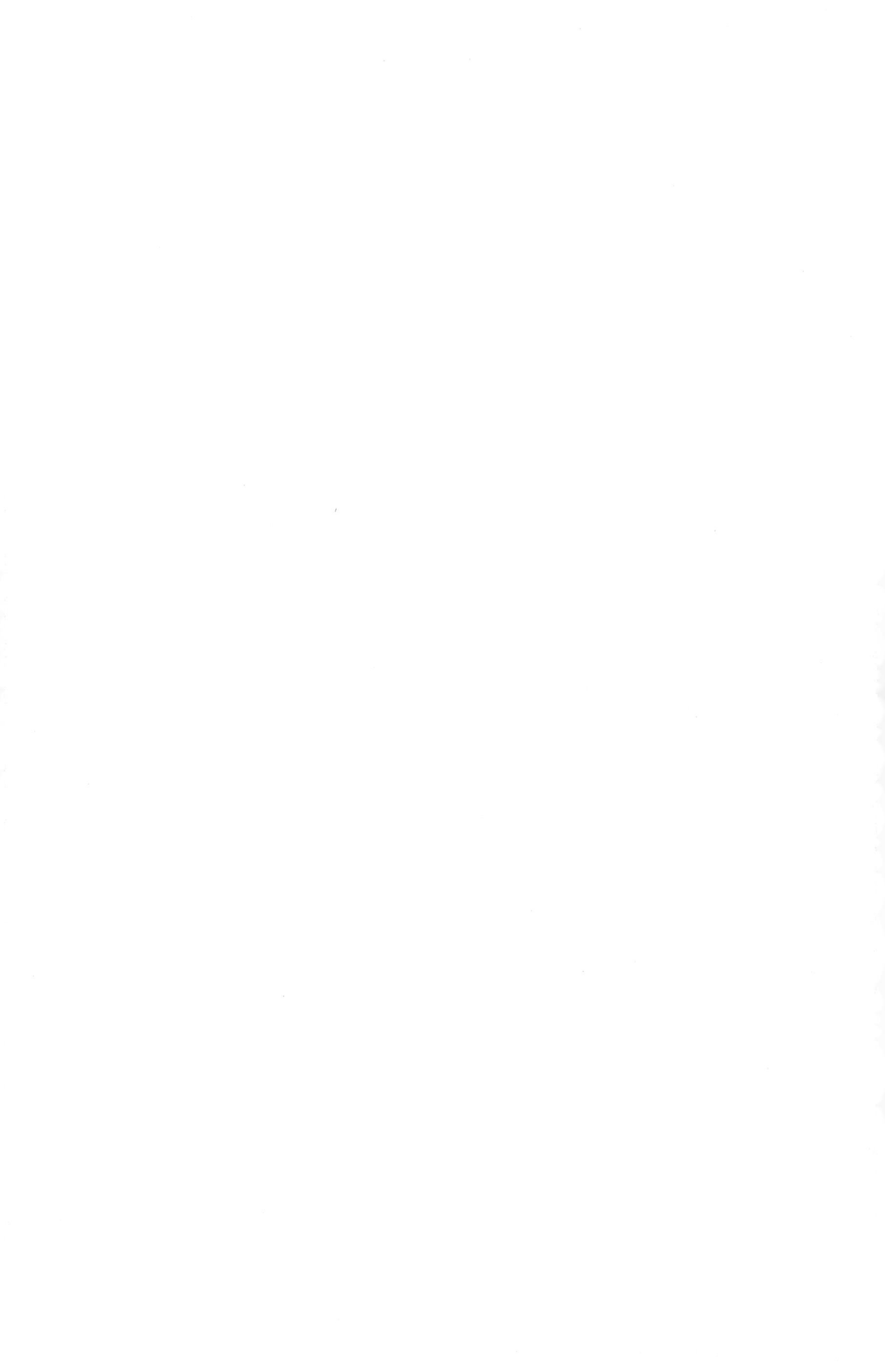